基础护理技术 与临床操作

刘静 董玉 孟颖 主编

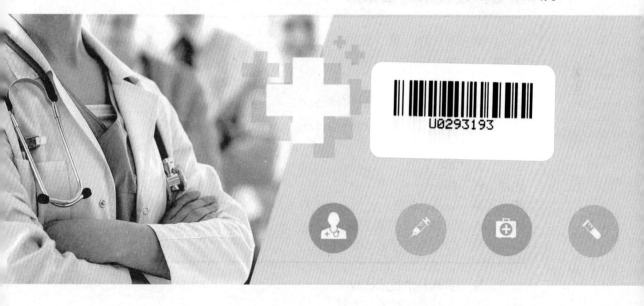

吉林科学技术出版社

图书在版编目（CIP）数据

基础护理技术与临床操作 / 刘静，董玉，孟颖主编
. -- 长春 ： 吉林科学技术出版社， 2021.7
ISBN 978-7-5578-8340-9

Ⅰ．①基… Ⅱ．①刘… ②董… ③孟… Ⅲ．①护理学
Ⅳ．①R47

中国版本图书馆 CIP 数据核字(2021)第 127975 号

基础护理技术与临床操作

主　　编　刘　静　董　玉　孟　颖
出 版 人　宛　霞
责任编辑　刘健民
封面设计　长春美印图文设计有限公司
制　　版　长春美印图文设计有限公司
幅面尺寸　185mm×260mm
字　　数　280 千字
印　　张　13
印　　数　1—1500 册
版　　次　2021 年 7 月第 1 版
印　　次　2022 年 5 月第 2 次印刷

出　　版　吉林科学技术出版社
发　　行　吉林科学技术出版社
地　　址　长春市净月区福祉大路 5788 号
邮　　编　130118
发行部电话/传真　0431-81629530 81629530 81629531
　　　　　　　　　81629532 81629533 81629534
储运部电话　0431-86059116
编辑部电话　0431-81629518
印　　刷　保定市铭泰达印刷有限公司

书　　号　ISBN 978-7-5578-8340-9
定　　价　60.00 元

编 委 会

主 编 刘　静（聊城市中医医院）

　　　董　玉（广饶县人民医院）

　　　孟　颖（聊城市人民医院脑科医院）

前　言

　　护理工作在我国医疗卫生事业的发展中发挥着重要的作用，广大护理工作者在协助临床诊疗、救治生命、促进康复、减轻疼痛及增进医患和谐方面负担着大量工作。随着现代医学科学技术的快速发展，新的诊疗技术也在不断更新。现代医疗技术的发展也势必带动护理技术的提高。为了不断提升护理服务水平，延伸服务内涵，保证护理安全，为患者提供高质量、高水平的护理服务，促进和建立和谐的护患关系，我们特地组织了一批具有丰富临床经验的护理专家及骨干共同编写了《基础护理技术与临床操作》一书。

　　本书从临床护理的实际出发，内容涵盖多个学科，充分吸收近几年的护理新知识，新理论和新技术结合临床护理实践行之有效的经验，对各科疾病的一般护理、专科护理、特殊护理等进行了总结提炼。在内容上以"认识疾病"为前提，以"研究护理"为主体，通过结合国际认可的标准和指标不断提升护理质量，力求将护理技术水平提高至新的层次。全书由多位护理专家在总结自身临床经验并参考国内外相关文献的基础上精心编纂而成，在此，特别感谢编者们做出的巨大努力。

　　在本书的编写过程中，虽然我们力求完美，但由于认识水平和知识面有限，书中存在错误及疏漏之处在所难免，恳请各位同仁及读者批评指正，以期再版时予以订正。

目　　录

第一章　内科常见疾病的护理策略

第一节　急性呼吸道感染

一、急性上呼吸道感染

急性上呼吸道感染简称上感,为外鼻孔至环状软骨下缘包括鼻腔、咽或喉部急性炎症的概称。其特点是起病急、病情轻、病程短、可自愈,预后好,但发病率高,并具有一定的传染性。本病是呼吸道最常见的一种感染性疾病,发病不分年龄、性别、职业和地区,免疫功能低下者易感。全年皆可发病,以冬春季节多见,多为散发,但在气候突变时可小规模流行。

主要病原体是病毒,少数是细菌。人体对病毒感染后产生的免疫力较弱、短暂,病毒间也无交叉免疫,故可反复发病。

(一)病因与发病机制

1.病因

常见病因为病毒,少数由细菌引起,可单纯发生或继发于病毒感染之后发生。病毒包括鼻病毒、冠状病毒、腺病毒、流感和副流感病毒以及呼吸道合胞病毒、埃可病毒和柯萨奇病毒等。细菌以口腔定植菌溶血性链球菌为多见,其次为流感嗜血杆菌、肺炎链球菌和葡萄球菌等,偶见革兰阴性杆菌。

2.发病机制

正常情况下,健康人的鼻咽部有病毒、细菌存在,一般不会发病。接触病原体后是否发病,取决于传播途径和人群易感性。淋雨、受凉、气候突变、过度劳累等可降低呼吸道局部防御功能,致使原存的病毒或细菌迅速繁殖引起发病。老幼体弱,免疫功能低下或有慢性呼吸道疾病如鼻窦炎、扁桃体炎者更易发病。病原体主要通过飞沫传播,也可由于接触患者污染的手和用具而传染。

(二)临床表现

1.临床类型

(1)普通感冒:俗称"伤风",又称急性鼻炎或上呼吸道卡他。以冠状病毒和鼻病毒为主要致病病毒。起病较急,主要表现为鼻部症状,如打喷嚏、鼻塞、流清水样鼻涕,早期有咽部干痒或烧灼感。2～3天后鼻涕变稠,可伴咽痛、流泪、味觉迟钝、呼吸不畅、声嘶、咳嗽等,有时由于咽鼓管炎致听力减退。严重者有发热、轻度畏寒和头痛等。体检可见鼻腔黏膜充血、水肿、有分泌物,咽部可轻度充血。若无并发症,一般经5～7天痊愈。

(2)急性病毒性咽炎和喉炎:急性病毒性咽炎常由鼻病毒、腺病毒、流感病毒、副流感病毒以及肠病毒、呼吸道合胞病毒等引起。临床表现为咽痒和灼热感,咽痛不明显,但合并链球菌感染时常有咽痛。体检可见咽部明显充血、水肿。急性喉炎多为流感病毒、副流感病毒及腺病毒等引起,临床表现为明显声嘶、讲话困难、可有发热、咽痛或咳嗽,咳嗽时咽喉疼痛加重。体检可见喉部充血、水肿,颌下淋巴结轻度肿大和触痛,有时可闻及喉部的喘息声。

(3)急性疱疹性咽峡炎:多由柯萨奇病毒A引起,表现为明显咽痛、发热,病程约为一周。查体可见咽部充血,软腭、腭垂、咽及扁桃体表面有灰白色疱疹及浅表溃疡,周围伴红晕。多发于夏季,儿童多见,成人偶见。

(4)急性咽结膜炎:主要由腺病毒、柯萨奇病毒等引起。表现为发热、咽痛、畏光、流泪、咽及结膜明显充血。病程4～6天,多发于夏季,由游泳传播,儿童多见。

(5)急性咽扁桃体炎:病原体多为溶血性链球菌,其次为流感嗜血杆菌、肺炎链球菌、葡萄球菌等。起病急,以咽、扁桃体炎症为主,咽痛明显、伴发热、畏寒、体温可达39℃以上。查体可发现咽部明显充血,扁桃体肿大、充血,表面有黄色脓性分泌物。有时伴有颌下淋巴结肿大、压痛,而肺部查体无异常体征。

2.并发症

一般预后良好,病程常在1周左右。少数患者可并发急性鼻窦炎、中耳炎、气管-支气管炎。以咽炎为表现的上呼吸道感染,部分患者可继发溶血性链球菌引起的风湿热、肾小球肾炎等,少数患者可并发病毒性心肌炎。

(三)辅助检查

1.血液检查

病毒感染者,白细胞计数常正常或偏低,伴淋巴细胞比例升高。细菌感染者可有白细胞计数与中性粒细胞增多和核左移现象。

2.病原学检查

因病毒类型繁多,一般无须进行此检查。需要时可用免疫荧光法、酶联免疫吸附法、血清学诊断或病毒分离鉴定等方法确定病毒的类型。细菌培养可判断细菌类型并做药物敏感试验以指导临床用药。

(四)诊断要点

根据鼻咽部的症状和体征,结合周围血象和阴性胸部X线检查可做出临床诊断。一般无需病因诊断,特殊情况下,可进行细菌培养和病毒分离或病毒血清学检查等确定病原体。但须与初期表现为感冒样症状的其他疾病鉴别,如过敏性鼻炎、流行性感冒、急性气管-支气管炎、急性传染病前驱症状等。

(五)治疗要点

治疗原则以对症处理为主,以减轻症状,缩短病程和预防并发症。

1.对症治疗

病情较重或发热者或年老体弱者应卧床休息,忌烟,多饮水,室内保持空气流通。如有发热、头痛,可选用解热镇痛药如复方阿司匹林、去痛片等口服。咽痛可用消炎喉片含服,局部雾化治疗。鼻塞、流鼻涕可用1%麻黄素滴鼻。

2.抗菌药物治疗

一般不需用抗生素,除非有白细胞升高、咽部脓苔、咯黄痰和流鼻涕等细菌感染证据,可根据当地流行病学史和经验用药,可选口服青霉素、第一代头孢菌素、大环内酯类或喹诺酮类。

3.抗病毒药物治疗

如无发热,免疫功能正常,发病超过2天一般无需应用。对于免疫缺陷患者,可早期常规使用广谱的抗病毒药,如利巴韦林和奥司他韦,可缩短病程。具有清热解毒和抗病毒作用的中药亦可选用,有助于改善症状,缩短病程。如板蓝根冲剂、银翘解毒片等。

(六)护理要点

1.生活护理

症状轻者适当休息,避免过度疲劳;高热患者或年老体弱者应卧床休息。保持室内空气流通,温湿度适宜,定时空气消毒,进行呼吸道隔离,患者咳嗽或打喷嚏时应避免对着他人,防止交叉感染。饮食应给予高热量、高维生素的流质或半流质,鼓励患者多饮水及漱口,保持口腔湿润和舒适。患者使用的餐具、毛巾等可进行煮沸消毒。

2.对症护理

高热者遵医嘱物理降温,如头部冷敷,冰袋置于大血管部位,温水或乙醇擦浴,4℃冷盐水灌肠等。注意30分钟后测量体温并记录。必要时遵医嘱药物降温。咽痛者可用淡盐水漱咽部或含服消炎喉片,声嘶者可行雾化疗法。

3.病情观察

注意观察生命体征,尤其是体温变化及咽痛、咳嗽等症状的变化。警惕并发症,如中耳炎患者可有耳痛、耳鸣、听力减退、外耳道流脓;并发鼻窦炎者会出现发热、头痛加重、伴脓涕,鼻窦有压痛。

4.用药护理

遵医嘱用药,注意观察药物不良反应。

5.健康教育

积极体育锻炼,增强机体免疫力。生活饮食规律,改善营养。避免受凉、淋雨、过度疲劳等诱发因素,流行季节避免到公共场所。注意居住、工作环境的通风换气。年老体弱易感者应注意防护,上呼吸道感染流行时应戴口罩。

二、急性气管-支气管炎

急性气管-支气管炎是指感染、物理、化学、过敏等因素引起的气管-支气管黏膜的急性炎症。临床主要表现为咳嗽和咳痰,多见于寒冷季节或气候突变时。

(一)病因

1.感染

感染由病毒、细菌直接感染或上感迁延而来。病原体常为流感嗜血杆菌、肺炎链球菌、腺病毒、流感病毒等,奴卡菌感染有所上升。

2.理化因素

寒冷空气、粉尘、刺激性气体或烟雾(氨气、氯气、二氧化硫、二氧化碳等)可刺激气管、支气管黏膜而引起本病。

3.变态反应

花粉、有机粉尘、真菌孢子等的吸入以及对细菌蛋白质过敏等,均可引起气管-支气管的变态反应。寄生虫(如钩虫、蛔虫的幼虫)移行至肺,也可致病。

(二)临床表现

1.症状

起病较急,常先有鼻塞、流涕、咽痛、声嘶等上感症状,继之出现咳嗽、咳痰,先为干咳,胸骨下有闷痛感,1~2天后咳少量黏液性痰,以后转为黏液脓性痰,痰量增多,咳嗽加剧,偶可见痰中带血;气管受累时,可在深呼吸和咳嗽时感到胸骨后疼痛;伴支气管痉挛时,可有气促、胸部紧缩感。全身症状较轻,可伴低热、乏力等,一般 3~5 天后消退。咳嗽、咳痰可持续 2~3 周,吸烟者则更长。

2.体征

胸部听诊呼吸音正常或增粗,并有散在干、湿啰音。咳嗽后,啰音部位、性质改变或消失。支气管痉挛时可闻及哮鸣音。

(三)实验室及其他检查

病毒感染时,血常规白细胞计数多正常;细菌感染较重时,白细胞计数和中性粒细胞增高。痰涂片或培养发现致病菌。胸部 X 线检查多无异常改变或仅有肺纹理增粗。

(四)诊断要点

根据病史咳嗽、咳痰等呼吸道症状,肺部啰音随咳嗽改变等体征,以及血象和胸部 X 线检查,可做出临床诊断。痰涂片和培养有助于病因诊断。

(五)治疗要点

主要是控制感染和止咳、化痰、平喘等对症治疗。

1.对症治疗

(1)止咳:剧烈干咳者,可选用喷托维林、氢溴酸右美沙芬等止咳药;对于有痰患者,不宜给予可待因等强力镇咳药;兼有镇咳和祛痰作用的复方制剂,如复方甘草合剂在临床中应用较广泛。

(2)祛痰:咳嗽伴痰难咳出者,可用溴己新(必嗽平)、复方氯化铵合剂或盐酸氨溴索等祛咳药,也可用雾化吸入法祛痰,也可行超声雾化吸入。一般不用镇咳剂或镇静剂,以免抑制咳嗽反射,影响痰液咳出。

(3)平喘:如有支气管痉挛,可选用支气管舒张药,如茶碱类、β受体激动剂等。

2.抗菌治疗

及时应用抗菌药物控制气管、支气管内炎症,一般选用青霉素、头孢菌素、大环内酯类、喹诺酮类抗菌药物或根据细菌培养和药敏试验结果选择药物。以口服为主,必要时可静滴。

(六)护理诊断

1.清理呼吸道无效:与呼吸道感染、痰液黏稠有关。

2.气体交换受损:与过敏引起支气管痉挛有关。

(七)护理措施

1.一般护理

(1)病室环境要保持舒适、洁净,室温维持在 18℃～20℃,湿度为 50％～60％为宜。保持空气新鲜,冬季注意保暖,防止受凉。

(2)给予高蛋白、高维生素、足够热量、易消化饮食;少量多餐,避免油腻、刺激性强、易于产气的食物,防止便秘、腹胀影响呼吸。张口呼吸、痰液黏稠者,应补充足够水分,一般每天饮水 1500mL 以上,以保证呼吸道黏膜的湿润和病变黏膜的修复。做好口腔护理。

(3)要适当多休息,体位要保持舒适。

2.病情观察

密切观察患者咳、痰、喘的发作,痰液的性质和量,详细记录痰液的颜色、量和性质,正确收集痰标本并及时送检。

3.对症护理

主要为指导、协助患者有效排痰。

4.老年人群

高度重视老年人群患病者,因为随着年龄的增长,老年人各器官的生理功能逐渐发生衰老和变化。其肺泡数量减少,且泡壁变薄,泡腔增大,弹性降低,呼吸功能也不断下降,对缺氧和呼吸系统的调节功能也随之减低,咳嗽反射减弱,免疫力低下,使老年人容易出现呼吸道感染,加之老年人常患有其他慢性病变,如脑血管病等,一旦卧床,并发合并症,常可危及生命。其护理要点如下:

(1)保持呼吸道通畅:鼓励咳嗽、咳痰,多应用化痰药物治疗以稀释痰液,便于咳出,禁用或慎用镇咳药,以防抑制呼吸中枢,引起呼吸抑制甚至昏迷。加强体位护理,勤翻身、叩背或使用其他物理排痰法。当出现症状时,应尽量取侧卧位。一般健侧卧位利于引痰,可左右交替卧位。

(2)观察生命体征:注意呼吸、脉搏及节律的改变,注意痰的颜色、性质和量的变化,如发现患者精神不振或嗜睡、懒言、不喜活动或呼吸困难及发绀等出现,应高度重视,急查血气分析。

(3)正确指导老年人用药:按时服药,正确使用吸入药物或雾化吸入器,定时留取痰标本,及时检查痰细菌培养,及时调整抗生素的应用。

(八)健康指导

1.增强体质

积极参加体育锻炼,根据患者情况选择合适的体育活动,如健身操、太极拳、慢跑等;可增加耐寒训练,如凉水洗脸、冬泳等。

2.避免复发

患者咳嗽、咳痰明显时注意休息,避免劳累;多饮水,进食清淡、富有营养的饮食;保持适当的温、湿度;改善劳动生活环境,防止有害气体污染,避免烟雾、化学物质等有害理化因素的刺激,避免吸入环境中的变应原。

第二节 支气管扩张

支气管扩张症是指直径大于 2mm 的支气管由于管壁的肌肉和弹性组织破坏引起的慢性异常扩张。临床特点为慢性咳嗽、咳大量脓痰和(或)反复咯血。患者多有童年麻疹、百日咳或支气管肺炎等病史。由于生活条件的改善、麻疹和百日咳疫苗的预防接种及抗生素的应用等，本病的发病率已明显降低。

一、病因与发病机制

1.支气管扩张的主要病因是支气管-肺组织感染和支气管阻塞。两者相互影响，促使支气管扩张的发生和发展。

2.支气管扩张也可能是由先天发育障碍及遗传因素引起的，但较少见。

3.另有约 30％的支气管扩张患者病因未明。

细菌反复感染可使支气管黏膜充血、水肿，分泌物阻塞管腔，引流不畅又加重感染。肺结核纤维组织增生、异物、感染、肿瘤均可引起支气管管腔内阻塞，支气管周围淋巴结肿大或肿瘤压迫等引起管腔狭窄、阻塞。

二、临床表现

(一)症状

1.慢性咳嗽、大量脓痰

与体位改变有关，这是由于支气管扩张部位分泌物积聚，改变体位时，分泌物刺激支气管黏膜引起咳嗽和排痰。其严重程度可用痰量估计：轻度＜10mL/d，中度 10～150mL/d，重度＞150mL/d。急性感染发作时，黄绿色脓痰量每日可达数百毫升。感染时，痰液收集于玻璃瓶中静置后出现分层的特征：上层为泡沫，下悬脓性成分，中层为混浊黏液，下层为坏死组织沉淀物。引起感染的常见病原体为铜绿假单胞菌、金黄色葡萄球菌、流感嗜血杆菌、肺炎链球菌和卡他莫拉菌。

2.反复咯血

50％～70％的患者有程度不等的咯血，从痰中带血至大量咯血，咯血量与病情严重程度、病变范围有时不一致。部分患者以反复咯血为唯一症状，临床上称为干性支气管扩张，其病变多位于引流良好的上叶支气管。

3.反复肺部感染

其特点是同一肺段反复发生肺炎并迁延不愈。这是由于扩张的支气管清除分泌物的功能丧失，引流差，易于反复发生感染。

4.慢性感染中毒症状

如反复感染，可出现发热、乏力、食欲减退、消瘦、贫血等，儿童可影响发育。

5.并发症

可并发慢性呼吸衰竭和慢性肺源性心脏病，是支气管扩张的主要死因。大咯血不能控制者易发生失血性休克或发生窒息。

（二）体征

早期或干性支气管扩张可无异常肺部体征,病变重或继发感染时常可闻及下胸部、背部固定而持久的局限性粗湿啰音,有时可闻及哮鸣音,部分慢性患者伴有杵状指（趾）。出现肺气肿、肺心病等并发症时有相应体征。

三、实验室及其他检查

（一）影像学检查

胸部 X 线平片检查时,囊状支气管扩张的气道表现为显著的囊腔,腔内可存在气液平面。CT 检查显示管壁增厚的柱状或成串成簇的囊状扩张。支气管造影可以明确支气管扩张的部位、形态、范围和病变严重的程度,主要用于准备外科手术的患者。

（二）纤维支气管镜检查

有助于发现患者的出血部位或阻塞原因。还可局部灌洗,取灌洗液进行细菌学和细胞学检查。

四、诊断要点

根据慢性咳嗽、大量脓痰、反复咯血和肺部反复感染等病史,肺部闻及固定而持久的局限性湿粗啰音,童年有诱发支气管扩张的疾病史（如麻疹、百日咳等）,可做出初步诊断,结合影像学检查,可明确诊断。

五、治疗要点

（一）保持呼吸道通畅

可应用祛痰药及支气管舒张药稀释脓液和促进排痰,再经体位引流清除痰液,痰液引流和抗生素治疗同样重要。

（二）控制感染

这是急性期的主要治疗措施。可依据临床表现和痰培养选用有效的抗生素。存在铜绿假单胞菌感染时,可选择口服喹诺酮类,静脉给予氨基糖苷类或第三代头孢菌素。对于慢性咯脓痰的患者,除使用短程抗生素外,还可考虑使用疗程更长的抗生素,如口服阿莫西林或吸入氨基糖苷类或间断并规则使用单一抗生素以及轮换使用抗生素。

（三）手术治疗

反复呼吸道急性感染或大咯血,病变局限在一叶或一侧肺组织,经内科治疗仍顽固反复发作,且全身状况良好者,可考虑外科手术切除病变肺组织。

六、护理要点

（一）休息和环境

急性感染或病情严重者应卧床休息。保持室内空气流通,维持适宜的温、湿度,注意保暖。

7

使用防臭、除臭剂,消除室内异味。病情稳定时避免诱因如戒烟,避免到空气污染的公共场所和有烟雾的场所,避免接触呼吸道感染患者等。

(二)饮食护理

提供高热量、高蛋白质、富含维生素饮食,避免冰冷食物诱发咳嗽,少食多餐。因咳大量脓痰,指导患者在咳痰后及进食前用清水或漱口剂漱口,保持口腔清洁,增加食欲。鼓励患者多饮水,每天 1500mL 以上,充足的水分可稀释痰液,有利于排痰。

(三)促进排痰

帮助患者掌握有效咳嗽、雾化吸入、体位引流方法,促进痰液排出。

(四)病情观察

观察咳嗽、痰液的量、颜色和黏稠度,与体位的关系,痰液是否有臭味。观察咯血程度,及发热、消瘦、贫血等全身症状,出现气促、发绀常表示病情严重。

(五)用药护理

按医嘱用抗生素、祛痰剂、支气管舒张药物,指导患者掌握药物的疗效、剂量、用法和不良反应。

(六)咯血护理

1.休息与体位

少量咯血嘱患者静卧休息,少活动。中量咯血应卧床休息,平卧,头偏向一侧或取患侧卧位。大量咯血取患侧向下,头低脚高位卧位,便于血液引流。保持环境安静,大量咯血者床旁备好吸痰、气管插管、气管切开等抢救设备。

2.心理护理

安慰患者,消除患者恐惧和紧张心理,防止患者屏气或声门痉挛,鼓励患者轻轻咳出积在气管内的痰液或血液,及时帮助患者去除污物,给予口腔护理祛除口腔血腥味。

3.止血治疗

垂体后叶素是咯血治疗常用药物。静脉滴注垂体后叶素可使动脉收缩,从而达到止血目的。但其可以引起全身血管的收缩,并可引起子宫收缩,因此使用时注意控制滴速,监测血压。在存在冠心病或高血压时慎用,妊娠者则禁止使用。药物止血失败时可采取支气管动脉栓塞治疗或外科手术治疗。

4.饮食护理

少量咯血者进温凉饮食,少量多餐,禁烟及辛辣刺激性食物,适当进食纤维素食物,以保持大便通畅。中量或大量咯血者暂禁食。

5.病情观察

定期监测体温、心率、呼吸、血压,观察并记录咯血量、颜色及频率。每日咯血量在 100mL 以内为小量,100～500mL 为中等量,500mL 以上或一次咯血 300mL 以上为大量。观察咯血先兆,如胸闷、气急、咽痒、咳嗽、心窝部灼热、口感甜或咸等症状。大咯血好发时间多在夜间或清晨,应严格交接班制度,密切观其病情变化,加强夜班巡视,特别注意倾听患者的诉说及情绪变化。咯血时颜色为鲜红色常提示活动性出血,应警惕咯血不畅引起窒息。密切观察患者有无胸闷、烦躁不安、气急、面色苍白、口唇发绀、咯血不畅等窒息前症状。

6.大咯血窒息的抢救

抢救的关键是及时解除呼吸道梗阻,畅通呼吸道。出现窒息征象时,如呼吸极度困难、表情恐怖、张口瞪目、两手乱抓、大汗淋漓、一侧或双侧呼吸音消失、甚至神志不清等,应立即:①将患者抱起,取头低脚高俯卧位,使上半身与床沿呈 45～90 度角,助手轻托患者头部使其后仰,以减少气道的弯曲,利于血液引流。②嘱患者一定要将血咯出,不要屏气,并轻拍健侧背部促进血块排出,迅速挖出或吸出口、咽、喉、鼻部血块。无效时立即气管插管或气管切开,解除呼吸道阻塞。③吸氧:立即高流量吸氧。④迅速建立静脉通路:最好是两条静脉通路,根据需要给予呼吸兴奋剂、止血或扩容升压治疗。⑤呼吸心跳骤停者立即心肺复苏。

七、健康教育

支气管扩张与感染密切相关。因此,应指导患者和家属早期发现和治疗呼吸道感染,以免发展为支气管扩张。戒烟、避免烟雾和灰尘刺激有助于避免疾病的复发,防止病情恶化。各种阻塞性损害和异物应迅速解除。

教会患者掌握有效咳嗽、雾化吸入、体位引流方法,以及抗生素的作用、用法、不良反应等。患者和家属还应学会识别支气管扩张典型的临床表现:痰量增多、血痰、呼吸困难加重、发热、寒战和胸痛等。一旦发现症状加重,应及时就诊。

鼓励患者参加体育锻炼,增强机体免疫力和抗病能力。建立良好的生活习惯,劳逸结合,消除紧张心理,防止病情进一步恶化。

第三节 支气管哮喘

支气管哮喘,简称哮喘,是由嗜酸性粒细胞、肥大细胞和 T 淋巴细胞等多种炎性细胞及细胞组分参与的气道慢性炎症性疾患。

这种慢性炎症导致气道反应性增加,通常出现广泛多变的可逆性气流受限,并引起反复发作的喘息、气急、胸闷或咳嗽等症状,常在夜间或清晨发作、加剧,可经治疗缓解或自行缓解。

一、病因

病因还不十分清楚,多数认为哮喘是与多基因遗传有关的疾病,同时受遗传因素和环境因素的双重影响。

资料显示,哮喘的亲属患病率高于群体患病率,并且亲缘关系越近,患病率越高。哮喘患儿双亲大多存在不同程度气道高反应性。而研究显示与气道高反应性、IgE 调节和特异性反应相关的基因,在哮喘的发病中起着重要的作用。

环境因素中引起哮喘的激发因素,包括吸入物,如尘螨、花粉、动物毛屑等各种特异和非特异吸入物;感染,如细菌、病毒、原虫、寄生虫;食物,如鱼、虾蟹、蛋类、牛奶等;药物,如阿司匹林等;气候变化、运动、妊娠等。

二、发病机制

发病机制尚不完全清楚,大多认为哮喘与变态反应、气道炎症、气道高反应及神经机制等因素相互作用有关。

(一)变态反应

当变应原进入具有特应性体质的机体后,可刺激机体通过 T 淋巴细胞的传递,由 B 淋巴细胞合成特异性 IgE,并结合于肥大细胞和嗜碱性粒细胞表面的高亲和性的 IgE 受体。当变应原再次进入机体内,可与结合在这些受体上的 IgE 交联,使该细胞合成并释放多种活性介质导致平滑肌收缩、黏液分泌增加、血管通透性增高和炎症细胞浸润等,产生哮喘的临床症状。

根据变应原吸入后哮喘发生的时间,可分为速发型哮喘反应(IAR)、迟发型哮喘反应(LAR)和双相型哮喘反应(OAR)。IAR 几乎在吸入变应原的同时立即发生反应,15~30 分钟达到高峰,2 小时后逐渐恢复正常。LAR 6 小时左右发病,持续时间长,可达数天,而且临床症状重,常呈持续性哮喘发作状态。

(二)气道炎症

气道慢性炎症被认为是哮喘的本质。表现为多种炎症细胞特别是肥大细胞、嗜酸性粒细胞等在气道聚集和浸润,这些细胞相互作用可以分泌出多种炎症介质和细胞因子,使气道反应性增高,气道收缩,黏液分泌增加,血管渗出增多。

(三)气道高反应性

表现为气道对各种刺激因子出现过强或过早的收缩反应,是哮喘患者发生和发展的另外一个重要因素。普遍认为气道炎症是导致气道高反应性的重要机制之一。

(四)神经机制

支气管受复杂的自主神经支配,与某些神经功能低下和亢进有关。

三、病理

显微镜下可见气道黏膜下组织水肿,微血管通透性增加,杯状细胞增殖及支气管分泌物增加,支气管平滑肌痉挛等病理改变。若哮喘长期反复发作,表现为支气管平滑肌肌层增厚,气道上皮细胞下纤维化、黏液腺增生和新生血管形成等,导致气道重构。

四、护理评估

(一)健康史

1.询问患者发作时的症状、持续时间、诱发或缓解因素,了解既往治疗经过和检查。

2.了解患者对哮喘知识的掌握程度,询问患者是否熟悉哮喘急性发作的先兆和处理方法,发作时有无按医嘱治疗。

3.评估患者呼吸困难对日常生活、工作的影响程度,了解患者的家族史。

4.评估与患者哮喘发生的各种病因和诱因,如有无接触变应原、吸烟等。

（二）临床表现

1.症状

（1）前驱症状：在变应原引起的急性哮喘发作前往往有打喷嚏、流鼻涕、眼痒、流泪、干咳或胸闷等前驱症状。

（2）喘息和呼吸困难：反复发作性喘息或伴有哮鸣音的呼气性呼吸困难，是哮喘的典型症状。

（3）咳嗽、咳痰：咳嗽是哮喘的常见症状，由气道的炎症和支气管痉挛引起。干咳是哮喘前驱症状，哮喘发作时，咳嗽咳痰症状反而减轻。哮喘发作接近尾声时，大量分泌物排出，咳嗽咳痰可能加重。

（4）胸闷和胸痛：哮喘发作时可有胸闷和胸部发紧感。

2.体征

支气管哮喘具有季节性，急性发作时，两肺闻及弥散性哮鸣音，以呼气期为主，可自行缓解或使用支气管扩张药后缓解。胸部呈过度充气状态，有广泛的哮鸣音，呼气时延长，辅助呼吸肌和胸锁乳突肌收缩加强。心率增快、奇脉、胸腹反常运动、发绀、意识障碍等提示病情严重。

3.分期

根据临床表现分为急性发作期、慢性持续期和临床缓解期。

急性发作指气促、咳嗽、胸闷等症状突然发生，常伴呼吸困难；慢性持续期指每周均不同频度和（或）不同程度的出现症状；临床缓解期是指经过治疗或未经治疗症状、体征消失，肺功能恢复到急性发作前水平，并维持 3 个月以上。

（三）辅助检查

1.肺功能检查

1 秒用力呼气量（FEV_1），FEV_1/FVC，呼气流量峰值（PEF）等有关呼气流速的指标，在哮喘发作时全部下降，经有效的支气管扩张药治疗后好转，缓解期逐渐恢复。哮喘发作时还可以有用力肺活量（VC）降低，残气量，功能残气量，肺总量增加，残气/肺总量比值增高。

2.动脉血气分析

哮喘严重发作时可有不同程度的低氧血症、低碳酸血症、呼吸性碱中毒，病情进一步加剧，可表现呼吸性酸中毒。

3.胸部 X 线检查

哮喘发作时两肺透亮度增加，呈过度充气状态。并发感染时，可见肺纹理增加和炎症浸润阴影。

4.血液检查

发作时可有嗜酸性粒细胞增多，并发感染时白细胞和中性粒细胞增多，外源性哮喘者血清总 IgE 增高。

5.痰液检查

涂片可见较多的嗜酸性粒细胞及其退化形成的夏科-莱登结晶、黏液栓等。

6.支气管激发试验

测定气道反应性，吸入激发剂后，FEV_1 或 PEF 的下降$\geq 20\%$，即可确定为支气管激发试验阳性。可作为辅助诊断和评估哮喘严重程度和预后。

7.支气管舒张试验

测定气流受限的可逆性。吸入支气管舒张药后 FEV$_1$ 或 PEF 改善率≥15％可诊断支气管舒张试验阳性,可辅助诊断和指导用药。

8.特异性变应原检测

缓解期检测有利于判断变应原,了解导致个体哮喘发作的危险因素。

(四)心理社会评估

哮喘急性和反复发作,可影响患者的睡眠、体力活动,应评估患者有无烦躁、焦虑、恐惧等心理反应,并注意给予心理安慰;因哮喘需要终身防治,评估患者的家庭社会支持系统,及对疾病治疗的信心,应加强与患者的沟通,增加患者的信心和对疾病的了解。

五、护理措施

(一)急性发作期护理

1.环境和体位

有明确过敏原者,应尽快脱离变应原。根据病情提供舒适体位,被迫端坐呼吸者提供床旁桌以作支撑,减少体力消耗。提供安静、舒适、冷暖适宜的环境,保持空气流通。病室内避免花草、地毯、皮毛、吸烟及尘埃飞扬等。

2.心理护理

患者急性发作时常出现紧张、烦躁不安、焦虑、恐惧等心理反应,可加重或诱发呼吸困难,医护人员应多陪伴在患者身边,通过语言和非语言沟通,安慰患者,使者避免紧张,保持情绪稳定。

3.解除支气管痉挛,改善呼吸困难

首选吸入用药,以提高疗效、减少不良反应。静脉用药时确保平喘药及糖皮质激素准确输入。氨茶碱宜用注射泵控制其速度,使血浆浓度保持在 10～20μg/mL 才发挥疗效,并观察有无严重的并发症出现。

4.氧疗

遵医嘱立即经鼻导管或面罩给氧。一般氧流量 1～3L/min,氧浓度＜40％。

5.促进排痰

痰液阻塞气道是急症哮喘病情难以缓解的重要原因之一。因此加强排痰,保持气道通畅甚为重要。痰液黏稠者可定时雾化吸入生理盐水,加入硫酸庆大霉素、α-糜蛋白酶、β$_2$ 受体激动剂、糖皮质激素等药物,密切观察药物疗效和不良反应。指导患者进行有效咳嗽,协助翻身、拍背或体位引流,有利于分泌物的排出。痰鸣音重,无力咳嗽,行经口鼻吸痰,动作要轻柔。

6.观察病情,补充水分

观察患者神志、面容、出汗、发绀、呼吸困难程度等,监测呼吸音、哮鸣音变化,了解病情和治疗效果。加强对急性发作患者的监护,尤其是夜间和凌晨易发作,及时发现危重症状或并发症。同时因患者出汗较多,张口呼吸,从呼吸道丢失大量水分,应注意观察和记录出入量,做好

口腔护理,及时补液以防酸中毒及电解质紊乱。轻中度发作者应鼓励患者每天饮水 2500～3000mL,以补充丢失的水分,稀释痰液,防止便秘,改善呼吸功能。重症者应予静脉补液,并调节好滴数,防止肺水肿的发生。

7.气管插管配合

如患者经处理后症状未改善甚至出现呼吸表浅伴神志不清或昏迷,特别是 $PaCO_2$ 进行性升高伴酸中毒或因哮喘严重发作曾气管插管者应立即配合医生行气管插管,准备好气管插管所需药物、呼吸机、监护仪,开放有效的静脉通路,及时清理气道,按医嘱及时使用药物。

(二)用药护理

1.β_2 受体激动剂

(1)指导患者按需用药,不宜长期规律使用,因为长期应用可引起 β_2 受体功能下调和气道反应性增高,出现耐受性。

(2)指导患者正确使用雾化吸入器,以保证有效地吸入药物治疗剂量。

(3)沙丁胺醇静脉注射时应注意滴速($2～4\mu g/min$),并注意观察心悸、骨骼肌震颤等不良反应。

2.茶碱类

静脉注射浓度不宜过高,速度不宜过快,注射时间应在 10 分钟以上,以防中毒症状发生。慎用于妊娠、发热、小儿或老年,心、肝、肾功能障碍或甲状腺功能亢进者。与西咪替丁、大环内酯类、喹诺酮类药物等合用时可影响茶碱代谢而排泄减慢,应减少用量。观察用药后疗效和不良反应,如恶心、呕吐等胃肠道症状,心动过速、心律失常、血压下降等心血管症状,偶有兴奋呼吸中枢作用,甚至引起抽搐直至死亡。用药中最好监测氨茶碱血浓度。

3.糖皮质激素

注意观察和预防不良反应:①部分患者吸入后可出现声音嘶哑、口咽部念珠菌感染或呼吸道不适。指导患者喷药后用清水充分漱口,使口咽部无药物残留,以减轻局部反应和胃肠吸收。②如长期吸入剂量 $>1mg/d$ 可引起骨质疏松等全身不良反应,应注意观察;联合使用小剂量糖皮质激素和长效 β_2 受体激动剂或控释茶碱,可以减少吸入糖皮质激素的不良反应。③口服用药宜在饭后服用,以减少对消化道的刺激。长期全身用药应注意肥胖、糖尿病、高血压、骨质疏松、消化性溃疡等不良反应;④气雾吸入糖皮质激素可减少其口服量。当用吸入剂替代口服剂时,开始时应在口服剂量的基础上加用吸入剂,在 2 周内逐步减少口服量。嘱患者勿自行减量或停药。

4.色苷酸钠

吸入后在体内无积蓄作用,一般在 4 周内应见效,如 8 周无效者应弃用。少数患者吸入后有咽喉不适、胸部紧迫感、偶见皮疹,甚至诱发哮喘。必要时可同时吸入 β_2 受体激动剂,防止哮喘的发生。本药不采用溶液气雾吸入,因在肺内滞留时间短暂,疗效差。

5.其他

抗胆碱药吸入时,少数患者可有口苦或口干感。酮替芬有镇静、头晕、口干、嗜睡等不良反应,持续服药数天可自行减轻,慎用于高空作业人员、驾驶员、操纵精密仪器者。白三烯调节剂的主要不良反应是较轻微的胃肠道症状,少数有皮疹、血管性水肿、转氨酶增高,停药后可恢复。在发作或缓解期禁用 β 肾上腺素受体阻滞剂(普萘洛尔等),以免引起支气管平滑肌收缩而诱发或加重哮喘。

(三)饮食护理

提供清淡、易消化、足够热量的饮食,避免进食硬、冷、油煎食物。若能找出与哮喘发作相关的食物,如鱼、虾、蟹、蛋类、牛奶等,宜避免食用。戒烟酒。

六、健康教育

尽管哮喘尚不能根治,但通过有效的管理,通常可以实现哮喘控制。对患者进行哮喘教育是最基本的环节,应包括以下内容:

(一)疾病知识指导

指导患者增加对哮喘的病因、发病机制、长期治疗方法、控制目的和效果的认识,以提高患者的治疗依从性。

(二)避免诱发因素

尽管对已确诊的哮喘患者应用药物干预,对控制症状和改善生活质量非常有效,但仍应尽可能避免或减少接触危险因素,以预防哮喘发病和症状加重。应针对个体情况,指导患者有效控制可诱发哮喘发作的各种因素。

(三)自我监测

指导患者坚持记录哮喘日记,内容包括症状评分、应用药物、PEF,哮喘控制测试(ACT)变化等。学会识别哮喘先兆、哮喘发作征象和相应自我处理方法,如何及何时就医。

(四)心理指导

帮助患者认识精神心理因素在哮喘发病中的作用,指导患者培养乐观情绪,保持规律生活,积极参加体育锻炼,最大程度保持劳动能力,以有效减少不良心理反应诱发哮喘的频率。

(五)药物吸入装置及使用方法

1.介绍雾化吸入的器具

根据患者文化层次、理解能力、疾病程度、经济状况等,提供雾化吸入器相关的学习资料。定量雾化吸入器(MDI)的使用需要患者协调呼吸动作,且有 50% 以上的药液因惯性冲撞而停留在口咽部,仅有 10% 的药液沉降在肺内局部发挥作用,难以输送较大剂量药物,但是 MDI 具有药物定量、操作简单、不必定期消毒、无院内交叉感染、便于携带、价格低廉等特点,仍适用于吸入任何药物的所有患者,是目前普遍使用的吸入器。

2.定量雾化吸入器的正确使用方法

(1)医护人员示教,介绍装置的结构,每次使用前应摇匀药液,深呼气至不能再呼(残气位)时,张开口腔,将 MDI 喷嘴放于口中,闭口以包住咬口,经口缓慢吸气(0.5L/s),在吸气开始时以手指揿压喷药,至吸气末(肺总量位)屏气 5～10 秒,使较小的雾粒沉降在气道远端(肺内),然后缓慢呼气,休息 3 分钟后可再使用一次。

(2)患者反复练习,医护人员评估患者使用情况,指出不足之处和改正方法,直到患者正确掌握。

(3)指导患者雾化吸入药物后漱口,减少口咽部雾滴的刺激。

(4)患者学会清洗、保存和更换吸入器等常规方法。

3.特殊 MDI 的使用

对不易掌握 MDI 吸入方法的儿童或重症患者,可在 MDI 上加贮雾瓶,使雾化释出的药物在瓶中停留数秒,以便患者能从容吸入,减少雾滴在口咽部沉积引起刺激,增加雾化吸入疗效。但贮雾瓶携带不方便,比单用 MDI 的费用高。

(六)峰流速仪的使用方法

峰流速仪是一种能快速、客观反映呼气峰值流速(PEF)的仪器。哮喘患者可以在家中自备峰流速仪,随时监测 PEF 及日变异率,并记录哮喘日记或绘成图表,用以评价与监测哮喘轻重程度。首先要检测仪器是否正常,上下移动峰流速仪,如果游表的指针不动,则表明是正常的,如果游表的指针随着峰流速仪上下移动而"随意活动",则表明仪器已损坏。用手指轻轻地将游表上的指针置于 0 度上,即可开始测量,测量时患者取站立位或直坐在椅子上,右手水平持峰流速仪,注意手指不要阻挡游表指针移动,尽量深吸一口气,然后快速将峰流速仪的咬口塞进口腔,用口唇紧紧包围住咬口,注意不要将舌头放在吹气口内,然后用最大力气和最快速度将气呼出,最后观察峰流速仪上游表指针停留指向的刻度,可重复测量 3 次,选择最大值作为呼气峰值流速。注意整个呼气动作要连贯,中间不能停止,要做到"一气呵成"。若游表指针停留在黄线区域或红线区域说明病情有变化,应及时就诊。

第四节　肺血栓栓塞

肺栓塞(PE)是以各种栓子阻塞肺动脉系统为其发病原因的一组疾病或临床综合征的总称,常见的栓子为血栓,少数为脂肪、羊水、空气等。肺血栓栓塞症(PTE)为来自静脉系统或右心的血栓阻塞肺动脉或其分支所致的疾病,主要临床特征为肺循环和呼吸功能障碍。PTE 为PE 最常见的类型,通常所称的 PE 即指 PTE。

引起 PTE 的血栓主要来源于深静脉血栓形成(DVT)。

国外 PTE 发病率较高,病死率亦高,未经治疗的 PTE 的病死率为 25%～30%,大面积PTE 1 小时内死亡率高达 95%,是仅次于肿瘤和心血管病,威胁人类生命的第三大杀手。PTE-DVT 发病和临床表现隐匿、复杂,对 PTE-DVT 的漏诊率和误诊率普遍较高。虽然我国目前尚无准确的流行病学资料,但随着诊断意识和检查技术的提高,诊断例数已有显著增加。

一、病因与发病机制

(一)深静脉血栓形成引起肺栓塞

引起 PTE 的血栓可以来源于下腔静脉径路、上腔静脉径路或右心腔,其中大部分来源于下肢近端的深静脉,即腘静脉、股静脉、髂静脉。腓静脉血栓一般较细小,即使脱落也较少引起PTE。只有当血栓发展到近端血管并脱落后,才易引起肺栓塞。任何可以导致静脉血液淤滞、静脉系统内皮损伤和血液高凝状态的因素均可引起深静脉血栓形成。深静脉血栓形成的高危因素有：①获得性高危因素：高龄，肥胖，大于4天的长期卧床、制动、心脏疾病，如房颤合并心衰、动脉硬化等，手术，特别是膝关节、髋关节、恶性肿瘤手术，妊娠和分娩。②遗传性高危因素：凝血因子V因子突变引起的蛋白C缺乏、蛋白S缺乏和抗凝血酶缺乏等造成血液的高凝状态。患者年龄一般在40岁以下，常以无明显诱因反复发生DVT和PTE为主要临床表现。

(二)非深静脉血栓形成引起肺栓塞

全身静脉血回流至肺，故肺血管床极易暴露于各种阻塞和有害因素中，除上述深静脉血栓形成外，其他栓子也可引起肺栓塞，包括：脂肪栓塞，如下肢长骨骨折、羊水栓塞、空气栓塞、寄生虫栓塞、感染病灶、肿瘤的癌栓、毒品引起血管炎或继发血栓形成。

二、病理生理

肺动脉的血栓栓塞既可以是单一部位的，也可以是多部位的。病理检查发现多部位或双侧性的血栓栓塞更为常见。一般认为栓塞更易发生于右侧和下肺叶。发生栓塞后有可能在栓塞局部继发血栓形成，参与发病过程。PTE所致病情的严重程度取决于栓子的性质及受累血管的大小和肺血管床阻塞的范围；栓子阻塞肺血管后释放的5-羟色胺、组胺等介质引起的反应及患者原来的心肺功能状态。栓塞部位的肺血流减少，肺泡无效腔量增大，故PTE对呼吸的即刻影响是通气/血流比值增大。右心房压升高可引起功能性闭合的卵圆孔开放，产生心内右向左分流；神经体液因素可引起支气管痉挛；毛细血管通透性增高，间质和肺泡内液体增多或出血；栓塞部位肺泡表面活性物质分泌减少，肺泡萎陷，呼吸面积减小；肺顺应性下降，肺体积缩小并可出现肺不张；如累及胸膜，则可出现胸腔积液。以上因素导致通气/血流比例失调，出现低氧血症。

急性PTE造成肺动脉较广泛阻塞时，可引起肺动脉高压，出现急性肺源性心脏病，致右心功能不全，回心血量减少，静脉系统淤血；右心扩大致室间隔左移，使左心室功能受损，导致心排出量下降，进而可引起体循环低血压或休克；主动脉内低血压和右心房压升高，使冠状动脉灌注压下降，心肌血流减少，特别是心室内膜下心肌处于低灌注状态，加之PTE时心肌耗氧增加，可致心肌缺血，诱发心绞痛。

肺动脉发生栓塞后，若其支配区的肺组织因血流受阻或中断而发生坏死，称为肺梗死(PI)。由于肺组织接受肺动脉、支气管动脉和肺泡内气体弥散等多重氧供，PTE中仅约不足15%发生PI。

若急性PTE后肺动脉内血栓未完全溶解或反复发生PTE，则可能形成慢性血栓栓塞性肺动脉高压，继而出现慢性肺源性心脏病，右心代偿性肥厚和右心衰竭。

三、临床表现

(一)PTE表现

1.症状

常见症状有：①不明原因的呼吸困难及气促，尤以活动后明显，为PTE最多见的症状；

②胸痛,包括胸膜炎性胸痛或心绞痛样疼痛;③晕厥,可为 PTE 的唯一或首发症状;④烦躁不安、惊恐甚至濒死感;⑤咯血,常为小量咯血,大咯血少见;⑥咳嗽、心悸等。各病例可出现以上症状的不同组合,具有多样性和非特异性。临床上若同时出现呼吸困难、胸痛及咯血,称为 PTE"三联征",但仅见于约 20% 的患者。大面积肺栓塞时可发生休克甚至猝死。

2.体征

(1)呼吸系统:呼吸急促最常见、发绀、肺部有时可闻及哮鸣音和(或)细湿啰音,肺野偶可闻及血管杂音;合并肺不张和胸腔积液时出现相应的体征。

(2)循环系统:心率快,肺动脉瓣区第二心音(P_2)亢进及收缩期杂音;三尖瓣反流性杂音;心包摩擦音或胸膜心包摩擦音;可有右心衰体征如颈静脉充盈、搏动、肝大伴压痛、肝颈返流征(+)等。血压变化,严重时可出现血压下降甚至休克。

(3)其他可伴发热:多为低热,少数患者有 38℃ 以上的发热。

(二)DVT 表现

主要表现为患肢肿胀、周径增粗、疼痛或压痛、皮肤色素沉着,行走后患肢易疲劳或肿胀加重。但需注意,半数以上的下肢 DVT 患者无自觉症状和明显体征。应测量双侧下肢的周径来评价其差别。进行大、小腿周径的测量点分别为髌骨上缘以上 15cm 处,髌骨下缘以下 10cm 处。双侧相差＞1cm 即考虑有临床意义。

最有意义的体征是反映右心负荷增加的颈静脉充盈、搏动及 DVT 所致的肿胀、压痛、僵硬、色素沉着及浅静脉曲张等,一侧大腿或小腿周径较对侧大 1cm 即有诊断价值。

四、护理问题

1.低效型呼吸形态与通气血流比例失调、低氧血症有关。

2.有窒息的危险:突发咯血有关。

3.自理能力缺陷与心、肺功能不全、活动耐力下降及制动有关。

4.知识缺乏:缺乏肺栓塞的预防、治疗及抗凝药物使用的知识。

5.睡眠形态紊乱与呼吸困难、恐惧有关。

6.恐惧、焦虑与呼吸困难、剧烈胸痛及疾病预后有关。

7.潜在并发症:休克、心力衰竭、出血。

五、计划与实施

(一)目标

1.患者呼吸平稳、血气正常。

2.护士及时发现咯血征象,避免患者窒息。

3.尽快使患者胸痛得到缓解,增加舒适感,心理护理缓解焦虑恐惧情绪。

4.患者能理解卧床休息对疾病恢复的重要性并积极配合。

5.患者及家属能掌握疾病的预防治疗知识及抗凝药物使用的知识。

6.患者能恢复正常睡眠。

7.护士严密监测和管理患者,及时发现并发症并配合医师抢救。

(二)实施与护理

1.急性 PTE 的治疗

(1)一般处理:对高度疑诊或确诊 PTE 的患者,应进行严密监护,监测呼吸、心率、血压、静脉压、心电图及血气的变化,对大面积 PTE 可收入重症监护(ICU);观察患者发绀,胸闷,憋气,胸部疼痛有无改善,有无咳嗽及尿量等情况;及时准确记录 24 小时出入量;为防止栓子再次脱落,要求绝对卧床,保持大便通畅,避免用力,注意保持患肢的功能,抬高患肢,以利静脉血的回流,密切观察患肢皮肤颜色,温度,水肿程度,严禁挤压,按摩患肢,防止血栓脱落,造成再次肺栓塞;对于有焦虑和惊恐症状的患者应予安慰并可适当使用镇静药给予患者心理安慰,缓解紧张焦虑情绪;胸痛者可予止痛药;对于发热、咳嗽等症状可给予相应的对症治疗。

(2)呼吸循环支持治疗:保持病室清洁及有效的温湿度,室温 20℃左右,相对湿度 70%,对有低氧血症的患者,采用经鼻导管或面罩吸氧。当合并严重的呼吸衰竭时,可使用经鼻/面罩无创性机械通气或经气管插管行机械通气。呼吸平稳后指导患者深呼吸运动,使肺早日膨胀。

对于出现右心功能不全,心排血量下降,但血压尚正常的病例,可给予具有一定肺血管扩张作用和正性肌力作用的多巴酚丁胺和多巴胺;若出现血压下降,可增大剂量或使用其他血管加压药物,如间羟胺、肾上腺素等。应用升压药物应监测血压变化。

(3)溶栓治疗:溶栓治疗主要适用于大面积 PTE 病例。绝对禁忌证有活动性内出血;近期自发性颅内出血。

相对禁忌证有:2 周内的大手术、分娩、器官活检或不能以压迫止血部位的血管穿刺;2 个月内的缺血性中风;10 天内的胃肠道出血;15 天内的严重创伤;1 个月内的神经外科或眼科手术;难于控制的重度高血压(收缩压>180mmHg,舒张压>110mmHg);近期曾行心肺复苏;血小板计数低于 100000/mm³;妊娠;细菌性心内膜炎;严重肝肾功能不全;糖尿病出血性视网膜病变;出血性疾病等。

对于大面积 PTE,因其对生命的威胁极大,上述绝对禁忌证亦应被视为相对禁忌证。溶栓前宜选择两条粗大静脉,留置外周静脉套管针,以方便溶栓及溶栓中取血监测,避免反复穿刺血管,如有短期内穿刺的动静脉伤口应进行加压包扎,避免溶栓后出血和血肿,并应用生理盐水进行封管。

目前临床上用于 PTE 溶栓治疗的药物主要有链激酶(SK)、尿激酶(UK)和重组组织型纤溶酶原激活剂(rt-PA)。溶栓药物治疗结束后每 2～4 小时测一次 APTT,待其将至正常值的 2 倍以下时,开始使用肝素或低分子肝素抗凝治疗。

溶栓前应查血常规、血小板、出凝血时间和血型,配血备用;溶栓后观察患者有无寒战、发热、皮疹等过敏反应,是否发生皮肤、黏膜及内脏出血等不良反应,一旦出血应立即中止治疗,紧急处理。

(4)抗凝治疗:是 PTE 和 DVT 的基本治疗方法,可以有效地防止血栓再形成和复发。目前临床上应用的抗凝药物主要有普通肝素(以下简称肝素)、低分子肝素和华法林。一般认为,抗血小板药物的抗凝作用尚不能满足 PTE 或 DVT 的抗凝要求。

临床疑诊 PTE 时,即可安排使用肝素或低分子肝素进行有效的抗凝治疗。应用肝素/低分子肝素前应测定基础 APTT、PT 及血常规(含血小板计数,血红蛋白);注意是否存在抗凝的禁忌证,如活动性出血,凝血功能障碍,血小板减少,未予控制的严重高血压等。对于确诊的 PTE 病例,大部分禁忌证属相对禁忌证。

①普通肝素:用药原则是快速、足量和个体化。根据 APTT 调整剂量,使 APTT 达到并维持于正常值的 1.5～2.5 倍。因肝素可能会引起血小板减少症(HIT),在使用肝素的第 3～5 天必须复查血小板计数。若较长时间使用肝素,尚应在第 7～10 天和 14 天复查。若出现血小板迅速或持续降低达 30% 以上或血小板计数＜100000/mm^3,应停用肝素。

②低分子量肝素:按千克体重皮下注射。不需监测 APTT。此药由肾清除,对于肾功能不全,特别是肌酐清除率低于 30mL/min 的病例须慎用。若应用,需减量并监测血浆抗 Xa 因子活性。

③华法林:长期抗凝应首选华法林,其抗凝作用主要来自于血浆凝血酶原的降低和凝血因子 X 活性的降低,初始通常与低分子肝素重叠使用,3～4 天后开始测定 INR 值,使 INR 稳定在 2.0～3.0 后停用肝素或低分子肝素。

(5)肺动脉血栓摘除术:适用于经积极保守治疗无效的紧急情况,要求医疗单位有施行手术的条件与经验。

(6)经静脉导管碎解和抽吸血栓:用导管碎解和抽吸肺动脉内巨大血栓或行球囊血管成形,同时还可进行局部小剂量溶栓。

2.预防

存在发生 DVT-PTE 危险因素的病例,宜根据临床情况采用相应预防措施。采用的主要方法:机械预防措施,包括加压弹力袜、间歇序贯充气泵;药物预防措施,包括小剂量肝素皮下注射、低分子肝素和华法林。

3.健康教育

(1)指导患者要定期随访,按时服药,特别是抗凝药的服用,一定要按医嘱服用,并告知患者影响抗凝药物使用的食物,如韭菜、菠菜、油菜等,嘱其尽量避免食用。

(2)教会患者观察出血现象,如有牙龈出血、皮肤破口流血不止等症状及时就医。

(3)按照医嘱定期复查抗凝指标,了解并学会看抗凝指标化验单。

(4)教会患者平时生活中注意下肢的活动,有下肢静脉曲张者可穿弹力袜等,避免下肢深静脉血液滞留,血栓复发。

(5)指导患者病情变化时及时就医。

第五节　心力衰竭

一、慢性心力衰竭

慢性心力衰竭是多数心血管疾病的终末阶段,也是主要的死亡原因。心力衰竭是一种复杂的临床综合征,特定的症状是呼吸困难和乏力,特定的体征是水肿,这些情况可造成器官功能障碍,影响生活质量。主要表现为心脏收缩功能障碍的主要指标是 LVEF 下降,一般＜40％;而心脏舒张功能障碍的患者 LVEF 相对正常,通常心脏无明显扩大,但有心室充盈指标受损。

我国引起慢性心力衰竭的基础心脏病的构成比与过去有所不同,过去我国以风湿性心脏病为主,近十年来其所占比例趋于下降,而冠心病、高血压的所占比例明显上升。

(一)病因及发病机制

1.病因

各种原因引起的心肌、心瓣膜、心包或冠脉、大血管的结构损害,导致心脏容量负荷或压力负荷过重均可造成慢性心力衰竭。

冠心病、高血压,瓣膜病和扩张性心肌病是主要的病因;心肌炎、肾炎、先天性心脏病是较常见的病因;而心包疾病、贫血、甲状腺功能亢进与减退、脚气病、心房黏液瘤、动静脉瘘、心脏肿瘤和结缔组织病、高原病及少见的内分泌病等,是比较少见易被忽视的病因。

2.诱因

(1)感染:是最主要的诱因,最常见的呼吸道感染,其次是风湿热,在幼儿中风湿热则占首位。女性患者泌尿系统感染的诱发亦常见,感染性心内膜炎、全身感染均是诱发因素。

(2)心律失常:特别是快速心律失常如房颤等。

(3)生理、心理压力过大:如劳累过度、情绪激动、精神紧张。

(4)血容量增加:液体摄入过多过快、高钠饮食。

(5)妊娠与分娩。

(6)其他:大量失血、贫血;各种原因引起的水、电解质及酸碱平衡紊乱;某些药物应用不当等。

3.发病机制

慢性心力衰竭的发病机制是很复杂过程,心脏功能大致经过代偿期和失代偿期。

(1)心力衰竭代偿期:心脏受损初始引起机体短期的适应性和代偿性反应,启动了 Frank-Starling 机制,增加心脏的前负荷,使回心血量增加,心室舒张末容积增加,心室扩大,心肌收缩力增强,而维持心排血量的基本正常或相对正常。

机体的适应性和代偿性的反应,激活交感神经体液系统,交感神经兴奋性增强,增强心肌收缩力并提高心率,以增加心脏排血量,但同时机体周围血管收缩,增加了心脏后负荷,心肌增厚,心率加快,心肌耗氧量加大。

心脏功能下降,心排血量降低、肾素-血管紧张素-醛固酮系统也被激活,代偿性增加血管阻力和潴留水、钠,以维持灌注压;交感神经兴奋性增加,同时激活神经内分泌细胞因子如心钠素、血管加压素、缓激肽等,参与调节血管舒缩,排钠利尿,对抗由于交感神经兴奋和肾素-血管紧张素-醛固酮系统激活造成的水钠潴留效应。在多因素作用下共同维持机体血压稳定,保证了重要脏器的灌注。

(2)心力衰竭失代偿期:长期、持续的交感神经和肾素-血管紧张素-醛固酮系统高兴奋性,多种内源性的神经激素和细胞因子的激活与失衡,又造成继发心肌损害,持续性心脏扩大、心肌肥厚,使心肌耗氧量增加,加重心肌的损伤。神经内分泌系统活性增加不断,加重血流动力学紊乱,损伤心肌细胞,导致心排血量不足,出现心力衰竭症状。

(3)心室重构:所谓的心室重构,就是在心脏扩大、心肌肥厚的过程中,心肌细胞、胞外基质、胶原纤维网等均有相应变化,左心室结构、形态、容积和功能发生一系列变化。研究表明,心力衰竭的发生发展的基本机制就是心室重构。由于基础病的不同,进展情况不同和各种代偿机制的复杂作用,有些患者心脏扩大、肥厚已很明显,但临床可无心力衰竭表现。

从代偿到不代偿,除了因为代偿能力限度、代偿机制中的负面作用外,心肌细胞的能量供应和利用障碍,导致心肌细胞坏死、纤维化也是重要因素。

心肌细胞的减少使心肌收缩力下降,又因纤维化的增加使心室的顺应性下降,心室重构更趋明显,最终导致不可逆的心肌损害,心力衰竭终末阶段。

(二)临床表现

慢性心力衰竭早期可以无症状或仅出现心动过速、面色苍白、出汗、疲乏和活动耐力减低症状等。

1.左心衰竭

(1)症状

①呼吸困难:劳力性呼吸困难是最早出现的呼吸困难症状,因为体力活动会使回心血量增加,左心房压力升高,肺瘀血加重。开始仅剧烈活动或体力劳动后出现症状,休息后缓解,随肺瘀血加重,逐渐发展到更轻活动后,甚至休息时,也出现呼吸困难。

夜间阵发性呼吸困难是左心衰竭早期最典型的表现,又称为"心源性哮喘"。是由于平卧血液重新分布使肺血量增加,夜间迷走神经张力增加,小支气管收缩,横膈位高,肺活量减少所致。典型表现是患者熟睡1～2小时后,突然憋气而惊醒,被迫坐起,同时伴有咳嗽、咳泡沫痰和(或)哮鸣性呼吸音。多数患者端坐休息后可自行缓解,次日白天无异常感觉。严重者可持续发作,甚至发生急性肺水肿。

端坐呼吸多在病程晚期出现,是肺瘀血达到一定程度,平卧回心血量增多、膈肌上抬,呼吸更困难,必须采用高枕卧位、半卧位,甚至坐位,才可减轻呼吸困难。最严重的患者即使端坐床边,下肢下垂,上身前倾,仍不能缓解呼吸困难。

②咳嗽、咳痰、咯血:咳嗽、咳痰早期即可出现,是肺泡和支气管黏膜瘀血所致,多发生在夜间,直立或坐位症状减轻。咳白色浆液性泡沫样痰为其特点,偶见痰中带有血丝。如发生急性肺水肿,则咳大量粉红色泡沫痰。

③其他症状:倦怠、乏力、心悸、头晕、失眠、嗜睡、烦躁等症状,重者可有少尿,是与心排血量低下,组织、器官灌注不足有关。

(2)体征

①慢性左心衰竭可有心脏扩大,心尖搏动向左下移位。心率加快、第一心音减弱、心尖区舒张期奔马律,最有诊断价值。部分患者可出现交替脉,是左心衰竭的特征性体征。

②肺部可闻湿啰音,急性肺水肿时可出现哮鸣音。

2.右心衰竭

(1)症状:主要表现为体循环静脉瘀血。消化道症状如食欲缺乏、恶心呕吐、水肿、腹胀、肝区胀痛等为右心衰竭的最常见症状。劳力性呼吸困难也是右心衰竭常见症状。

（2）体征

①水肿：早期在身体的下垂部位和组织疏松部位，出现凹陷性水肿，为对称性。重者可出现全身水肿，并伴有胸腔积液、腹水和阴囊水肿。胸腔积液是因体静脉压力增高所致，胸腔静脉有一部分回流到肺静脉，所以胸腔积液更多见于全心衰竭时，以双侧为多见。

②颈静脉征：颈静脉怒张是右心衰竭的主要体征，其程度与静脉压升高的程度正相关；压迫患者的腹部或肝脏，回心血量增加而使颈静脉怒张更明显，称为肝颈静脉回流征阳性，肝颈静脉回流征阳性则更是具有特征性。

③肝大和压痛：可出现肝大和压痛；持续慢性右心衰竭可发展为心源性肝硬化，晚期肝脏压痛不明显，但伴有黄疸、肝功能损害和腹水。

④发绀：发绀是由于供血不足，组织摄取血氧相对增加，静脉血氧降低所致。表现为面部毛细血管扩张、青紫、色素沉着。

3.全心衰竭

右心衰竭继发于左心衰竭而形成全心衰竭，但当右心衰竭后，肺瘀血的临床表现减轻。扩张型心肌病等表现左、右心同时衰竭者，肺瘀血症状都不严重，左心衰竭的表现主要是心排血量减少的相关症状和体征。

（三）实验室检查

1.X线检查

（1）心影的大小、形态可为病因诊断提供重要依据，根据心脏扩大的程度和动态改变，间接反映心功能状态。

（2）肺门血管影增强是早期肺静脉压增高的主要表现；肺动脉压力增高可见右下肺动脉增宽；肺间质水肿可使肺野模糊；KerleyB线是在肺野外侧清晰可见的水平线状影，是肺小叶间隔内积液的表现，是慢性肺瘀血的特征性表现。

2.超声心动图

超声心动图比X线检查更能准确地提供各心腔大小变化及心瓣膜结构情况。左心室射血分数（LVEF值）可反映心脏收缩功能，正常LVEF值＞50％，LVEF值≤40％为收缩期心力衰竭诊断标准。

应用多普勒超声是临床上最实用的判断心室舒张功能的方法，E峰是心动周期的心室舒张早期心室充盈速度的最大值，A峰是心室舒张末期心室充盈的最大值，正常人E/A的比值不小于1.2，中青年应更大。

3.有创性血流动力学检查

此检查常用于重症心力衰竭患者，可直接反映左心功能。

4.放射性核素检查

帮助判断心室腔大小，反映LVEF值和左心室最大充盈速率。

（四）治疗要点

1.病因治疗

（1）基本病因治疗：对有损心肌的疾病应早期进行有效治疗如高血压、冠心病、糖尿病、代谢综合征等;心血管畸形、心瓣膜病力争在发生心脏衰竭之前进行介入或外科手术治疗;对于一些病因不明的疾病亦应早期干预如原发性扩张型心肌病,以延缓心室重构。

(2)诱因治疗:积极消除诱因,最常见的诱因是感染,特别是呼吸道感染,积极应用有针对性的抗生素控制感染。心律失常特别是房颤都是引起心脏衰竭常见诱因,对于快速房颤要积极控制心室率,及时复律。纠正贫血、控制高血压等均可防止心力衰竭发生或(和)加重。

2.一般治疗

减轻心脏负担,限制体力活动,避免劳累和精神紧张。低钠饮食,少食多餐,限制饮水量。给予持续氧气吸入,流量 $2\sim4L/min$。

3.利尿药

利尿药是治疗心力衰竭的常用药物,通过排钠排水减轻水肿、减轻心脏负荷、缓解瘀血症状。原则上应长期应用,但在水肿消失后应以最小剂量维持,如氢氯噻嗪 25mg 隔日 1 次。常用利尿药有排钾利尿药如氢氯噻嗪等;襻利尿药如呋塞米、丁脲胺等;保钾利尿药如螺内酯、氨苯蝶啶等。排钾利尿药主要不良反应是可引起低血钾,应补充氯化钾或与保钾利尿药同用。噻嗪类利尿药可抑制尿酸排泄,引起高尿酸血症,大剂量长期应用可影响胆固醇及糖的代谢,应严密监测。

4.肾素-血管紧张素-醛固酮系统抑制药

(1)血管紧张素转换酶(ACE)抑制药应用:ACE 抑制药扩张血管,改善瘀血症状,更重要的是降低心力衰竭患者代偿性神经-体液的不利影响,限制心肌、血管重构,维护心肌功能,推迟心力衰竭的进展,降低远期死亡率。

①用法:常用 ACE 抑制药如卡托普利 $12.5\sim25mg$,培哚普利 $2\sim4mg$,贝那普利对有早期肾功能损害患者较适用,使用量是 $5\sim10mg$。临床应用一定要从小剂量开始,逐渐加量。

②ACE 抑制药的不良反应:有低血压、肾功能一过性恶化、高血钾、干咳等。

③ACE 抑制药的禁忌证:无尿性肾衰竭、肾动脉狭窄、血肌酐升高 $\geqslant225\mu mol/L$、高血压、低血压、妊娠、哺乳期妇女及对此药过敏者。

(2)血管紧张素受体阻滞药(ARBB)应用:ARBB 在阻断肾素血管紧张素系统作用与 ACE 抑制药作用相同,但缺少对缓激肽降解抑制作用。当患者应用 ACE 抑制药出现干咳不能耐受,可应用 ARBB 类药,常用 ARBB 如坎地沙坦、氯沙坦、缬沙坦等。

ARBB 类药的用药注意事项、不良反应除干咳以外,其他均与 ACE 抑制药相同。

(3)醛固酮拮抗药应用:研究证明螺内酯 20mg,$1\sim2/h$ 小剂量应用,可以阻断醛固酮效应,延缓心肌、血管的重构,改善慢性心力衰竭的远期效果。

注意事项:中重度心力衰竭患者应用时,需注意血钾的检测;肾功能不全、血肌酐异常、高血钾及应用胰岛素的糖尿病患者不宜使用。

5.β 受体阻滞药应用

β 受体阻滞药可对抗交感神经激活,阻断交感神经激活后各种有害影响。临床应用其疗效常在用药后 $2\sim3$ 个月才出现,但明显提高运动耐力,改善心力衰竭预后,降低死亡率。

受体阻滞药具有负性肌力作用,临床中应慎重应用,应用药物应从小剂量开始,如美托洛尔 12.5mg,1/h;比索洛尔 1.25mg,1/h;卡维地洛 6.25mg,1/h,逐渐加量,适量维持。

注意事项：用药应在心力衰竭稳定、无体液潴留情况下、小剂量开始应用。

患有支气管痉挛性疾病、心动过缓、二度以上包括二度的房室传导阻滞的患者禁用。

6.正性肌力药物应用

是治疗心力衰竭的主要药物，适于治疗以收缩功能异常为特征的心力衰竭，尤其对心腔扩大引起的低心排血量心力衰竭，伴快速心律失常的患者作用最佳。

(1)洋地黄类药物：是临床最常用的强心药物，具有正性肌力和减慢心率作用，在增加心肌收缩力的同时，不增加心肌耗氧量。

①适应证：充血性心力衰竭，尤其伴有心房颤动和心室率增快的心力衰竭是最好指征，对心房颤动、心房扑动和室上性心动过速均有效。

②禁忌证：严重房室传导阻滞、肥厚性梗阻型心肌病、急性心肌梗死24小时内不宜使用。洋地黄中毒或过量者为绝对禁忌证。

③用法：地高辛为口服制剂，维持量法，0.25mg，1/h。此药口服后2～3小时血浓度达高峰，4～8小时获最大效应，半衰期为1.6天，连续口服7天后血浆浓度可达稳态。适用于中度心力衰竭的维持治疗。

毛花苷C为静脉注射制剂，注射后10分钟起效，1～2小时达高峰，每次0.2～0.4mg，稀释后静脉注射，24小时总量0.8～1.2mg。适用于急性心衰或慢性心衰加重时，尤其适用于心衰伴快速心房颤动者。

④毒性反应：药物的治疗剂量和中毒剂量接近，易发生中毒。易导致洋地黄中毒的情况主要有：急性心肌梗死、急性心肌炎引起的心肌损害、低血钾、严重缺氧、肾衰竭等情况。

常见不良反应有：胃肠道表现如恶心、呕吐；神经系统表现如视物模糊、黄视、绿视；心血管系统表现，多为各种心律失常，也是洋地黄中毒最重要的表现，最常见的心律失常是室性期前收缩，多呈二联律。快速房性心律失常伴有传导阻滞是洋地黄中毒特征性的表现。

(2)β受体兴奋药：临床常是短期应用治疗重症心力衰竭，常用的有多巴酚丁胺、多巴胺静脉滴注。适用于急性心肌梗死伴心力衰竭的患者；小剂量多巴胺2～5μg/(kg·min)能扩张肾动脉，增加肾血流量和排钠利尿，从而用于充血性心力衰竭的治疗。

(五)护理诊断

1.气体交换受损与左心功能不全致肺循环淤血有关。

2.焦虑/恐惧与慢性心衰反复发作、疾病带来的不适感、意识到自己的病情较重及不适应监护室气氛等有关。

3.体液过多与右心衰竭导致体循环淤血、水钠潴留、低蛋白血症有关。

4.活动无耐力与心衰导致心排血量减少有关。

5.潜在的并发症：有药物中毒的危险，有皮肤完整性受损的危险。

(六)护理措施

1.病情观察

(1)观察呼吸困难有无改善，发绀是否减轻，听诊肺部湿啰音是否减少，监测血氧饱和度、血气分析结果是否正常等。

(2)观察患者下肢浮肿、颈静脉怒张、肝肿大等情况，尿量、体重等变化，治疗及护理后病情有否好转,有无新的病理征象,并及时与医生联系。准确记录出入量,并将其重要性告诉患者及家属,取得配合。

(3)关注用药效果及药物不良反应。

(4)必要时进行心电监护,密切观察血压、脉搏、心电图情况。

2.休息与活动

(1)血流动力学不稳定、心衰症状严重的患者应绝对卧床休息,以减少心肌耗氧量。病情稳定的患者,可结合心功能分级、超声或左室射血分数(LVEF)值、患者年龄等与患者及家属共同制定个体化活动方案。活动原则如下:

Ⅰ级:不限制一般的体力活动,积极参加体育锻炼,但应避免剧烈运动和重体力劳动。

Ⅱ级:适当限制体力活动,增加午睡时间,强调下午多休息,不影响轻体力工作和简单家务劳动。

Ⅲ级:严格限制一般的体力活动,每天有充分的休息时间,日常活动可以自理或在他人协助下自理。

Ⅳ级:绝对卧床休息,取舒适体位,生活由他人照顾。可在床上做肢体被动运动。

(2)患者活动过程中,应密切观察有无呼吸困难、胸痛、心悸、头晕、疲劳、面色苍白、大汗等,出现以上症状时应立即停止活动,如患者经休息后症状仍不缓解,应及时通知医生。

(3)长期卧床易发生静脉血栓形成甚至肺栓塞,同时也使消化功能减低,肌肉萎缩等。因此,对需要静卧的患者,应帮助患者进行四肢被动活动和腹部按摩。

3.饮食护理

食物宜清淡、低脂、富纤维素及含钾丰富,少食多餐,避免饱食。

(1)限水、钠和盐:心衰患者应限制钠盐的摄入,轻度心力衰竭的患者,摄入的食盐应限制在5g/d;中度心力衰竭应限制在2.5g/d,重度心力衰竭应限制在1g/d。水肿不十分严重或利尿效果良好时,限盐无需特别严格,以免发生电解质紊乱。除食盐外,其他含钠高的食品有腌制品、发面食品、罐头食品、香肠、味精、啤酒、酱油、各种酱类(辣酱、番茄酱、沙拉酱),以及碳酸饮料等也应限制。水潴留往往继发于钠潴留,在限盐的基础上,将水的摄入量控制在1.5Ud。应注意促进和保证患者的食欲,可变换烹调方法,使用一些讽味食物如洋葱、醋、柠檬、大蒜等,从而改善低盐食物的味道,保证营养。

(2)含钾丰富:使用排钾利尿剂期间,鼓励进食含钾丰富的食物(如鲜橙汁、香蕉、枣、马铃薯、菠菜、毛豆、笋、香菇、西瓜、猕猴桃、牛肉等),避免低血钾诱发心律失常或洋地黄中毒。

(3)含纤维素丰富:鼓励适当选食含纤维素丰富的食物(如红薯、芹菜等),以保持大便通畅。避免食用刺激性强的食物。

4.用药护理

(1)洋地黄类

①观察并告知患者洋地黄中毒的表现:洋地黄类药物使用过量时可导致一系列症状。主要表现在以下几个方面。a.胃肠道反应:一般较轻,常见纳差、恶心、呕吐、腹泻、腹痛等。b.心律失常:是洋地黄中毒最重要的反应,可见各类心律失常,最常见者为室性期前收缩。室上性心动过速伴房室传导阻滞是洋地黄中毒的特征性表现。c.神经系统表现:可有头痛、失眠、忧

郁、眩晕；出现黄视、绿视或复视。

②预防洋地黄中毒：

a.明确影响洋地黄中毒的因素：老年人、心肌缺血缺氧情况下、重度心力衰竭、低钾、低镁血症、肾功能减退等情况对洋地黄较敏感，使用时应注意询问和倾听患者的不适主诉，并能及时发现患者 ECG 上的异常情况，及时处理。洋地黄与奎尼丁、胺碘酮、维拉帕米、阿司匹林等药物合用，可增加中毒机会，给药前应询问有无上述药物用药史。

b.正确用药：指导患者严格按时间、按剂量服用。服用地高辛时，若上一次药漏服，则下次服药时无需补服，以免剂量增加而致中毒。静脉用药必须稀释后缓慢静注，推注时间不得低于10～15 分钟。同时监测心率、心律及心电图变化。洋地黄发挥效应时心电图最先出现的改变为 ST-T 改变，即特征性的鱼钩状的 ST-T 改变。以 Ⅰ、Ⅲ、aVF 及左胸导联最为明显。心率减慢。

c.监测脉搏：使用洋地黄类之前，应先测基础脉搏，若脉搏＜60 次/分，应禁止给药。服用洋地黄过程中，脉搏突然变化如显著减慢或加速或由规则转为有特殊规律的不规则，如室性期前收缩二联律或三联律，是判断洋地黄中毒的重要依据，应及时告知医生处理。

d.必要时监测地高辛的血药浓度。

③洋地黄中毒的处理：a.立即停药，并停用排钾利尿剂。一般停药后胃肠道反应和神经系统反应可随时间延长而逐渐好转。b.纠正心律失常：快速心律失常可静脉给予或口服氯化钾。钾可阻止洋地黄与心肌进一步结合，防止中毒继续加深。但同时伴有房室传导阻滞及高钾血症者应慎用。补钾的同时还可以补镁。选用苯妥英钠或利多卡因抗心律失常药物。一般禁用电复律，以免引发室颤。严重缓慢性心律失常，如重度房室传导阻滞、窦性心动过缓可给予阿托品静注或异丙肾上腺素静脉滴注，必要时可予临时心脏起搏治疗。c.应用洋地黄特异抗体：它能使强心苷从与 Na^+-K^+-ATP 酶结合的部位迅速解离出来，并与该抗体结合，起灭活解毒作用。

（2）利尿剂：非紧急情况下，利尿剂的应用时间选择早晨或日间为宜，避免夜间排尿过频影响休息。

①疗效判断：使用利尿剂期间，每日监测体重以检验利尿剂效果。利尿剂足量的情况下，患者表现为水肿消退、肺部啰音消失、体重稳定，说明病情得以控制。有部分患者可出现利尿剂抵抗，配合适当/严格限制钠盐摄入量，能减轻此效应。

②不良反应：

a.电解质丢失：CHF 常用利尿剂为袢利尿剂和噻嗪类，如速尿和双氢克尿塞，最主要的不良反应是低钾血症，从而诱发心律失常或洋地黄中毒，应注意监测血钾及有无低钾血症表现，如乏力、腹胀、肠鸣音减弱等。合用 ACEI 或给予保钾利尿剂能一定程度预防钾丢失，但应严格监测血电解质，防止出现高钾血症。补充含钾丰富的食物。必要时补充钾盐，口服补钾宜在饭后或将水剂与果汁同饮，以减轻胃肠道不适；外周静脉补钾时应注意用药浓度。

b.低血压和氮质血症：出现低血压和氮质血症而患者已无液体潴留，则可能是利尿过度，血容量减少所致，应告知医生减少利尿剂使用剂量。

（3）血管扩张剂

①ACEI类药物的不良反应包括咳嗽、低血压和头晕、肾损害、高钾血症、血管神经性水肿。用药期间需要检测血压，避免体位的突然改变，检测血钾水平和肾功能。

②β受体阻滞剂的主要不良反应是心衰恶化、疲乏、心动过缓、低血压等，应监测心率和血压，当心率低于50次/分时，暂停给药。

5.心理护理

经常与患者交流，倾听心理感受，给予必要的解释与安慰，加强巡视。鼓励家属安慰患者，酌情增减家属探视时间。急性心衰患者出现焦虑与恐惧时，可适当使用吗啡，但应注意观察患者有无呼吸抑制或心动过缓。观察患者有无缺氧所致的思维紊乱、意识障碍。加强心电监护，迅速开发静脉通道，并做好用药的护理。医护人员应以有条不紊的方式进行工作，尽量多陪伴患者，取得患者的信任，增加其安全感，以消除恐惧不安情绪。

（七）健康教育

1.知识宣教

向患者讲解慢性心衰的病因、诱因及防治知识，遵医嘱规律服药的重要性及常用药物的不良反应。

2.休息与活动

注意休息，劳逸结合，制订合理的活动计划，防止增加心脏负担。

3.病情监测

教会患者及家属如何检查水肿、每日关注体重变化、自测脉搏和心律、有无乏力和气促。

4.积极治疗原发病

定期门诊复查等。

二、急性心力衰竭

急性心力衰竭是指心肌遭受急性损害或心脏负荷突然增加，使心排血量急剧下降，导致组织灌注不足和急性淤血的综合征。以急性左侧心力衰竭最常见，多表现为急性肺水肿或心源性休克。

（一）病因及发病机制

急性广泛心肌梗死、高血压急症、严重心律失常、输液过多过快等原因。使心脏收缩力突然严重减弱，心排血量急剧减少或左心室瓣膜性急性反流，左心室舒张末压迅速升高，肺静脉回流不畅，导致肺静脉压快速升高，肺毛细血管压随之升高，使血管内液体渗入到肺间质和肺泡内，形成急性肺水肿。

（二）临床表现

突发严重呼吸困难为特征性表现，呼吸频率达30～40/min，患者被迫采取坐位，两腿下垂，双臂支撑以助呼吸，极度烦躁不安、大汗淋漓、口唇发绀、面色苍白。同时频繁咳嗽、咳大量粉红色泡沫痰。病情极重者可以出现意识模糊。

早期血压可以升高，随病情不缓解血压可降低直至休克；听诊可见心音较弱，心率增快，心尖部可闻及舒张期奔马律;两肺满布湿啰音和哮鸣音。

(三)治疗要点

1.体位

置患者于两腿下垂坐位或半卧位。

2.吸氧

吸入高流量(6~8L/min)氧气,加入30%~50%乙醇湿化。对病情严重患者可采用呼吸机持续加压面罩吸氧或双水平气道加压吸氧,以增加肺泡内的压力,促进气体交换,对抗组织液向肺泡内渗透。

3.镇静

吗啡3~10mg皮下注射或静脉注射,必要时每15分钟重复1次,可重复2~3次。老年患者须酌情减量或肌内注射。伴颅内出血、神志障碍、慢性肺部疾病时禁用。

4.快速利尿

呋塞米20~40mg静脉注射,在2分钟内推注完,每4小时可重复1次。呋塞米不仅有利尿作用,还有静脉扩张作用,利于肺水肿的缓解。

5.血管扩张药

血管扩张药应用过程中,要严密监测血压,用量要根据血压进行调整,收缩压一般维持在100mmHg左右,对原有高血压的患者血压降低幅度不超过80mmHg为度。

(1)硝普钠应用:硝普钠缓慢静脉滴注,扩张小动脉和小静脉,初始用药剂量为0.3μg/(kg·min),根据血压变化逐渐调整剂量,最大剂量为5μg/(kg·min),一般维持量50~100μg/min。因本药含有氰化物,用药时间不宜连续超过24小时。

(2)硝酸甘油应用:硝酸甘油扩张小静脉,降低回心血量。初始用药剂量为10μg/min,然后每10分钟调整1次,每次增加初始用药剂量为5~10μg。

(3)酚妥拉明应用:酚妥拉明可扩张小动脉及毛细血管。静脉用药以0.1mg/min开始,每5~10分钟调整1次,增至最大用药剂量为1.5~2.0mg/min。

6.洋地黄类药物

可应用毛花苷C 0.4~0.8mg缓慢静脉注射,2小时后可酌情再给0.2~0.4mg。近期使用过洋地黄药物的患者,应注意洋地黄中毒。对于急性心肌梗死在24小时内不宜使用,重度二尖瓣狭窄患者禁用。

7.平喘

氨茶碱可以解除支气管痉挛,并有一定的正性肌力及扩血管利尿作用。氨茶碱0.25mg加入100mL液体内静脉滴注,但应警惕氨茶碱过量,肝肾功能减退患者、老年人应减量。

(四)护理评估

1.身体评估

评估患者神志、面色,是否有发绀、大汗、肢体湿冷等情况;评估体温、心率、呼吸、血压等生命体征变化情况;评估有无水肿及皮肤、出入量情况;评估患者有无静脉管路及其他引流管;评估患者睡眠及饮食营养状况。

2.病史评估

评估患者呼吸困难的程度、咳嗽、咳痰的情况；评估患者有无急性心衰的诱发因素，如输液过快、入量过多、感染等；评估患者的既往史、家族史、过敏史及相关疾病病史；了解目前治疗用药情况及其效果；评估患者的心理-社会状况，如经济情况、合作程度，有无焦虑、悲观、恐惧情绪等。

3.其他

评估患者自理能力及日常生活能力，发生压疮、跌倒、坠床的风险。

（五）护理措施

1.一般护理

（1）休息：协助患者取坐位，使其双腿下垂，以减少静脉回流。患者烦躁不安时要注意及时拉起床档，防止发生跌倒、坠床。

（2）吸氧：给予高流量吸氧（6～8L/min）。观察患者的神志，防止患者将面罩或鼻导管摘除，必要时予以保护性约束。病情严重使用无创通气的患者，应指导其如何适应呼吸机，不要张嘴呼吸，并预防性使用减压敷料，以防止无创面罩对鼻面部的压伤。如果患者喉部有痰或出现恶心、呕吐时，要及时为患者摘除面罩，清理痰液及呕吐物，避免发生误吸和窒息。

（3）开通静脉通道：迅速开通两条静脉通道，遵医嘱正确给药，观察疗效和不良反应。注意观察穿刺部位皮肤情况，如出现红肿、疼痛，要重新更换穿刺部位，以防止发生静脉炎或药液渗出，必要时协助医生留置中心静脉导管。

（4）皮肤护理：患者发生急性心衰时常采取强迫端坐位，病情允许时可协助患者改变体位，防止发生骶尾部压疮。抢救时由于各种管路以及导线较多，患者改变体位后要及时观察整理，防止其对皮肤造成损害。

2.病情观察

密切观察患者心率、心律、血压、呼吸（频率、节律、深浅度）、血氧饱和度，发现异常时及时通知医生，并记录；观察患者皮肤温湿度、色泽及甲床、口唇的变化；观察患者痰液性状及颜色，使用无创呼吸机的患者鼓励患者咳痰，并及时帮助患者清理痰液；观察并控制患者输液、输血的速度（必要时使用输液泵控制输液速度），避免增加心脏负荷，加重心力衰竭的症状；密切观察并准确记录患者的出入量。

3.用药护理

（1）吗啡：可使患者镇静、减少躁动，同时扩张小血管而减轻心脏负荷。应用时注意观察患者有无呼吸抑制、心动过缓、血压下降等不良反应。

（2）利尿剂：可以有效降低心脏前负荷。应用时严密观察患者尿量，准确记录出入量，根据尿量和症状的改善状况及时通知医生调整药物剂量。

（3）支气管解痉剂：如氨茶碱等。使用时应注意观察患者心率、心律的变化。

（4）血管扩张剂：包括硝普钠、硝酸甘油、乌拉地尔等。可扩张动静脉，使收缩压降低，减轻心脏负荷，缓解呼吸困难。用药期间严格监测患者的血压变化，根据患者的血压变化和血管活性药物使用的剂量调整测量血压的间隔时间，同时做好护理记录。

（5）正性肌力药物：包括洋地黄类、多巴胺、多巴酚丁胺等。可缓解组织低灌注所致的症状,保证重要脏器的血液供应。用药期间注意观察患者心率、心律、血压的变化。

4.心理护理

发生急性心力衰竭时,患者常有恐惧或焦虑的情绪,可导致交感神经系统兴奋性增高,使呼吸困难加重。医护人员在抢救时必须保持镇静,在做各种操作前用简单精炼的语言向患者解释其必要性和配合要点,使其能够更好地接受和配合。操作要熟练、合理分工,使患者产生信任与安全感。避免在患者面前讨论病情,以减少误解。同时,医护人员与患者及家属要保持良好的沟通,提供情感和心理支持。

5.健康宣教

(1)向患者讲解心力衰竭的基本症状和体征,使患者了解可反映心衰加重的一些临床表现,如疲乏加重、运动耐力降低、静息心率增加≥15～20次/分、活动后喘憋加重、水肿(尤其是下肢)重新出现或加重、体重增加等。

(2)嘱咐患者注意下列情况:①避免过度劳累和体力活动,避免情绪激动和精神紧张等。②避免呼吸道感染及其他各种感染。③勿擅自停药、减量,勿擅自加用其他药物,如非甾体类抗炎药、激素、抗心律失常药物等。④应低盐饮食。⑤避免液体摄入过多。

(3)嘱咐患者出现下列情况时应及时就诊:心衰症状加重、持续性血压降低或增高(>130/80mmHg)、心率加快或过缓(≤55次/分)、心脏节律显著改变(从规律转为不规律或从不规律转为规律、出现频繁期前收缩且有症状)等。

第六节 心律失常

一、窦性心律失常

窦性心律失常是一组以窦房结自律性异常和窦房传导障碍为病理基础的快速性和缓慢性心律失常。

(一)临床表现

1.窦性心动过速

成人窦性心律的频率超过100次/分称为窦性心动过速。临床上心慌、乏力、运动耐量下降是常见表现,部分患者可诱发心绞痛,引起或加重心功能不全。

2.窦性心动过缓

成人窦性心律的频率低于60次/分称为窦性心动过缓。生理因素引起者多无明显症状,运动或代谢增强时窦性心律可加快至正常。各种疾病所伴随的窦性心动过缓其临床表现与原发病相关。

3.病态窦房结综合征(SSS)

轻者表现为心慌、心悸、记忆力减退、乏力和运动耐量下降;重者引起心绞痛、少尿、黑蒙、晕厥,晚期可出现心力衰竭、阿-斯综合征,甚至因心脏停搏或继发心室颤动而导致患者死亡。

（二）辅助检查

1.窦性心动过速心电图特点

窦性 P 波的频率＞100 次/分,伴有房室传导或室内传导异常者,P-R 间期可延长或 QRS 波群宽大畸形。

2.窦性心动过缓心电图特点

窦性 P 波的频率＜60 次/分,伴有窦性心律不齐时,P-P 间期不规则,但各 P-P 间期之差小于 0.20 秒。

3.病态窦房结综合征

（1）心电图特点主要包括:

①持续而显著的窦性心动过缓(50 次/分以下)。

②窦性停搏和窦房传导阻滞。

③窦房传导阻滞与房室传导阻滞并存。

④心动过缓-心动过速综合征(慢-快综合征)。

⑤房室交界区性逸搏心律等。

（2）动态心电图:可表现为 24 小时总心跳次数低于 8 万次(严重者低于 5 万次),反复出现大于 2 秒的长间歇。

（三）诊断

1.窦性心动过速

心慌、心悸症状,心率＞100 次/分,心电图表现符合窦性心动过速的特点。

2.窦性心动过缓

静息状态下心率慢于 60 次/分,心电图表现符合窦性心动过缓的特点。

3.病态窦房结综合征

依据症状和特征性的心电图表现,并排除生理因素、药物作用和其他疾病等对窦房结功能的影响,可诊断病态窦房结综合征。

（四）治疗

1.窦性心动过速

控制病因或消除诱因,也可选用 β 受体拮抗剂或钙离子通道阻滞剂。

2.窦性心动过缓

除有效治疗原发病外,还可适当使用 M 受体拮抗剂、β 肾上腺能受体兴奋剂等提高心率。

3.病态窦房结综合征

控制病因,M 受体拮抗剂或 β 肾上腺能受体兴奋剂药物治疗以及心脏起搏治疗。

二、房性心律失常

房性心律失常主要包括房性期前收缩、房性心动过速、心房扑动及心房颤动,是常见的快速性心律失常。

（一）临床表现

1.房性期前收缩

部分患者无明显症状,频发者胸闷、心悸、心慌是其常见症状。心脏听诊可闻及心律不齐,提前出现的心搏伴有第一心音增强,之后可出现代偿间歇。

2.房性心动过速

房性心动过速简称房速,患者可有阵发性心悸、胸闷,发作呈短暂、间歇或持续性。严重者可引起心绞痛,诱发或加重心功能不全。

3.心房扑动

心房扑动简称房扑,其临床表现取决于房扑持续时间和心室率快慢,以及是否存在器质性心脏病。房扑心室率不快时,患者可无症状;房扑伴极快的心室率,并存器质性心脏病时可诱发心绞痛与心力衰竭。

4.心房颤动

心房颤动简称房颤,其临床表现与其发作的类型、心室率快慢、心脏结构和功能状态,以及是否形成心房附壁血栓有关。心房颤动症状的轻重受心室率快慢的影响。心室率不快时可无症状,但多数患者有心悸、胸闷,心室率超过 150 次/分时可诱发心绞痛或心力衰竭。房颤合并体循环栓塞的危险性甚大,栓子来自左心房,多在左心耳部。二尖瓣狭窄或二尖瓣脱垂合并房颤时,脑栓塞的发生率更高。心脏听诊第一心音强弱不等、心律绝对不齐、常有脉搏短绌。

(二)辅助检查

1.房性期前收缩心电图特点(图 1-1)

(1)房性期前收缩的 P 波提前发生,与窦性 P 波形态不同。

(2)其后多见不完全性代偿间歇。

(3)下传的 QRS 波群形态通常正常,少数房早未下传则无 QRS 波群发生,伴差异性传导则出现宽大畸形的 QRS 波群。

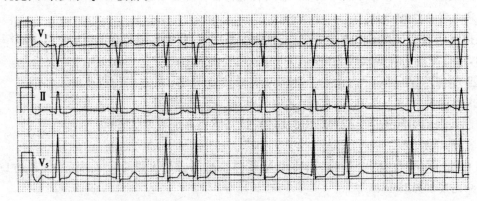

图 1-1　房性期前收缩

2.房性心动过速心电图特点(图 1-2)

房速 P 波的形态异于窦性 P 波,频率多为 150～200 次/分,常出现二度 Ⅰ 型或 Ⅱ 型房室传导阻滞,P 波之间的等电线仍存在,刺激迷走神经不能终止心动过速,仅加重房室传导阻滞,发作开始时心率逐渐加速。

3.心房扑动心电图特点(图 1-3)

(1)典型房扑心电图表现为窦性 P 波消失,代之以振幅、间期较恒定的房扑波,频率为 250～350 次/分,多数患者为 300 次/分左右,房扑波首尾相连,呈锯齿状,房扑波之间无等电位线。

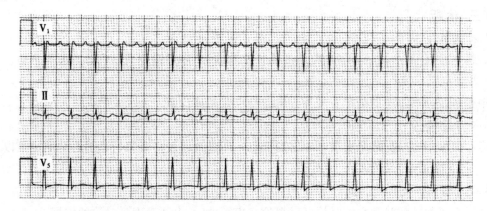

图 1-2　房性心动过速

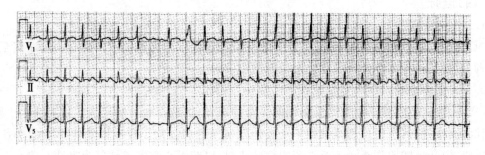

图 1-3　典型心房扑动

（2）心室律规则或不规则,取决于房室传导是否恒定,不规则的心室律系由于传导比率发生变化所致。

（3）QRS 波群形态正常,伴有室内差异传导或原有束支传导阻滞者 QRS 波群可增宽、形态异常。

4.心房颤动心电图特点(图 1-4)

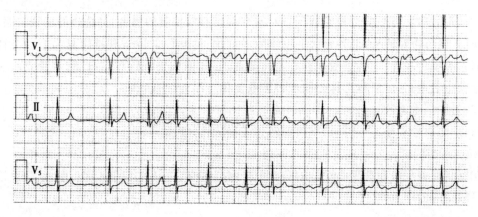

图 1-4　心房颤动

（1）P 波消失,代之以大小不等、形态不一、间隔不匀的 f 波,频率为 350～600 次/分。

（2）心室率通常在 100～160 次/分,心室律极不规则。

(3)QRS 波群形态一般正常,当心室率过快,伴有室内差异性传导时 QRS 波群增宽变形。

(三)诊断

1.房性期前收缩

心慌、心悸伴有心跳停顿者应疑诊为房性期前收缩,心电图表现是确诊的可靠依据。

2.房性心动过速

根据房性心动过速的临床表现和心电图特点可明确诊断。

3.心房扑动

房扑的诊断应根据临床表现和心电图特点。部分短阵发作者需行动态心电图记录以协助诊断。

4.心房颤动

根据心房颤动症状和心脏听诊可以拟诊心房颤动,心电图表现是确诊的依据。

(四)治疗

1.房性期前收缩

应重视病因治疗和消除诱因,症状明显、房性期前收缩较多或诱发房性心动过速甚至心房颤动者,可使用Ⅰ类或Ⅲ类抗心律失常药物治疗。

2.房性心动过速

(1)房速发作期:对于心脏结构和功能正常的患者,可选择胺碘酮或普罗帕酮静脉注射,继之静脉滴注维持治疗,也可选择维拉帕米或地尔硫䓬静脉注射。伴有心功能不全的房速或多源性房速,应选择胺碘酮或洋地黄类药物静脉注射,以减慢心室率或转复为窦性心律。

(2)预防房速复发:在病因治疗和消除诱因的基础上,对房速发作频繁的患者,可选择Ⅰa类、Ⅰc类、Ⅲ类或Ⅳ类抗心律失常药物口服治疗。

(3)射频消融治疗。

3.心房扑动

(1)控制心室率:对并发心功能不全的患者应选择洋地黄类药物来控制心室率和改善心功能。

(2)转复窦性心律:病情稳定或房扑心室率得到有效控制的患者,可选择静脉或口服Ⅲ类、Ⅰa和Ⅰc类药物来转复,Ⅲ类药物中胺碘酮最常用,静脉注射伊布利特转复为窦性心律成功率较高。对于房扑 1∶1 传导或并存心室预激者,心室率极快,易引起急性肺水肿或心源性休克而危及患者生命,此时首选体外同步心脏电复律。

(3)射频消融治疗。

(4)预防血栓栓塞:可选择口服阿司匹林或华法林预防。

4.心房颤动

在控制相关疾病和改善心功能的基础上控制心室率、转复和维持窦性心律、预防血栓栓塞是心房颤动的治疗原则。

三、房室交界性心律失常

房室交界性心律失常包括房室交界区性期前收缩(交界早)、房室交界区性逸搏与逸搏心律、非阵发性房室交界区性心动过速、与房室交界区相关的折返性心动过速、预激综合征。与房室交界区相关的折返性心动过速或称为阵发性室上性心动过速（PSVT），简称室上速。室上速由折返机制引起者多见，以房室结内折返性心动过速最常见。室上速常无器质性心脏病表现，不同性别及年龄均可发病。

（一）心电图特征

①心率150～250次/分，节律规则；②QRS波形态与时限正常，如发生室内差异性传导，QRS波时间与形态异常；③P波为逆行性，常埋于QRS波内或位于其终末部分，且两者保持固定关系；④起始突然，通常由一个房性期前收缩触发，其下传的P-R间期显著延长，随之出现心动过速发作。

（二）临床表现

心动过速发作呈突然发生与终止，持续时间长短不一。患者可有心悸、胸闷、焦虑、头晕，少数有晕厥、心绞痛等，症状轻重取决于发作时心室率的快速程度及持续时间，亦与原发病严重程度有关。体检心尖区第一心音强度恒定，心律绝对规则。

（三）治疗

1.急性发作期

根据患者的基础心脏情况，既往发作史，对心动过速耐受程度进行适当处理以终止发作。

(1)刺激迷走神经：如患者心功能正常，可先尝试刺激迷走神经的方法：①诱导恶心、冰水敷面；②Valsalva动作（深吸气后屏气，再用力呼气的动作）；③按摩一侧颈动脉窦或压迫一侧眼球（青光眼或高度近视者禁用）5～10秒。可终止心动过速的发作，但停止刺激后有时又恢复原来的心率。

(2)药物治疗：①腺苷及钙通道阻滞剂：首选腺苷6～12mg快速静推，起效迅速。无效者可改用维拉帕米治疗，低血压或心力衰竭者不应选用钙拮抗剂。②洋地黄与β受体阻滞剂：房室结折返性心动过速伴心功能不全时首选洋地黄，其他患者已少用此药。β受体阻滞剂也能终止发作，但应注意禁忌证，如避免用于失代偿的心力衰竭、支气管哮喘患者。③其他：可选用普罗帕酮1～2mg/kg静脉注射。

(3)非药物治疗：食管心房调搏术亦可有效终止发作。直流电复律可用于患者发作时伴有严重心绞痛、低血压、充血性心力衰竭表现。

2.预防复发

(1)射频消融术可有效根治心动过速，应优先考虑使用。

(2)药物可选用洋地黄、钙通道阻滞剂及β受体阻滞剂。

四、室性心律失常

室性心律失常主要包括室性期前收缩、室性心动过速、心室扑动与颤动。由于室性心律失常易导致心肌收缩不协调等，相对而言对机体所造成的危害更大。

（一）室性期前收缩

室性期前收缩也称室性早搏，简称室早，是最常见的心律失常，为提早出现的、源于窦房结以外心室任何部位的异位心律。

1.病因

正常人与各种心脏病患者均可发生室早。正常人发生室早的机会随年龄增长而增加,心肌缺血缺氧、麻醉、心肌炎等亦可发生室早。洋地黄等中毒发生严重心律失常前,常先有室早出现。另外,电解质紊乱、焦虑、过量烟酒及咖啡可为室早的诱因。

2.心电图特征

①提前发生的宽大畸形的 QRS 波群,时限>0.12 秒,其前无 P 波,ST-T 波与主波方向相反;②其后有完全性代偿间歇,即包含室性期前收缩在内的、前后两个下传的窦性 RR 间期,等于两个窦性 RR 间期。二联律是指每个窦性搏动后跟随一个室早;三联律是每两个正常搏动后跟随一个室早。连续两个室早称为成对室早。同一导联内室早形态相同者为单形性室早;形态不同者为多形性或多源性室早。室性期前收缩的 QRS 波群起始部落在前面的 T 波上,称为"RonT"现象。

3.临床表现

患者可无症状或有心悸、心前区不适和乏力等。听诊时,室早的第二心音减弱或听不到,第一心音后出现较长的停顿。患者是否有症状及症状的严重程度与期前收缩的频发程度常常不直接相关。频发性、成对出现、多源性、RonT 现象的室性期前收缩,因有进一步发展为室速甚至室颤的可能,又称为危险性室性期前收缩,应引起重视。

4.治疗

应考虑有无器质性心脏病,是否影响心排血量以及发展为严重心律失常的可能性来决定治疗原则。

(1)无器质性心脏病:如无明显症状常无需用药治疗。如症状明显,宜做好解释,说明良性预后,消除顾虑;避免诱因如情绪紧张、劳累、吸烟、咖啡等。药物可选用镇静剂、β受体阻滞剂、普罗帕酮、美西律等。

(2)急性心肌缺血:急性心梗初期一旦出现室早与室性心动过速,应立即静脉使用利多卡因,以防室颤发生;若患者发生窦性心动过速与室早,早期应用 β受体阻滞剂也可能减少室颤的危险。但室颤与室早之间并无必然联系,无需预防性使用抗心律失常药。

(3)慢性心脏病变:心肌梗死后与心肌病患者常伴室早,若无禁忌证,可用 β受体阻滞剂或胺碘酮治疗。

(二)室性心动过速

室性心动过速简称室速。

室速常发生于各种器质性心脏病患者,最常见的是冠心病急性心肌梗死。发作时间稍长,则常出现严重血流动力学的改变,心脑器官供血不足明显,因此,临床上都表现较为紧急,是心血管病常见急症之一。

1.心电图特征

①3 个或 3 个以上的室性期前收缩连续出现;②QRS 波群宽大畸形,时限>0.12 秒,ST-T波与 QRS 主波方向相反;③心室率通常 100~250 次/分,节律规则或略不规则;④心房波与QRS 无固定关系,形成房室分离,可有心室夺获和室性融合波;⑤发作通常突然开始。

2.临床表现

临床症状的轻重与室速发作时的心室率、持续时间、基础心脏病变和心功能状况有关。发作时间<30 秒、能自行终止的非持续性室速的患者常无症状。持续性室速(发作时间>30 秒，需药物或电复律方能终止)常伴血流动力学障碍和心肌缺血，患者可有血压下降、少尿、晕厥、心绞痛等症状。听诊时心率轻度不规则，第一、二心音分裂。

3.治疗

治疗原则为有器质性心脏病或有明确诱因者首先给予针对性治疗；无器质性心脏病者发生非持续性室速，如无症状或无血流动力学障碍，处理原则同室早。持续性室速发作者，无论有无器质性心脏病，都应给予治疗。兴奋迷走神经的方式大多不能终止室速的发作。

(1)急性发作期的处理：急性发作期的处理原则为终止室速发作。

①同步直流电复律：已出现低血压、休克、心绞痛、充血性心力衰竭或脑血流灌注不良等症状，应首选迅速施行电复律，但洋地黄中毒引起者不宜用电复律。

②药物治疗：血流动力学尚稳定时，可先用抗心律失常药物治疗，无效再行电复律。首选利多卡因，其他药物可选用：普罗帕酮、胺碘酮、普鲁卡因胺等。

(2)预防复发：治疗原则包括治疗基础疾病和消除诱因、抗心律失常药物治疗(如β受体阻滞剂、胺碘酮、普罗帕酮等)、外科治疗、射频消融治疗及植入式心脏复律除颤仪(IDC)治疗等。

(三)心室扑动与心室颤动

心室扑动与心室颤动简称室扑与室颤，是致命性的心律失常，如不治疗 3～5 分钟内可致命。室扑是室颤的前奏，室颤是导致心源性猝死的常见心律失常，也是临终前循环衰竭的心律改变。引起室扑与室颤的常见原因是缺血性心脏病，如冠心病、心肌病、瓣膜病；另外，抗心律失常药特别是引起长 QT 间期延长的药物如奎尼丁、严重缺血缺氧、预激综合征合并房颤等亦可引起室扑或室颤。

1.心电图特征

室扑：无正常的 QRS-T 波群，代之以连续快速的正弦波图形，波幅大而规则，频率为150～300 次/分。

室颤：出现波形、振幅及频率均极不规则的低小波(<0.2mv)，无法辨别 QRS-T 波群，频率达 200～500 次/分。

2.临床表现

包括抽搐、意识丧失、呼吸停顿甚至死亡。听诊心音消失，测不到脉搏及血压。无泵衰竭或心源性休克的急性心肌梗死患者出现的原发性室颤，预后较佳，抢救成功率较高，复发很低。反之，非伴随急性心梗的室颤，一年内复发率高达 20%～30%。

3.治疗

应争分夺秒进行抢救，尽快恢复有效心室收缩。

五、房室传导阻滞

房室传导阻滞是指由于生理或病理的原因，窦房结的冲动经心房传至心室的过程中，房室交界区出现部分或完全的传导阻滞。按阻滞的严重程度可将传导阻滞分三度:一度、二度为不完全性房室传导阻滞。三度为完全性传导阻滞,所有冲动都不能传导至心室。

(一)病因

1.正常人或运动员可发生莫氏 I 型(文氏型)房室阻滞,夜间多见,与迷走神经张力增高有关。

2.器质性心脏病:是房室传导阻滞最常见的病因,如高血压性心脏病、冠心病、心脏瓣膜病。

3.其他:心脏手术、电解质紊乱、药物中毒、甲状腺功能低下等都是房室阻滞的病因。

(二)心电图特征

1.一度房室传导阻滞

一度房室传导阻滞仅有房室传导时间的延长,时间>0.20 秒,无 QRS 波群脱落。

2.二度房室传导阻滞

(1) I 型:又名文氏阻滞,较常见,极少发展为三度房室传导阻滞。心电图表现为:①P-R 间期进行性延长,直至一个 P 波受阻不能下传心室;②包含受阻 P 波在内的 R-R 间期小于正常窦性 P-P 间期的两倍。③QRS 波群大多正常。最常见的房室传导比例为 3:3 或 5:4。

(2) II 型:又称莫氏现象,易转变成三度房室传导阻滞。心电图特征为:①下传的搏动中,P-R 间期固定不变,时限可正常亦可延长;②有间歇性 QRS 波群脱落,常呈 2:1 或 3:1;③QRS 波形态正常,则阻滞可能位于房室结内。

PR 间期逐渐延长,直至 P 波后的 QRS 波脱落,出现长间歇,为文氏型传导阻滞。P 波规律出现,PR 间期固定,P 波与 QRS 波之比为 2:1～3:2,为莫氏 II 型房室传导阻滞。

3.三度房室传导阻滞

心电图特征为:①心房和心室的激动各自独立,互不相关;②心房率快于心室率,心房冲动来自窦房结或异位心房节律;③心室起搏点通常在阻滞部位以下,如为希氏束及其近邻,则频率 40～60 次/分,QRS 波正常;如位于室内传导系统的远端,则心室率在 40 次/分以下,QRS 波增宽。

(三)临床表现

一度房室传导阻滞的患者常无症状。二度房室传导阻滞可有心悸,也可无症状。三度房室阻滞的症状取决于心室率快慢与原发病变,可有疲倦、乏力、头晕,甚至晕厥、心肌缺血和心力衰竭的表现。突发的三度房室传导阻滞常因心室率过慢导致急性脑缺血,患者可出现意识丧失、甚至抽搐等症状,称为阿-斯综合征,严重者可发生猝死。

听诊时,一度房室传导阻滞可有第一心音减弱;二度房室传导阻滞文氏型可有第一心音逐渐减弱,并有心搏脱落;莫氏型有间歇性心搏脱落,但第一心音强度恒定。三度房室传导阻滞的第一心音强度经常变化,可闻及大炮音,心率多在 40～60 次/分,伴有低血压。

(四)治疗

针对不同病因、不同阻滞程度及症状轻重进行不同的治疗。

1.一度与二度 I 型房室阻滞

心室率不太慢,故无需特殊治疗。

2.二度Ⅱ型与三度房室阻滞

心室率显著减慢,伴有明显症状与血流动力学障碍,甚至出现阿-斯综合征,应及时提高心室率。

(1)药物治疗:阿托品(0.5～2.0mg,静脉注射),适用于房室结阻滞的患者。异丙肾上腺素(1～4μg/min,静脉滴注)适用于任何部位的房室阻滞,但急性心肌梗死患者易产生严重室性心律失常,故此类患者应慎用。上述药物不应长期使用。

(2)心脏起搏治疗:心室率低于40次/分,症状严重,特别是有阿-斯综合征发作者,应首选临时或埋藏式心脏起搏治疗。

六、护理诊断

1.活动无耐力与严重心律失常导致心排血量减少有关。

2.恐惧与心律失常反复发作引起的心悸、心跳停跳感有关。

3.有受伤的危险与心律失常引起的头晕或晕厥有关。

4.潜在并发症:心绞痛、阿斯综合征、猝死。

七、护理措施

(一)病情观察

1.监测生命体征

心律失常多发生突然,变化迅速,严重者可诱发休克、心绞痛、心肌梗死,甚至导致患者猝死,故应密切观察病情变化。①仔细检查心率和节律:对于房颤患者,应同时测量心率和脉搏。②密切监测血压变化:严重心律失常可致心源性休克,如患者收缩压低于80mmHg,脉压小于20mmHg,脉搏细速,面色苍白,四肢发凉、青紫,烦躁,尿少等,应按休克处理。③密切观察是否发生室颤及停搏:一旦发现患者意识丧失、抽搐、心音及大动脉搏动消失、血压测不到、呼吸停止等表现,应立即进行CPR抢救,进行心脏按压、人工呼吸等。

2.熟悉心电监护性能

对严重心律失常患者进行心电监护,密切关注是否存在危险的先兆,如频发的、多源性、成联律的室性期前收缩,RonT现象,阵发性室上性心动过速,二度Ⅱ型房室传导阻滞;是否存在随时有猝死危险的严重心律失常,如室性心动过速、心室颤动、三度房室传导阻滞等。一旦发现,应及时报告医师,做出紧急处理。

(二)生活护理

1.充分休息

①保持环境安静,限制探视,减少不良刺激。②保证患者充足的休息时间和睡眠,严重心律失常患者应绝对卧床休息,减少心肌耗氧量和交感神经兴奋性;对无器质性心脏病的心律失常患者,应鼓励其正常工作和生活,但应避免过劳。③患者外出或上厕所时应有人陪伴、扶持,以防止患者摔倒、受伤。

2.减少诱因

①保持大便通畅。②戒烟、限酒,不饮浓茶、咖啡等兴奋饮料。③给予高维生素、高蛋白、

低脂、低钠饮食,不宜过饱。

(三)用药护理

1.遵医嘱使用抗心律失常药物

严格掌握其适应证,并密切观察心律变化,监测电解质。口服药物要定时定量,静脉给药要注意浓度及速度,如腺苷需弹丸式快速注射,避免失效,其他多数抗心律失常药需要缓慢注射。

2.密切观察药物疗效及副作用

用药后要观察患者的心率、节律、脉搏、血压及药物不良反应。因抗心律失常药物一般都有致心律失常作用,因此用药后需密切观察是否出现新的心律失常或原有心律失常加重。常用抗心律失常药物的副作用如下:①利多卡因如剂量过大,可引起头晕、眩晕、意识模糊、抽搐和呼吸抑制、心脏停搏等,静脉注射 1 小时内的总量不得超过 300mg。②苯妥英钠用药期间应注意白细胞变化。此外静注时勿将药物注射到皮下,以免组织坏死。③胺碘酮致心律失常很少发生,偶可致心动过缓;最严重的副作用是肺纤维化,需定期查胸片;可致转氨酶升高,定期查肝功能;因含碘,长期应用应定期查甲状腺功能。④维拉帕米可致血压下降、心动过缓等。

(四)备好急救药物和设备

1.一旦发生严重心律失常,立即吸氧;快速建立至少两条静脉通道;准备好急救药物(如苯妥英钠、利多卡因、阿托品、异丙肾上腺素等)及除颤器、临时起搏器等。

2.当阵发性室上速、持续性室性心动过速、心房颤动等导致血压降低、心衰、休克等发生且药物使用无效时,尽快协助医生实施同步电复律。

3.对发生室颤者,即使当时无医师在场,护士也应立即使用除颤器为患者施行非同步直流电除颤或胸外心脏按压。

4.窦性停搏、二度Ⅱ型传导阻滞和三度传导阻滞出现严重的循环障碍时,协助医生做好安置临时起搏器的准备。

(五)心理护理

鼓励患者说出自己的心理感受,给予耐心的解释、安慰,消除患者的焦虑与恐惧心理;加强床边巡视,以增加患者的安全感。

八、健康指导

1.积极防治原发疾病,避免各种诱因如发热、疼痛、寒冷、饮食不当等,向患者及家属讲解心律失常的基本知识,重点是病因、诱因及预防知识。

2.适当地休息与活动,注意生活规律、情绪稳定、劳逸结合,戒烟、酒、咖啡、浓茶。

3.指导患者选择高蛋白、高维生素饮食,多食蔬菜、水果、低脂、低盐饮食,少量多餐,避免饱食、刺激性饮料、吸烟、酗酒等因素,保持大便通畅。

4.指导患者及家属的应急措施,如教会家属 CPR,告知阵发性室上速患者物理兴奋迷走神经的方法。

5.教会患者自测脉搏和听心律的方法,每天至少 1 次,每次 1 分钟,向患者及家属阐明按医嘱服药的重要性,让患者认识到服药的重要性,不可自行减量或撤换药,如有不良反应要及时就医。高危的慢性房颤的患者应坚持服用抗凝药物,观察有无出血的副作用。

6.注意安全。有晕厥史的患者应避免从事高危险性工作,安装起搏器患者应随身携带诊断卡及急救药物。

第七节　冠状动脉粥样硬化性心脏病

一、心绞痛

心绞痛临床分型分为稳定型心绞痛和不稳定型心绞痛。稳定型心绞痛是指在冠状动脉粥样硬化的基础上,由于心肌负荷增加,发生冠状动脉供血不足,导致心肌急剧暂时的缺血、缺氧所引起的临床综合征。

(一)病因与发病机制

当冠状动脉的供血与心肌需血量之间发生矛盾时,冠状动脉血流量不能满足心肌细胞代谢需要,造成心肌暂时的出现缺血、缺氧,心肌在缺血、缺氧情况下产生的代谢产物,刺激心脏内的传入神经末梢,经1～5胸交感神经节和相应的脊髓段,传入大脑,在与自主神经进入水平相同脊髓段的脊神经所分布的区域,即胸骨后、胸骨下段、上腹部、左肩、左臂前内侧与小指,产生疼痛感觉。由于心绞痛不是躯体神经传入,因此不能准确定位,常不是锐痛。

正常心肌耗氧的多少主要取决于心肌张力、心肌收缩强度、心率,因此常用"心率×收缩压",作为评估心肌耗氧的指标。心肌能量的产生需要心肌细胞将血液中大量的氧摄入,因此,当氧供需增加的时候,就难从血液中摄入更多的氧,只能增加冠状动脉的血流量提供。在正常情况下,冠状动脉血流量是随机体生理需要而变化,在剧烈体力活动、缺氧等情况时,冠状动脉就要扩张,使血流量增加,满足机体需要。

当冠状动脉粥样硬化所致的冠脉管腔狭窄和(或)部分分支闭塞时,冠状动脉扩张能力减弱,血流量减少,对心肌供血处于相对固定状态,一般休息状态可以无症状。当心脏负荷突然增加时,如劳累、情绪激动等,使心肌张力增加、心肌收缩力增加、心率增快,都可以引起心肌耗氧量增加,冠脉不能相应扩张以满足心肌需血量,引起心绞痛发作。另外如主动脉瓣膜病变、严重贫血、肥厚型心肌病等,由于血液携带氧的能力降低或是肥厚的心肌使心肌耗氧增加或是心排血量过低/舒张压过低,均可造成心肌氧的供需失衡,心肌缺血缺氧,引发心绞痛。各种原因引起冠状动脉痉挛,不能满足心肌需血量,亦可引发心绞痛。

稳定型心绞痛常发生于劳累、激动的当时,典型心绞痛在相似的情况下可重复出现,但是同样的诱因情况,可以只是在早晨而不在下午出现心绞痛,提示与早晨交感神经兴奋性增高等昼夜节律变化有关。当发作的规律有变化或诱因强度降低仍诱发心绞痛发作,常提示患者发生不稳定型心绞痛。

(二)临床表现

1.症状

阵发性胸痛或心前区不适是典型心绞痛的特点。

（1）疼痛部位：胸骨体中上段、胸骨后可波及心前区，甚至整个前胸，边界表达不清。可放射至左肩、左臂内侧，甚至可达左手环指和小指，也可向上放射至颈、咽部和下颊部，也可放射至上腹部甚至下腹部。

（2）疼痛性质：常为压迫感、发闷、紧缩感也可为烧灼感，偶可伴有濒死、恐惧感。患者可因疼痛而被迫停止原来的活动，直至症状缓解。

（3）持续时间：多在 1～5 分钟，一般不超过 15 分钟。

（4）缓解方式：休息或含服硝酸甘油后几分钟内缓解。

（5）发作频率：发作频率固定，可数天或数星期发作 1 次，也可 1 天内多次发作。

（6）诱发因素：有体力劳动、情绪激动、饱餐、寒冷、吸烟、休克等情况。

2.体征

发作时可有心率增快，暂时血压升高。有时出现第四或第三心音奔马律。也可有心尖部暂时性收缩期杂音，出现交替脉。

（三）实验室检查

1.心电图检查

心电图检查是发现心肌缺血、诊断心绞痛最常用的检查方法。

（1）静息心电图检查：缓解期可无任何表现。心绞痛发作期特征性的心电图可见 ST 段压低 $>0.1mV$，T 波低平或倒置，ST 段改变比 T 波改变更具有特异性。少部分患者发作时原来低平、倒置的 T 波变为直立，也可以诊断心肌缺血。T 波改变对于心肌缺血诊断特异性不如 ST 段改变，但发作时的心电图与发作前的心电图进行比较有明显差别，而且发作之后心电图有所恢复，也是具有诊断意义。

部分患者发作时可出现各种心律失常，最常见的是左束支传导阻滞和左前分支传导阻滞。

（2）心电图负荷试验：心电图负荷试验最常用的运动负荷试验。心绞痛患者在运动中出现典型心绞痛，心电图有 ST 段水平型或下斜型压低 $\geqslant0.1mV$，持续 2 分钟即为运动负荷试验阳性。

2.超声心动图

缓解期可无异常表现，心绞痛发作时可发现节段性室壁运动异常，可有一过性心室收缩、舒张功能障碍的表现。

超声心动图负荷试验是诊断冠心病的方法之一，敏感性和特异性高于心电图负荷试验，可以识别心肌缺血的范围和程度。

3.放射性核素检查

^{201}Tl（铊）-静息和负荷心肌灌注显像，在静息状态可以见到心肌梗死后瘢痕部位的铊灌注缺损的显像。负荷心肌灌注显像是在运动诱发心肌缺血时，显示出冠状动脉供血不足而导致的灌注缺损。

4.冠状动脉造影

冠状动脉造影目前是诊断冠心病的金标准。可发现冠脉系统病变的范围和程度，当管腔直径缩小于 70%～75% 以上时，将严重影响心肌供血。

（四）治疗原则

心绞痛治疗的主要目的是，一是预防心肌梗死及猝死，改善预后，二是减轻症状，提高生活质量。

1.心绞痛发作期治疗

（1）休息：发作时立刻休息，一般在停止活动后3～5分钟症状即可消失。

（2）应用硝酸酯类药物：硝酸酯类药物是最有效、作用最快终止心绞痛发作的药物，如舌下含化硝酸甘油0.3～0.6mg，1～2分钟开始起效，作用持续30分钟左右或舌下含化硝酸异山梨醇酯5～10mg，2～5分钟起效，作用持续2～3小时。

2.缓解期治疗

（1）祛除诱因：尽量避免已确知的诱发因素，保持体力活动，调整活动量，避免过度劳累；保持平和心态，避免心情紧张、情绪激动；调整饮食结构，严禁烟酒，避免饱餐。

控制血压，将血压控制在130/80mmHg以下；改善生活方式，控制体重；积极治疗糖尿病，将糖化血红蛋白控制在≤7%。

（2）应用硝酸酯制剂：硝酸酯制剂可以扩张容量血管，减少静脉回流，同时对动脉也有轻度扩张，降低心脏后负荷，进而降低心肌耗氧量。硝酸酯制剂可以扩张冠状动脉，增加心肌供血，改善需血氧与供血氧的矛盾，缓解心绞痛症状。

①硝酸甘油：舌下含服，起效快，常用于缓解心绞痛发作。

②硝酸甘油气雾剂：也常可用于缓解心绞痛发作，作用方式如同舌下含片。

③2%硝酸甘油贴剂：适用于预防心绞痛发作，贴在胸前或上臂皮肤，缓慢吸收。

④二硝酸异山梨醇酯：二硝酸异山梨醇酯口服3/天，每次5～20mg，服用后半小时起效，作用维持3～5小时。舌下含服2～5分钟起效，每次可用5～10mg，维持时间为2～3小时。

硝酸酯制剂不良反应有头晕、头部跳痛感、面红、心悸等，静脉给药还可有血压下降。硝酸酯制剂持续应用可以产生耐药性。

（3）应β受体阻滞药：β受体阻滞药是冠心病二级预防的首选药，应终身服用。如普萘洛尔、阿替洛尔、美托洛尔等。使用剂量应个体化，在治疗过程中以清醒时静息心率不低于50次/分为宜。从小剂量开始，逐渐增加剂量，以达到缓解症状，改善预后目的。如果必须停药应逐渐减量，避免突然停药引起症状反跳，甚至诱发急性心肌梗死。对于心动过缓、房室传导阻滞患者不宜使用。慢性阻塞性肺部疾患、支气管哮喘、心力衰竭、外周血管病患者均应慎用。

（4）应用钙离子拮抗药：钙离子拮抗药抑制心肌收缩，扩张周围血管，降低动脉压，降低心脏后负荷，减少心肌耗氧量。还可以扩张冠状动脉，缓解冠状动脉痉挛，改善心内膜下心肌的供血。临床常用制剂有硝苯地平、地尔硫草等。

常见不良反应有胫前水肿、面色潮红、头痛、便秘、嗜睡、心动过缓、房室传导阻滞等。

（5）应用抑制血小板聚集的药物：冠状动脉内血栓形成是急性冠心病事件发生的主要特点，抑制血小板动能对于预防事件、降低心血管死亡具有重要意义。临床常用肠溶阿司匹林75～150mg/d，主要不良反应是胃肠道症状，严重程度与药物剂量有关，引发消化道出血的年发生率为1‰～2‰。如有消化道症状不能耐受、过敏、出血等情况，可应用氯吡格雷和质子泵抑制药如奥美拉唑,替代阿司匹林。

(五)护理措施

1.一般护理

发作时应立即休息,同时舌下含服硝酸甘油。缓解期可适当活动,避免剧烈运动,保持情绪稳定。秋、冬季外出应注意保暖。对吸烟患者应鼓励戒烟,以免加重心肌缺氧。

2.病情观察

了解患者发生心绞痛的诱因,发作时疼痛的部位、性质、持续时间、缓解方式、伴随症状等。发作时应尽可能描记心电图,以明确心肌供血情况。如症状变化应警惕急性心肌梗死的发生。

3.用药护理

应用硝酸甘油时,嘱咐患者舌下含服或嚼碎后含服,应在舌下保留一些唾液,以利药物迅速溶解而吸收。含药后应平卧,以防低血压的发生。服用硝酸酯类药物后常有头胀、面红、头晕、心悸等血管扩张的表现,一般持续用药数天后可自行好转。对于心绞痛发作频繁或含服硝酸甘油效果不好的患者,可静脉滴注硝酸甘油,但注意滴速,需监测血压、心率变化,以免造成血压降低。注意青光眼、低血压禁忌。

4.饮食护理

给予低热量、低脂肪、低胆固醇、少糖、少盐、适量蛋白质、丰富的维生素饮食,宜少食多餐,不饮浓茶、咖啡,避免辛辣刺激性食物。

5.健康指导

(1)饮食指导:告诉患者宜摄入低热量、低动物脂肪、低胆固醇、少糖、少盐、适量蛋白质食物,饮食中应有适量的纤维素和丰富的维生素,宜少食多餐,不宜过饱,不饮浓茶,咖啡,避免辛辣刺激性食物。肥胖者控制体重。

(2)预防疼痛:寒冷可使冠脉收缩,加重心肌缺血,故冬季外出应注意保暖。告诉患者洗澡不要在饱餐或饥饿时进行,洗澡水温不要过冷或过热,时间不宜过长,不要锁门,以防意外。有吸烟习惯的患者应戒烟,因为吸烟产生的一氧化碳影响氧合,加重心肌缺氧,引发心绞痛。

(3)活动与休息:合理安排活动和休息缓解期可适当活动,但应避免剧烈运动(如快速登楼、追赶汽车),保持情绪稳定,避免过劳。

(4)定期复查:定期检查心电图、血脂、血糖情况,积极治疗高血压、控制血糖和血脂。如出现不适疼痛加重,用药效果不好,应到医院就诊。

(5)按医嘱服药:平时要随身携带保健药盒(内有保存在深色瓶中的硝酸甘油等药物)以备急用,并注意定期更换。学会自我监测药物的不良反应,自测脉率、血压,密切观察心率血压变化,如发现心动过缓应到医院调整药物。

二、心肌梗死

心肌梗死(MI)是心肌的缺血性坏死,指在冠状动脉粥样硬化基础上,冠状动脉内继发血栓形成,导致冠状动脉供血急剧减少或中断,使相应部位的心肌严重而持久地缺血,导致心肌坏死。临床表现为剧烈而持久的胸骨后疼痛,发热,白细胞计数和血清心肌坏死标记物增高,特征性心电图改变,并可出现严重心律失常、心源性休克和心力衰竭等。它是急性冠脉综合征(ACS)的严重类型。

(一)病因及发病机制

心肌梗死的基本病因是冠状动脉粥样硬化。当冠脉动脉管腔严重狭窄＞75％,而侧支循环尚未充分建立时,一旦因继发血栓形成,血液供应急剧减少或中断,使心肌严重而持久的急性缺血20～30分钟以上,即可发生心肌梗死。

(二)临床表现

1.先兆症状

约有半数以上的患者在发病前数日至数周出现乏力、胸部不适以及活动时心悸、气促、心绞痛等症状。其中以新发心绞痛或恶化型心绞痛最突出。此时心电图呈明显缺血性改变。如发现不稳定心绞痛先兆并及时住院处理,可使部分患者避免发生心肌梗死。

2.症状

(1)疼痛:这是最早、最为突出的表现。其部位、性质及放射大多与心绞痛相似,但程度更重,患者常有濒死感、烦躁不安、大汗淋漓。时间长达数小时或数天,服用硝酸甘油及休息后,疼痛不能缓解。常发生于清晨或安静时,多数诱因不明显。少数患者疼痛可向颈部、上腹部、背部等处放射。个别心肌梗死患者可无疼痛,开始即表现为心功能衰竭或休克。

(2)全身表现:有发热、心动过速、白细胞增高和血沉增快等,一般在疼痛发生后24～48小时出现,由心肌坏死组织吸收所致。

(3)胃肠道症状:疼痛剧烈时有恶心、呕吐和上腹部胀痛感,与迷走神经受坏死心肌刺激和心排血量降低使组织缺氧有关。

(4)早期严重并发症

①心律失常:绝大多数患者并发有心律失常,多发生在发病1～2天内,尤以24小时内发生率最高。前壁心肌梗死易发生室性心律失常,以室性期前收缩最多见,特别是成对的、频发的、多源的或呈RonT现象的室早及短暂的、阵发性室速,多为心室颤动的先兆。下壁心肌梗死易发生房室传导阻滞。

②低血压和休克:因心肌广泛性坏死,心排血量急剧下降所致。疼痛时血压下降,若疼痛缓解而收缩压仍低于80mmHg,患者表现为面色苍白、血压下降、脉搏细速、大汗淋漓、烦躁不安、皮肤湿冷、尿量减少、神志迟钝,则为休克表现。如无其他原因,应考虑心源性休克。

③心力衰竭:绝大多数为急性左心衰,重者出现急性肺水肿。右心室心肌梗死者可能出现右心衰的表现,伴血压下降。

3.体征

(1)血压:除极早期血压可升高外,几乎所有患者都有血压降低表现。

(2)患者可出现心律失常、休克、心功能不全的相应体征。

(3)心脏体征:心率多增快,少数患者可减慢,心律不齐,第一心音减弱,可闻及第四心音或第三心音奔马律,部分患者在心前区可闻及收缩期杂音或收缩中晚期喀喇音(二尖瓣乳头肌功能失调或断裂)。亦有部分患者可在第2～3天出现心包摩擦音(反应性纤维性心包炎)。

4.其他并发症

(1)乳头肌功能失调或断裂:总发生率50%,二尖瓣乳头肌因缺血、坏死导致二尖瓣脱垂或关闭不全。轻者可恢复,重者迅速出现左心衰竭、急性肺水肿,常于数天内死亡。

(2)心脏破裂:这是严重而致命的并发症,发生率极少,常在起病1周内出现。患者多因心室游离壁或室间隔穿孔造成心包积血,引起急性心脏压塞而死。

(3)心室壁瘤:其主要见于左心室,发生率为5%～20%。它是由于心肌梗死愈合过程中,坏死的心肌由纤维组织代替而丧失收缩功能,心室收缩时局部膨胀而形成。超声心动图提示局部反常运动。

(4)心肌梗死后综合征:心梗后数周至数月出现,可反复发生,表现为心包炎、胸膜炎或肺炎等,主要表现有发热、胸痛、心包摩擦音。可能为机体对坏死物质的过敏反应。

(三)实验室及其他检查

1.心电图检查

患者到达急诊室后10分钟内应完成ECG检查。

(1)特征性改变,ST段抬高性MI的心电图特点:①ST段抬高呈弓背向上型(提示心肌损伤);②宽而深的Q波(病理性Q波,提示心肌透壁性坏死);③T波倒置(提示心肌缺血)。

(2)动态性改变,ST段抬高性MI:①起病后数小时,S-T段明显抬高,与T波融合形成弓背向上的单向曲线;②1～2天内出现病理性Q波;③数日至2周左右,S-T段逐渐回到基线水平,T波平坦,部分可恢复正常;④数周至数月或更久,T波可逐渐恢复,病理性Q波永久存在。

2.实验室检查

(1)血心肌坏死标记物

①肌红蛋白在AMI后出现最早,但特异性差,起病后2小时内升高。

②肌钙蛋白I(cTnI)或T(cTnT),特异性最强,起病后3～4小时后升高。

③肌酸激酶同工酶CK-MB在起病后4小时内升高,16～24小时达高峰,3～4天恢复正常,其高峰出现的时间是否提前有助于判断溶栓治疗是否成功。

(2)其他:发病后1～2天白细胞可升高;血沉可增快;C反应蛋白(CRP)增高,可持续1～3周。

3.超声心动图

可了解心室壁的运动情况(如室壁运动异常等)和左心室功能,诊断乳头肌功能不全和室壁瘤,为临床提供重要依据。

(四)诊断要点

主要依据为:缺血性胸痛,特征性心电图改变并有动态演变,血清心肌坏死标记物浓度升高。

上述三项中具备两项即可确诊。老年患者若突然发生严重心律失常、休克、心力衰竭而原因未明,应考虑患本病的可能。

(五)治疗要点

对ST段抬高的急性心肌梗死,强调"三早一强":早发现、早入院、尽早心肌血液再灌注,加强入院前的就地处理。尽量缩短患者就诊、各种检查、处置、转运等延误的时间。尽早使心肌血液再灌注(到达医院后 30 分钟内开始溶栓或 90 分钟内开始介入治疗)以挽救濒死的心肌,防止梗死面积扩大或缩小心肌缺血的范围,保护和维持心脏功能。及时处理严重心律失常、泵衰竭和各种并发症,防止猝死。

1.一般治疗

包括休息、给氧、进行心电监护。无禁忌证者给予口服水溶性阿司匹林或嚼服肠溶性阿司匹林,一般首次剂量达到 150～300mg,此后改为 75～150mg 每日 1 次长期服用。

2.解除疼痛

(1)哌替啶 50～100mg 肌肉注射或吗啡 5～10mg 皮下注射,必要时 1～2 小时后可再注射一次,以后每4～6 小时可重复使用,注意防止对呼吸功能的抑制。

(2)疼痛较轻者可用可待因或罂粟碱 0.03～0.06g 肌肉注射或口服。

(3)硝酸甘油舌下含服或静脉滴注,注意随时监测血压和心率的变化,维持收缩压在100mmHg 以上。有下壁 MI,可疑右室梗死或明显低血压的患者(收缩压低于 90mmHg),尤其合并明显心动过缓或心动过速时,硝酸酯类药物能降低心室充盈压,引起血压降低和反射性心动过速,应慎用或不用。

3.再灌注心肌

这是一关键性治疗措施,可有效地解除疼痛。起病 3～6 小时(最多在 12 小时内),使闭塞的冠状动脉再通,心肌得到再灌注,可挽救濒临死亡的心肌或缩小梗死范围。

(1)经皮冠状动脉介入治疗(PCI):有条件的医院对具备适应证的患者尽快实施 PCI,可获得更好的治疗效果。

(2)溶栓疗法:早期静脉应用溶栓药物能提高 ST 段抬高心肌梗死患者的生存率,因此诊断明确后应尽早用药,争取入院-给药时间控制在 30 分钟内。发病至溶栓药物给予的时间是影响溶栓疗效的最主要因素,以症状发生后 1～2 小时内溶栓治疗效果最好,发病 6 小时内就诊的 ST 段抬高心肌梗死患者,若无禁忌证均可溶栓治疗,发病 6A～24 小时内,仍有进行性胸痛和心电图 ST 段抬高者,也可考虑溶栓治疗。有脑卒中病史、近期出血史、创伤或手术史,严重且未控制的高血压(＞180/110mmHg)等患者禁用溶栓治疗。

①溶栓药物:溶栓药物是以纤维蛋白溶酶原激活血栓中纤维蛋白溶酶原,使其转变为纤维蛋白溶酶而溶解冠状动脉内的血栓。常用的溶栓药物有:a.尿激酶(UK)和链激酶(SK),不具有纤维蛋白选择性,对血浆中纤维蛋白原的溶解作用明显,可导致全身纤溶状态。b.组织型纤溶酶原激活剂(t-PA)、重组组织型纤维溶酶原激活剂(rt-PA),具有纤维蛋白选择特性,主要溶解已形成的纤维蛋白血栓,而对血浆中纤维蛋白原的降解作用较弱。

②给药方案:静脉给药。a.尿激酶 150～200 万 u,30 分钟内静滴。链激酶 150 万 u 静滴,60 分钟内滴完。对于溶栓有效的 AMI 患者,可于溶栓治疗 6～12 小时后开始给予低分子量肝素皮下注射。b.重组组织型纤维溶酶原激活剂(rt-PA),一般以 100mg 在 90 分钟内静脉给予,先静脉注射 15mg,继而 30 分钟内静滴 50mg,其后 60 分钟内再静滴 35mg。用 rt-PA 治疗前后均应给予充分的肝素/低分子量肝素治疗。

(3)紧急主动脉-冠状动脉旁路移植术:介入治疗失败或溶栓治疗无效有手术指征,宜争取

6～8小时内施行主动脉-冠状动脉旁路移植术。

4.消除心律失常

心律失常必须及时消除,以免演变为严重心律失常甚至猝死。

5.控制休克

心肌梗死后的休克为心源性,也有血容量不足、外周血管舒缩障碍等因素存在,因此,应在血流动力学的监测下,采用升压药、血管扩张剂、补充血容量和纠正酸中毒等抗休克处理。如上述处理无效时,应选用在主动脉内气囊反搏术的支持下,立即行直接PT-CA或支架植入,使冠状动脉及时再通,也可做急诊冠脉旁路移植术。

6.治疗心力衰竭

主要是治疗急性左心衰竭,以应用吗啡(或哌替啶)和利尿剂为主,也可选用血管扩张剂减轻左心室的前、后负荷。但应注意:心肌梗死发生后24小时内不宜用洋地黄制剂,以免引起室性心律失常;有右心室梗死的患者应慎用利尿剂,以免血压过低。

7.其他治疗

(1)抗血小板聚集和抗凝治疗:除非有禁忌证,所有患者都应给予本项治疗,可预防再梗死和维持梗死相关动脉的通畅。

(2)β受体阻滞剂:β受体阻滞剂可通过缩小梗死面积、降低再梗死率、降低室颤的发生率和病死率而改善预后。无禁忌证的STEMI患者应在MI发病的12小时内开始β受体阻滞剂治疗。

(3)血管紧张素转换酶抑制剂(ACEI):有助于改善恢复期心肌的重构,减少AMI的病死率,减少充血性心力衰竭的发生,特别是对前壁MI、心力衰竭或心动过速的患者。因此,除非有禁忌证,所有STEMI患者都可选用ACEI。给药时应从小剂量开始,逐渐增加至目标剂量。

(4)钙拮抗剂:非二氢吡啶类钙拮抗剂维拉帕米或地尔硫草可用于硝酸酯和β受体阻滞剂之后仍有持续性心肌缺血或心房颤动伴心室率过快的患者。

(5)极化液:即葡萄糖-胰岛素-钾溶液,此法对恢复心肌细胞膜极化状态,改善心肌收缩功能,减少心律失常有益。氯化钾1.5g、普通胰岛素8U加入10%的葡萄糖液500mL中静脉滴注,每天1～2次,1～2周为一疗程。

(六)护理诊断

1.疼痛:胸痛与心肌缺血坏死有关。

2.活动无耐力与心脏功能下降导致组织供血供氧不足有关。

3.有便秘的危险与进食少、活动少、不习惯床上排便有关。

4.潜在并发症:心律失常、心源性休克、心力衰竭、猝死。

5.恐惧与剧烈疼痛伴濒死感有关。

6.焦虑与担忧疾病预后有关。

(七)护理措施

1.休息与活动

(1)安排患者于CCU,绝对卧床休息至少24小时,限制探视,保持环境安静。绝对卧床期间由护士协助完成患者一切生活所需(如洗漱、进食、翻身、床上大小便等)。

(2)有并发症者适当延长卧床时间,如果患者生命体征平稳、安静时心率<100次/分,且无明显疼痛、无并发症,24小时后可进行被动和主动的低水平运动,如活动肢体、起床坐在床边椅上就餐、洗漱、排便。过渡到普通病房后,逐渐增加运动量,即协助患者在病室内慢走,每次行走15m、30m、60m,每天3次,每次5~20分钟。

(3)活动时的监测:患者的活动需在护士的监护下进行。护士应注意询问患者的感受,活动后立即测血压、心率、呼吸、进行心电图检查。若患者诉乏力、头晕、心悸、呼吸困难、心前区疼痛等,应立即停止活动,卧床休息。如果患者活动后心率增加超过20次/分,收缩压降低超过20mmHg,说明活动过量,需减少活动量。

(4)注意事项:活动不可过量,以患者不感到疲劳为度。两次活动间应安排充分的休息时间,若患者夜间睡眠不好,则次日白天的活动应适当减少。活动宜安排在下午,因清晨机体痛阈低易诱发心绞痛或心肌梗死,也不宜在寒冷或高温环境中进行。

2.饮食护理

疼痛剧烈者需禁食至胸痛消失。然后可进流质或半流质饮食,2~3天改为软食,主要为低脂、低胆固醇、产气少、富含纤维素、维生素、清淡、易消化的饮食。少食多餐,不宜过饱。禁烟酒,避免浓茶、咖啡及过冷、过热、辛辣刺激性食物。超重者应控制总热量,有高血压、糖尿病者应进食低脂、低胆固醇及低糖饮食。有心功不全者,适当限制钠盐。

3.病情观察

严密监测神志、生命体征、心电图、出入量、末梢循环等情况3~5天,有条件时还可以进行血流动力学监测,以便及时发现心律失常、休克、心力衰竭等并发症。监护室内准备各种急救药品和设备如除颤仪、临时起搏器等,若有严重的心源性休克、心律失常、心力衰竭等要及时报告医生,并协助医生抢救和护理。

4.心理护理

心肌梗死病情重,又加上持续胸痛不适,陌生的环境(监护室),患者会产生焦虑和恐惧的负性心理反应。护士应尽量多陪伴患者,并向患者简要解释其病情及实施的抢救措施,给患者以安全感,同时,要鼓励患者调整心态,保持乐观的情绪,坚定战胜疾病信心。

5.预防便秘

(1)评估:了解患者排便情况,如排便次数、粪便性状、排便难易程度、平时有无习惯性便秘、是否服用通便药物。

(2)指导患者采取通便措施:告知患者保持大便通畅的重要性,切忌用力排便,一旦出现排便困难应立即告知医护人员。可以采用以下措施:

①饮食中增加蔬菜、水果等纤维素食物;若无糖尿病每日清晨给予蜂蜜20mL加温开水同饮,可润肠通便。

②按摩腹部,促进肠蠕动。

③本着"宁泻勿秘"的原则,遵医嘱每天预防性使用缓泻剂。如2天未能排便,应及时使用开塞露,必要时低压盐水灌肠。

④由于排便排尿时有valsalva动作(紧闭声门用力呼气),尤其是卧位排便,使患者易于发生室性心律失常,因此可允许病情稳定患者在床边使用坐便器,排便时应提供隐蔽条件,如屏

风遮挡,以减少心理上的不适感。

(八)健康教育

随着监护水平的提高和治疗手段的进展,心肌梗死患者的急性期病死率已大大下降,目前已不足 10%,度过了危险期的患者面临着如何延长远期存活时间的问题。远期存活除与年龄、性别、急性期病情、心肌梗死的部位、面积等因素有关外,还与患者病后的生活方式有关。应注意:

1.心脏康复

WHO 将心脏康复定义为使冠心病患者恢复到适当的体力、精神和社会适应能力,使其通过自己努力,尽可能地恢复正常生活。虽然心脏康复业已发展为由运动训练、健康教育、心理社会支持以及职业康复 4 个部分组成的综合康复计划,但运动训练仍然是 AMI、CABG 和 PCI 术后主要康复措施之一。根据美国心脏康复学会的建议,AMI 患者的康复可分为以下三期:

(1)Ⅰ期(住院期):可分为监护室抢救期和普通病房期,一般为 1~2 周。主要指导患者进行低强度的体力活动。

(2)Ⅱ期(出院期):指出院至出院后 3 个月,一般为 8~12 周。根据病情可以在家庭、社区或医院中进行,其康复过程需要在医疗监护下,防止发生意外。主要为鼓励患者逐步增加体力活动,鼓励患者恢复中等量的体力活动(步行、体操、太极拳等)。如 AMI 后 6 周仍能保持较好的心功能,则绝大多数患者都能恢复其所有正常的活动。

(3)Ⅲ期(恢复期):指Ⅱ期康复后继续康复 6 个月,主要为督促患者坚持冠心病的二级预防和适当体育锻炼,进一步恢复并保持体力与心功能,从而延长生命且提高生活质量。

2.心理支持

15%~20%AMI 患者出院后会出现抑郁的情绪反应,可鼓励患者采用认知行为疗法并积极参与社会活动以改善抑郁。患者病后生活方式的改变需要家人的积极配合和支持,告诉家属应给患者创造一个良好的身心休养环境。当患者出现紧张、焦虑或烦躁等不良情绪时,应予以理解并设法进行疏导,必要时要争取患者工作单位领导和同事的支持。

第二章　外科常见疾病的护理策略

第一节　甲状腺疾病

一、甲状腺功能亢进

（一）分类

按引起甲状腺功能亢进（甲亢）的原因，可分为以下三类。

1.原发性甲亢

原发性甲亢最常见，患者在甲状腺肿大同时出现功能亢进症状。以 20～40 岁之间多见。腺体多呈弥散性肿大，两侧对称，常伴有眼球突出，故又称"突眼性甲状腺肿"。可伴颈前黏液性水肿。

2.继发性甲亢

继发性甲亢较少见，如继发于结节性甲状腺肿的甲亢，患者先有结节性甲状腺肿多年，以后逐渐出现功能亢进症状。年龄多在 40 岁以上。腺体呈结节状肿大，两侧不对称，无眼球突出，容易发生心肌损害。

3.高功能腺瘤

高功能腺瘤少见，甲状腺内有单个的自主性高功能结节，结节周围的甲状腺组织呈萎缩改变。患者无眼球突出。放射性碘扫描显示结节的聚碘量增加，呈现"热结节"。

（二）病因与病理

目前认为原发性甲亢是一种自身免疫性疾病。除了自身免疫以外，精神因素、遗传、交感神经刺激等均与本病的发生有关。继发性甲亢和高功能腺瘤的发病原因未完全明确，患者血中长效甲状腺刺激激素等的浓度不高，可能与结节本身自主性分泌紊乱有关。

（三）临床表现

甲亢是全身性疾病，各个系统均可有异常。典型表现有甲状腺激素分泌过多综合征、甲状腺肿大及眼征三大主要表现。

1.甲状腺激素分泌过多综合征

甲状腺激素分泌过多综合征由于甲状腺激素分泌增多和交感神经兴奋，患者可出现高代谢综合征和各系统功能受累，表现为性情急躁、易激动、失眠、双手细微颤动、怕热多汗、皮肤潮湿；食欲亢进却体重减轻、肠蠕动亢进和腹泻；月经失调和阳痿；心悸、脉快有力（脉率常在100

次/分以上,休息与睡眠时仍快)、脉压增大。其中脉率增快及脉压增大常作为判断病情程度和治疗效果的重要指标。如果合并甲状腺功能亢进性心脏病时,出现心律失常、心脏增大和心力衰竭。

2.甲状腺肿大

甲状腺肿大呈弥散性、对称性,质地不等,无压痛,多无局部压迫症状。甲状腺触诊可有震颤,听诊时闻及血管杂音。

3.眼征

原发性甲亢患者常伴有不同程度的突眼。典型者双侧眼球突出、眼裂增宽。严重者,上、下眼睑难以闭合,甚至不能盖住角膜。除此之外尚有瞬目减少;眼向下看时上眼睑不随眼球下闭;上视时无额纹出现;两眼内聚能力差;甚至伴眼睑肿胀、结膜充血水肿等表现。

(四)辅助检查

1.基础代谢率测定

基础代谢率测定用基础代谢率测定器测定,较为可靠。临床上常根据脉压和脉率计算,较简便,计算公式为:基础代谢率%=(脉率+脉压)-111。正常值为±10%,+20%~+30%为轻度甲亢,+30%~+60%为中度甲亢,+60%以上为重度甲亢。为减少误差,测定时应在清晨、空腹和静卧时测定。

2.甲状腺摄^{131}I率测定

正常甲状腺 24 小时内摄取的^{131}I为人体总量的 30%~40%,如摄碘率增高,2 小时大于25%或 24 小时大于 50%,且摄碘高峰提前出现,均可诊断为甲亢。

3.血清中 T_3、T_4 的测定

血清中 T_3、T_4 的测定有确诊价值。甲亢时 T_3 高于正常的 4 倍,T_4 仅为正常的 2.5 倍。T_3 测定对甲亢的诊断具有较高的敏感性。

(五)治疗要点

1.甲亢治疗的基本方法

①以内科治疗为主;②手术治疗。

2.手术指征

①继发性甲亢或高功能腺瘤;②中度以上的原发性甲亢;③腺体较大,有压迫症状或胸骨后甲状腺肿等类型的甲亢;④内科治疗无效、复发或不能坚持长期服药;⑤妊娠早、中期的甲亢患者有上述指征者。

3.手术禁忌证

①症状轻者;②青少年患者;③老年人或不能耐受手术者。

(六)护理评估

1.术前评估

(1)健康史:通过收集资料,评估以下内容。

①基本资料。

②目前主要的症状或体征:以便判断甲状腺疾病的种类。

③发病的缓急、持续时间与伴随症状。

④家族史、疾病史。

⑤饮食习惯和居住环境。

⑥女性患者询问月经周期是否正常。

⑦了解有无影响手术效果的因素存在。

⑧了解发病后的诊疗、护理经过，从而判断患者的发病原因。

（2）身体状况

①局部体征：如甲状腺肿大的程度；甲状腺肿块部位及患侧颈部淋巴结有无肿大和压痛；眼裂有无增宽、眼球突出等。

②全身表现：有无心悸，睡眠状况、进食等情况。有无体重减轻、消瘦。心、肺、肝、肾等重要器官功能等。

（3）辅助检查：甲状腺疾病常用的诊断检查方法有 B 超检查，核素扫描，血清中 T_3、T_4 测定，穿刺细胞学检查，病理切片检查。除此以外还有判断病情或手术耐受力的检查：①测定基础代谢率；②心电图检查了解心脏功能；③颈部透视或 X 线了解有无气管压迫或移位；④五官科会诊，喉镜检查了解声带功能；⑤血清钙、磷测定了解甲状旁腺功能。评估患者对手术的耐受力和可能出现的并发症，以助病情判断和制订护理计划。

（4）心理-社会支持状况

①患者对疾病的认知程度，对手术及手术可能导致的并发症，自我形象失常和生理机能改变的恐惧、焦虑程度和心理承受能力。

②亲属对患者的关心程度、支持力度，家庭对手术的经济承受能力。

2.术后评估

（1）术中情况：了解手术、麻醉方式与效果、病变组织切除情况、术中出血、补液、输血情况和术后诊断。

（2）全身情况：着重了解患者的生命体征是否平稳、有无出现高热、脉快、烦躁不安、呼吸困难；全身生理恢复情况等。

（3）颈部情况：了解颈部切口情况，切口是否干燥，有无渗液、渗血；引流是否通畅，引流量、性质与颜色等。

（4）术后恢复情况：了解患者术后恢复是否顺利，有无并发症发生。

（5）预后判断：根据患者的临床症状、特殊检查、手术情况和术后病理学检查结果，评估预后情况。

（七）护理诊断

1.焦虑与担心预后、害怕手术有关。

2.自我形象紊乱与突眼、甲状腺肿大等引起患者外貌改变有关。

3.营养失调：低于机体需要量与机体消耗量增高有关。

4.清理呼吸道无效与咽喉部及气管受到刺激分泌物增多，术后切口疼痛不敢咳嗽有关。

5.潜在并发症：呼吸困难和窒息、喉返神经损伤、喉上神经损伤、甲状旁腺损伤、甲状腺危象等。

（八）护理措施

1.术前护理

充分而完善的术前准备和护理是保证手术顺利进行和预防术后并发症的关键。

（1）休息与心理护理：多与患者交谈，消除顾虑和恐惧心理，避免情绪激动。精神过度紧张或失眠者，适当应用镇静剂或安眠药物。保持病房安静，指导患者减少活动，适当卧床，以免体力消耗。

（2）配合术前检查：除常规检查外，还包括：①颈部摄片，了解气管有无受压或移位；②心电图检查；③喉镜检查，确定声带功能；④测定基础代谢率。

（3）用药护理：术前通过药物降低基础代谢率是甲亢患者手术准备的重要环节。通常有以下几种方法。

①单用碘剂：a.碘剂的作用：抑制蛋白水解酶，减少甲状腺球蛋白的分解，逐渐抑制甲状腺素的释放，有助于避免甲状腺危象在术后的发生。但不准备施行手术治疗的甲亢患者不宜服用碘剂。b.常用的碘剂与用法：复方碘化钾溶液口服，从每次3滴、每日3次开始，逐日每次增加1滴至16滴，tid，并维持此剂量，直至手术。服药2～3周后甲亢症状得到基本控制，表现为患者情绪稳定，睡眠好转，体重增加，脉率稳定在每分钟90次以下，脉压恢复正常，基础代谢率＋20％以下，便可进行手术。

②硫脲类药物加用碘剂：先用硫脲类药物，待甲亢症状基本控制后停药，再单独服用碘剂1～2周后再行手术。由于硫脲类药物能使甲状腺肿大充血，手术时极易发生出血，增加手术困难和危险；而碘剂能减少甲状腺的血流量，减少腺体充血，使腺体缩小变硬，因此服用硫脲类药物后必须加用碘剂。

③碘剂加用硫脲类药物后再单用碘剂：少数患者服碘剂2周后症状改善不明显，可加服硫脲类药物，待甲亢症状基本控制、停用硫脲类药物后再继续单独服用碘剂1～2周后手术。在此期间应严密观察用药效果与不良反应。

④普萘洛尔单用或合用碘剂：对于不能耐受碘剂或硫脲类药物或对此两类药物都不能耐受或无反应的患者，主张单用普萘洛尔或与碘剂合用做术前准备，每6小时服药1次，每次20～60mg，一般服用4～7日后脉率即降至正常水平。由于普萘洛尔半衰期不到8小时，故最末1次须在术前1～2小时服用，术后继续口服4～7日。术前不用阿托品，以免引起心动过速。

（4）突眼护理：突眼者注意保护眼睛，常滴眼药水。外出戴墨镜以免强光、风沙及灰尘刺激；睡前用抗生素眼膏敷眼，戴黑眼罩或以油纱布遮盖，以免角膜过度暴露后干燥受损，发生溃疡。

（5）饮食护理：给予高热量、高蛋白质和富含维生素的食物，加强营养支持，纠正负氮平衡，保证术前营养；给予足够的液体摄入以补充出汗等丢失的水分，但有心脏疾病患者应避免大量摄入水，以防水肿和心力衰竭。禁用对中枢神经有兴奋作用的浓茶、咖啡等刺激性饮料，戒烟、酒，勿进食富含粗纤维的食物以免增加肠蠕动而导致腹泻。

（6）其他措施：术前教会患者头低肩高体位，可用软枕每日练习数次，使机体适应术时颈过伸的体位。指导患者深呼吸，学会有效咳嗽的方法，有助于术后保持呼吸道通畅。患者接往手术室后备麻醉床,床旁备引流装置、无菌手套、拆线包及气管切开包等。

2.术后护理

(1)体位和引流:术后取平卧位,待血压平稳或全麻清醒后取半坐卧位,以利呼吸和引流。指导患者在床上变换体位、起身、咳嗽时可用手固定颈部以减少震动。术野常规放置橡皮片或胶管引流24～48小时,注意观察引流液的量和颜色,保持引流通畅,及时更换浸湿的敷料,估计并记录出血量。

(2)保持呼吸道通畅:鼓励和协助患者进行深呼吸和有效咳嗽,必要时行超声雾化吸入,使痰液稀释易于排出。因切口疼痛而不敢或不愿意咳嗽排痰者,遵医嘱适当给予镇痛药。

(3)并发症的观察与护理

①呼吸困难和窒息:是术后最危急的并发症。多因切口内出血压迫气管、喉头水肿、气管塌陷、痰液阻塞、双侧喉返神经损伤等原因引起。发生在术后48小时内。术后应严密观察患者的呼吸、脉搏、血压及切口渗血情况。如发现患者有颈部紧压感、切口大量渗血、呼吸费力、气急烦躁、心率加快、发绀等,应立即床边拆除切口缝线,敞开伤口,去除血块。如出血严重,应急送手术室彻底止血。指导、鼓励患者进行有效的咳嗽咳痰。当痰液黏稠不易咳出时,可行雾化吸入,必要时吸痰。床边备好气管切开包及抢救药品、器械,以备气管插管或气管切开时用。

②喉返神经损伤:一侧喉返神经损伤会出现声音嘶哑;双侧喉返神经损伤会导致严重呼吸困难。术后应鼓励患者及早发音,以观察患者有无声音嘶哑,根据损伤程度给予药物、理疗、针灸等方法促进康复。

③喉上神经损伤:喉上神经外支损伤可引起声带松弛,音调降低。如损伤内支,则喉部黏膜感觉丧失,进食时,特别是饮水时易发生呛咳、误咽。术后首次进食时应在床边指导、协助患者进食,观察患者进水及流质时有无呛咳。

④甲状旁腺损伤:术后1～3日应密切观察患者有无面部、口唇周围、手、足针刺感和麻木感或强直感。重者可出现面肌和手足阵发性、疼痛性痉挛或手足抽搐,甚至发生喉及膈肌痉挛,引起窒息死亡。给予葡萄糖酸钙及维生素D或双氢速变固醇油剂口服,同时分管护士耐心向患者解释,消除其紧张情绪,指导患者限制含磷较高食物,如乳制品、鱼类、蛋黄、瘦肉等的摄入。抽搐发作时,立即遵医嘱静脉注射10%葡萄糖酸钙或氯化钙10～20mL。

⑤甲状腺危象:指危及生命的严重甲状腺功能亢进状态。术后12～36小时内体温在39℃以上,一般解热措施无效;脉快而弱,在120次/分以上;大汗、烦躁、焦虑、谵妄甚至昏迷。处理措施:a.降温:应使用物理降温、退热药物、冬眠药物等综合措施,使体温控制在37℃左右。b.吸氧:必要时进行辅助呼吸。c.静脉输液:以保证水、电解质和酸碱平衡。d.碘剂:口服复方碘化钾溶液3～5mL,紧急时将10%碘化钠加入葡萄糖溶液中静脉滴注。e.降低应激反应:应用肾上腺皮质激素,首选氢化可的松。f.降低组织对甲状腺素的反应:如利血平、普萘洛尔等。g.对症治疗:镇静、抗心力衰竭等。

(4)特殊药物的应用:甲亢患者术后继续服用复方碘化钾溶液,每日3次,从每次16滴开始,逐日每次减少1滴,直至病情平稳。年轻患者术后常口服甲状腺素,每日30～60mg,连服6～12个月,以抑制促甲状腺激素的分泌和预防复发。

(5)饮食与营养:术后清醒患者,即可给予少量温水或凉水。若无呛咳、误咽等不适,可逐步给予便于吞咽的微温流质饮食,注意过热可使手术部位血管扩张,加重创口渗血。以后逐步过渡到半流质和软食。甲状腺手术对胃肠道功能影响很小,只是在吞咽时感觉疼痛不适,应鼓励患者少量多餐,加强营养,促进愈合。

3.健康教育

(1)康复与自我护理指导:指导患者正确面对疾病,自我控制情绪,保持心情愉快、心境平和。合理安排休息与饮食,维持机体代谢需求。鼓励患者尽可能生活自理,促进康复。

(2)用药指导:说明甲亢术后继续服药的重要性并督促执行。教会患者正确服用碘剂的方法,如将碘剂滴在饼干、面包等食物上,一并服下,以保证剂量准确,减轻胃肠道不良反应。

(3)复诊指导:嘱咐出院患者定期至门诊复查,以了解甲状腺的功能,出现心悸、手足震颤、抽搐等情况及时就诊。

(九)护理评价

1.患者情绪是否稳定,焦虑是否减轻或缓解,能否安静地休息和睡眠。

2.患者能否正确认识疾病,积极配合治疗和护理;突眼是否得到很好的防治,是否出现角膜损伤或感染。

3.患者的营养需求是否得到满足,体重是否维持在标准体重的(100±10)%。

4.患者术后能否有效咳嗽、及时清除呼吸道分泌物,保持呼吸道通畅。

5.患者是否发生并发症,防治措施是否恰当及时,术后是否恢复顺利。

二、甲状腺肿瘤

甲状腺肿瘤多见于青壮年女性,可分为良性肿瘤和恶性肿瘤两大类。良性肿瘤以甲状腺腺瘤最常见。腺瘤具有较高的恶性变(约10%)和继发性甲亢(约20%)的危险。恶性肿瘤中甲状腺癌最常见(约占95%),约占全身恶性肿瘤的1%,可分为乳头状癌、滤泡状癌、未分化癌、髓样癌4种类型。乳头状癌最多见,发展较慢,预后较好。

(一)护理评估

1.健康史

甲状腺瘤应注意其年龄、性别、甲状腺结节病史及是否具有甲状腺疾病的家族史。有放射治疗史的甲状腺结节,恶性肿瘤可能性大。是否有甲状腺结节突然增大或结节生长快等特点。

2.身体状况

(1)甲状腺腺瘤:本病40岁以下女性多见,且大多数患者无不适症状,常在无意或体检时发现颈部有椭圆形或者圆形结节,多为单发。结节表面光滑,边界清楚,包膜完整,无压痛,随着吞咽动作而上下移动;腺瘤质地较软,而囊性者质地坚韧。腺瘤一般生长慢,但乳头状囊性腺瘤因囊壁血管破裂导致囊内出血时,瘤体短期内迅速增大并有局部胀痛。

(2)甲状腺癌:发病初无明显症状,仅在颈部出现单个、质地硬而固定、表面高低不平,随吞咽上下移动的肿块。未分化癌可短期内迅速增大,并累及周围组织;因髓样癌组织可产生激素样活性物质,患者可能出现心悸、腹泻、颜面潮红和血清钙降低等症状,并伴其他内分泌腺体的增生。

晚期癌肿除颈部淋巴结肿大以外,常因喉返神经、气管或食管受压而出现声音嘶哑、呼吸困难或吞咽困难等症状。若交感神经节受压可引起 Horner 综合征;若出现颈丛浅支受累可出现耳、枕和肩部等处疼痛。甲状腺癌远处转移多见于扁骨(颅骨、椎骨、胸骨等)和肺。

3.实验室检查

(1)放射性^{131}I 或 Tc 扫描:比较甲状腺结节与周围正常组织的放射性密度,了解结节的特点,绝大多数的甲状腺癌表现为冷结节。甲状腺腺瘤多为温结节。

(2)B 超检查:发现甲状腺内结节,区分是实质性肿块还是囊性肿块,以及结节的大小、数量及与周围组织的关系等。

(3)X 线检查:可了解有无气管移位、狭窄;胸部及骨骼摄片有利于排除肺和骨转移的诊断。

(4)细针穿刺细胞学检查:用以明确甲状腺结节的性质。细针穿刺然后涂片进行病理细胞学分析,准确率约为 80%。

4.治疗原则

(1)甲状腺腺瘤:因其可继发甲亢(20%)或恶变(10%),应尽早行患侧腺体大部切除术,并立即进行冷冻切片检查,以明确肿块的病变性质。

(2)甲状腺癌:尽早手术切除患者腺体和峡部,对侧腺体大部或全腺体切除。如果有淋巴结转移,要同时进行颈部淋巴结清扫术。但未分化癌适宜采用放射线照射治疗,不宜手术,以免增加并发症和癌细胞转移。

5.心理-社会状况

患者对癌症有恐惧心理,特别是出现压迫症状时,这种恐惧心理更为严重,对患者手术耐受和配合治疗相当不利。合并甲亢患者更容易产生紧张和恐惧。在平时工作中应保持对患者的关心,耐心倾听患者的内心想法,多了解患者家庭与工作的环境。

(二)护理问题

1.恐惧和焦虑与担心手术预后有关。

2.吞咽困难与手术后伤口疼痛及手术压迫有关。

3.知识缺乏:缺乏甲状腺制剂使用和治疗的相关知识。

4.潜在并发症:手术后可能出现呼吸困难或窒息、声音嘶哑、误咽、手足抽搐等并发症。

(三)护理措施

甲状腺肿瘤手术患者的护理与甲亢手术后患者的护理基本相同。但是甲状腺肿瘤没有合并甲亢的患者,不需要术前使用抗甲状腺药物和碘剂准备,手术后也没有发生甲状腺危象的危险。护理工作中应注意以下几点。

1.甲状腺全切手术患者需要终身服用甲状腺制剂。服用药物的注意事项见甲亢护理。

2.甲状腺乳头状癌比较多见,早期预后好,告知患者积极治疗,调整好心态。

3.定期复查,手术后 3、6、12 个月及以后每年随访一次,一共 3 年。

(四)健康教育

1.心理调适

甲状腺癌患者术后存在不同程度的心理问题,指导患者调整心态,积极治疗。

2.功能锻炼

术后切口愈合以后可以进行颈部活动,直至出院后 3 个月。颈部淋巴结清扫术因斜方肌受损,功能锻炼尤为重要,故需要在切口愈合后立即开始肩关节和颈部的功能锻炼。

3.治疗

甲状腺全切者应终身服用甲状腺制剂,以防肿瘤复发。

4.随访

教会患者颈部自行检查的方法;患者出院后定期随访,复诊颈部、肺部和甲状腺功能等。发现结节、肿块异常及时就诊。

第二节　乳腺癌

乳腺癌是女性常见的恶性肿瘤,多见于 40 岁以上妇女。按肿瘤的病理类型分为乳头腺癌、滤泡状腺癌、未分化癌和髓样癌。除髓样癌外,绝大部分甲状腺癌起源于滤泡上皮细胞。

一、病因与发病机制

乳腺癌的病因尚不清楚。目前认为与下列因素有关。①激素作用:乳腺是多种内分泌激素的靶器官,其中雌酮及雌二醇与乳腺癌的发病有直接关系。20 岁前本病少见,20 岁以后发病率迅速上升,45～50 岁较高,绝经后发病率继续上升,可能与年老者雌酮含量升高有关。②家族史:一级亲属中有乳腺癌病史者的发病危险性是普通人群的 2～3 倍。③月经婚育史:月经初潮年龄早、绝经年龄晚、不孕及初次足月产年龄较大者发病机会增加。④乳腺良性疾病:与乳腺癌的关系尚有争论,多数认为乳腺小叶有上皮高度增生或不典型增生可能与本病有关。⑤饮食与营养:营养过剩、肥胖和高脂肪饮食可加强或延长雌激素对乳腺上皮细胞的刺激,从而增加发病机会。⑥环境和生活方式:如北美、北欧地区乳腺癌发病率约为亚、非、拉美地区的 4 倍,而低发地区居民移居到高发地区后,第二、三代移民的发病率逐渐升高。

二、临床表现

1.无痛性肿块为常见症状,少数可有疼痛,肿块质地较硬,边界不清,活动度差,表面不光滑。

2.局部皮肤凹陷、水肿,呈"橘皮样"改变,晚期可破溃、感染、坏死呈"火山口"样改变并伴有恶臭,肿瘤细胞向皮肤扩散而形成"卫星"结节。

3.乳头凹陷、抬高,可有乳头溢液(血性或浆液性)。乳头乳晕可有糜烂、渗出、皲裂、增厚等湿疹样变。

4.早期同侧腋窝淋巴结肿大,质硬、无压痛,分散分布或融合成团及锁骨上淋巴结肿大。

5.可有上肢水肿及血行转移到肺、肝、脑、骨骼而出现相应症状。

三、辅助检查

（一）影像学检查

1.X线

常用方法是钼靶X线摄片和干板照相。钼靶X线摄片可作为普查方法，是早期发现乳腺癌的最有效方法。乳腺癌X线表现为密度增高的肿块影，边界不规则或呈毛刺状或见细小钙化灶。干板照相对钙化点的分辨率较高，但X线剂量较大。

2.B超

能清晰显示乳房各层次软组织结构及肿块的形态和质地，主要用来鉴别囊性或实性病灶。结合彩色多普勒检查观察血液供应情况，可提高判断的敏感性，为肿瘤的定性诊断提供依据。

3.磁共振成像

软组织分辨率高，敏感性高于X线检查。能三维立体观察病变，不仅能够提供病灶形态学特征，而且运用动态增强还能提供病灶的血流动力学情况。在国外及国内一些大城市已经广泛应用于乳腺癌的早期诊断。

（二）活组织病理检查

目前常用细针穿刺细胞学检查，多数病例可获得较肯定的细胞学诊断，但有一定局限性。疑为乳腺癌者，可将肿块连同周围乳腺组织一并切除，做快速病理检查。乳头溢液未触及肿块者，可行乳腺导管内镜检查或乳管造影，亦可行乳头溢液涂片细胞学检查。乳头糜烂疑为湿疹样乳腺癌时，可做乳头糜烂部刮片或印片细胞学检查。

近年来，结合超声、钼靶X线摄片、磁共振成像等进行立体定位空心针穿刺活组织检查在临床上应用逐渐增多，此法具有定位准确、取材量多、阳性率高等特点。

四、治疗

手术治疗为主，辅以化学药物、内分泌、放射、生物等治疗措施。

（一）手术治疗

对病灶仍局限于局部及区域淋巴结患者，手术治疗是首选。手术适应证为TNM分期为0、Ⅰ、Ⅱ期和部分Ⅲ期的患者。已有远处转移、全身情况差、主要脏器有严重疾病、年老体弱不能耐受手术者为手术禁忌。目前应用的5种手术方式均属治疗性手术，而非姑息性手术。

1.乳腺癌根治术

乳腺癌根治术切除整个乳房、胸大肌、胸小肌、腋窝及锁骨下淋巴结。

2.乳腺癌扩大根治术

乳腺癌扩大根治术在乳腺癌根治术基础上行胸廓内动、静脉及其周围淋巴结（即胸骨旁淋巴结）清除术。

3.乳腺癌改良根治术

乳腺癌改良根治术有两种术式。一是保留胸大肌，切除胸小肌；二是保留胸大肌、胸小肌。该术式保留了胸肌，术后外观效果较好，适用于Ⅰ、Ⅱ期乳腺癌患者，与乳腺癌根治术的术后生存率无明显差异,目前已成为常用的手术方式。

4.全乳房切除术

全乳房切除术切除整个乳腺,包括腋尾部及胸大肌筋膜。适用于原位癌、微小癌及年迈体弱不宜做根治术者。

5.保留乳房的乳腺癌切除术

保留乳房的乳腺癌切除术完整切除肿块及其周围 1cm 的组织,并行腋窝淋巴结清扫。适用于Ⅰ期、Ⅱ期患者,且乳房有适当体积,术后能保持外观效果者。术后必须辅以放疗、化疗等。

(二)化学治疗

乳腺癌是实体瘤中应用化疗最有效的肿瘤之一。常用的药物有环磷酰胺(C)、氨甲蝶呤(M)、氟尿嘧啶(F)、多柔比星(A)、表柔比星(E)、紫杉醇(T)。传统联合化疗方案有 CMF 和 CAF。术前化疗多用于Ⅲ期病例,可探测肿瘤对药物的敏感性,并使肿瘤缩小,减轻与周围组织的粘连。可采用 CMF 或 CEF 方案,一般用 2~3 个疗程。一般认为辅助化疗于术后早期应用,联合化疗的效果优于单药化疗。辅助化疗应达到一定剂量,治疗期以 6 个月左右为宜,能达到杀灭亚临床型转移灶的目的。浸润性乳腺癌伴腋淋巴结转移者是应用辅助化疗的指征,可以改善生存率。对腋淋巴结阴性者是否应用辅助化疗尚有不同意见。

(三)内分泌治疗

肿瘤细胞中雌激素受体(ER)含量高者,称激素依赖性肿瘤,此类病例对内分泌治疗有效。ER 含量低者,称激素非依赖性肿瘤,对内分泌治疗效果差。因此,对手术切除标本除做病理检查外,还应测定 ER 和孕激素受体(PgR)。ER 阳性者优先应用内分泌治疗,阴性者优先应用化疗。

1.他莫昔芬

他莫昔芬是近年来内分泌治疗的一个重要进展。该药可降低乳腺癌术后复发及转移,对 ER 和 PgR 阳性的绝经后妇女效果尤为明显。同时可减少对侧乳腺癌的发生率。他莫昔芬的用量为每日 20mg,至少服用 3 年,一般服用 5 年。该药安全有效,不良反应有潮热、恶心、呕吐、静脉血栓形成、眼部不良反应、阴道干燥或分泌物多。长期应用后少数病例可发生子宫内膜癌,但发病率低,预后良好。

2.芳香化酶抑制剂(如来曲唑等)

能抑制肾上腺分泌的雄激素转变为雌激素过程中的芳香化环节,从而降低雌二醇,达到治疗乳腺癌的目的。适用于 ER 受体阳性的绝经后妇女。

(四)放射治疗

在保留乳房的乳腺癌手术后,放射治疗是一重要组成部分,应在肿块局部广泛切除后给予较高剂量放射治疗。单纯乳房切除术后可根据患者年龄、疾病分期分类等情况决定是否放疗。在乳腺癌根治术后的放射治疗,多数人认为对Ⅰ期病例无益,对Ⅱ期以后者可降低局部复发率。

(五)生物治疗

近年临床上已推广使用的曲妥珠单抗注射液,是通过转基因技术制备,对人类表皮生长因子受体 2(HER2)过度表达的乳腺癌患者有一定效果。

乳腺癌的治疗原则为尽早施行手术,并辅以化疗、放疗、激素治疗、免疫治疗等。

五、护理

(一)术前护理

1.评估及观察

(1)评估患者的神志、面容、营养状况、精神变化及心理状态。

(2)了解患者术前检查结果,评估重要器官的功能,了解手术耐受性,以便进行针对性处理。

(3)评估皮肤完整性,有无感染的症状和体征。

2.护理措施

(1)每一位乳腺癌患者都经历着不同的心路历程,但呈现出类似的心理问题,患者对其疾病本身引起的心理压力超过手术本身,年轻的职业女性突出表现在对手术预后的恐惧及术后胸部形态改变的担忧。因此要多关心、了解患者,给予心理支持,通过倾听技巧和肢体抚触,使患者产生对护士的信任,尤其是加强患者丈夫的心理疏导。鼓励患者表达自己的想法和感受,请手术成功的病友现身说法,提供精神支持,增加安全感,满足患者的心理和治疗方面的需要,适度暗示患者,帮助患者度过心理调试期。

(2)对于妊娠及哺乳期乳癌患者,应终止妊娠及断乳。

(3)提供舒适的环境,保证充足的休息和睡眠,入睡困难者,睡前给予镇静催眠药物。

(4)加强营养,鼓励患者多进高蛋白、高热量、高维生素和富含膳食纤维易消化的食物,增强手术耐受性,为术后创面愈合创造有利条件并保持术后大便通畅。

(5)做好皮肤准备,进行乳房切除二期假体植入需行皮瓣转移者,术前应做好供皮区皮肤准备,备皮时仔细操作,避免损伤。

(6)注意保暖,避免感冒引起上呼吸道感染。若术前已有肺部感染或吐脓痰,术前 3~5日,应口服或注射抗生素。

3.健康指导及功能锻炼

(1)指导患者练习深呼吸和有效咳嗽的方法,告知患者疼痛量表的使用方法。

(2)做好个人卫生:术前晚应洗头、洗澡、剪指甲、剃须,手术日晨穿好病员服,去除发卡、饰物、义齿、眼镜等,排空大小便,置尿管的患者洗净会阴部,肌内注射术前用药后应卧床休息。

(3)手术前 12 小时禁食,术前 4~6 小时禁饮,以防因麻醉或手术过程中的呕吐而引起窒息或吸入性肺炎。

(二)术后护理

1.评估及观察

(1)评估患者皮肤受压情况、卧位是否恰当。

(2)观察患者意识、生命体征的变化、切口敷料及引流管引流情况,正常引流液的颜色为暗红色,如短时间内引流出大量鲜红色液体($>100mL/h$),需及时通知医师,并遵医嘱予以对症治疗和护理。

（3）观察患肢皮肤的颜色、肿胀程度、温度、脉搏。

（4）观察尿量、疼痛情况以及有无麻醉并发症。

2.护理措施

（1）卧位：全麻清醒后半卧位，有利于呼吸和引流。

（2）生命体征：每1～2小时测量BP、P、R一次，平稳后改为2～4小时一次，并及时记录。

（3）饮食：术后6小时若无恶心呕吐可进少量流质饮食，如牛奶、米汤、菜汤等，以后酌情改为半流质或普通饮食。食物应高热量、高蛋白、高维生素、低脂肪的清淡饮食。

（4）伤口：切口处用胸带或弹力绷带加压包扎，注意松紧适宜，防止过紧引起胸闷、呼吸困难、肢体供血不良；过松则不利于皮瓣或皮片与胸壁紧贴合，引起皮瓣下积血积液。

（5）管道护理：乳腺癌术后，皮瓣下常规放置引流管并接负压吸引器，以及时引流皮瓣下的渗液和积气，使皮瓣紧贴创面，避免皮下积血积液导致皮瓣感染、坏死，影响伤口愈合。引流管的长度以允许患者在床上翻身为宜，过短影响患者活动，过长导管盘曲多圈影响引流效果。术后应妥善固定引流管，在入睡、翻身、起床、活动时避免引流管牵拉、扭曲、折叠、脱落，保持引流管处于功能位置，并防止逆行感染。为保证有效的负压吸引，应经常挤压伤口引流管，每24小时更换负压吸引器一次。当术后5～7天引流量少于10mL，且皮瓣下无积液、创面紧贴皮肤时即可拔管。若拔管后仍有皮下积液，可在严格消毒后穿刺抽液并局部加压包扎或重新放置引流管。

（6）加强患侧肢体护理，促进淋巴回流，避免患肢肿胀：①禁止在患侧肢体测血压、抽血、静脉注射、提重物，患肢负重不能超过5kg；②术后24小时内指导患者开始行伸指、握拳动作；③患者下床活动时应用吊带托扶患肢，他人扶持时只能扶健侧，以免腋窝皮瓣的滑动而影响愈合；④指导患者术后抬高患侧上肢，尽可能高于心脏水平位置10～15cm。

3.手术后常见并发症及护理

（1）出血：在行肿块切除或乳腺癌根治性切除术后均有可能出现出血。术后观察引流液颜色、性质和引流量，一旦引流管内引流量过多，颜色鲜红或者出现凝血块，应立即通知医师。

（2）腋窝及皮下积液：形成积液的原因可能是由于皮下积血未能彻底引流或由于皮下淋巴管的开放而使淋巴液渗出。术后注意保持负压引流通畅，适当加压包扎有利于减少皮下积液的发生。乳引管拔除后若出现积液，积液量较少时可以反复用注射针筒抽吸；若引流量较大或多次针筒抽吸无效时，宜重新放置负压引流管或皮片引流，并加压包扎。

（3）皮瓣坏死：是乳腺癌术后常见的并发症，由于皮瓣坏死所致的伤口愈合延迟可能影响后续的局部放疗。术后加强皮瓣区观察，发现皮肤苍白或青紫色、出现水肿或小水疱，及时通知医师。

（4）上肢水肿：乳腺癌根治术后，上肢水肿可在术后数天以致数年后出现，肿胀部位往往在上臂，亦可在前臂或手背。

（5）其他：①胸膜穿破：在行乳腺癌扩大根治术清扫内乳淋巴结时可能会穿破胸膜，而造成气胸；②臂丛神经损伤：一般较多见于尺神经的损伤，引起上臂尺侧的麻木和小鱼际肌的麻木或萎缩。

4.健康指导

(1)依据患者所处的不同术后康复阶段,协助实施相应的功能锻炼计划,具体如下:

第一阶段:术后24小时内麻醉清醒后,即可开始进行手指和腕部的屈曲和伸展运动,在伤口愈合前,不做手臂外展运动。①术后当天进行患肢的伸指、握拳和转腕运动,每次1分钟,每日3～5次。②术后1～3天开始增加肘关节屈伸运动,每次2分钟,每日3～5次。

第二阶段:①术后的3～4天,可坐起,从肘部逐渐到肩部进行功能锻炼,开始进行屈肘运动,尽可能用患肢进行日常生活活动,如刷牙、洗脸等。②术后解除固定上肢的胸带后,可练习患侧手掌摸对侧肩部及同侧耳部的动作。③术后拆除伤口部分缝线后,可锻炼抬高患侧上肢,将患侧的肘关节屈曲抬高,手掌置于对侧肩部。初时可用健侧手掌托扶患侧肘部,逐渐抬高患侧上肢,直至与肩平。④术后14天为了扩大肩关节的活动范围,可做扶墙锻炼、画圈及滑轮运动、双手合并向前、向上伸直并使手掌接触背部练习,手臂外展旋转练习等。

第三阶段:可重复做上述的各项练习,特别是扶墙抬高上肢的运动,可使上肢及肩关节的活动范围逐渐恢复正常。为了进一步使各项动作协调、自然、轻松,还可以进行以下几项功能锻炼:①上肢旋转运动:先将患侧上肢自然下垂,五指伸直并拢。自身体前方逐渐抬高患肢至最高点,再从身体外侧逐渐恢复原位。注意上肢高举时要尽量伸直,避免弯曲,动作应连贯,亦可从反方向进行锻炼。②上肢后伸运动:患者应保持抬头挺胸。③患者还可在日常生活中制订提、拉、抬、举物体的各种负重锻炼,以增强患侧上肢的力量,使其功能完全恢复正常。④术后3个月开始,可结合自己的兴趣爱好,配合游泳、乒乓球等体育运动。锻炼需要循序渐进、持之以恒,同时需要注意锻炼应不引起疲劳为宜。

(2)伤口未愈合前选择柔软、宽松、全棉的内衣,以减少对手术伤口皮肤的刺激。

(3)饮食指导:①术后一般不必忌口,但对某些含有雌激素成分的食品或保健品如:蜂王浆、阿胶等应少食;②限制脂肪含量高,特别是动物性脂肪含量高的食物,尽量选择脱脂牛奶,避免油炸或其他脂肪含量较高的食物;③选择富含维生素植物性膳食,如各种蔬菜、水果和豆类,并多食用粗加工的谷类;④建议不饮酒,尤其禁饮烈性酒类;⑤控制肉摄入量,特别是红肉,最好选择鱼、禽肉取代红肉(牛、羊、猪肉);⑥限制腌制食物和食盐摄入量;⑦避免食用被真菌毒素污染而在室温长期储藏的食物;⑧少喝咖啡:咖啡、可可等含有较高的咖啡因,其可促使乳腺增生;⑨注意均衡饮食,适当的体力活动,避免体重过重。

(4)有生育能力及要求的患者术后五年内避免妊娠,应采用非激素的避孕方法如避孕套、避孕膜、宫内避孕器等。

(5)指导患者及配偶正确面对术后性生活,使其认识到术后正常生活对预防疾病的复发有很大益处。

(6)遵照医嘱坚持放疗、化疗或内分泌治疗,并定期到医院复查。

第三节　胃、十二指肠溃疡

胃十二指肠溃疡是极为常见的疾病。病因和发病机制迄今尚未完全清楚,目前有两点达成共识:一是认为溃疡的形成主要是胃酸分泌过多,激活了胃蛋白酶,破坏了胃黏膜屏障作用而导致胃十二指肠黏膜发生"自家消化";二是充分认识到幽门螺杆菌的致病作用是不可忽视的重要因素之一。

一、治疗

(一)治疗适应证

绝大多数胃十二指肠溃疡患者经过内科治疗而痊愈,仅一小部分需要外科手术治疗。其手术适应证如下:①胃十二指肠溃疡急性穿孔;②胃十二指肠溃疡大出血;③胃十二指肠溃疡瘢痕性幽门梗阻;④胃溃疡恶变;⑤内科治疗无效的顽固性溃疡。

(二)手术方法

外科治疗胃十二指肠溃疡的目的是:治愈溃疡、消灭症状及防止复发。由于导致溃疡的胃酸和胃蛋白酶分别由壁细胞和主细胞分泌,其分泌活动主要受神经系统(通过迷走神经、头相)和体液因素(胃窦黏膜分泌的胃泌素、胃相)所调节的。因此手术切断迷走神经加胃窦部切除或切除胃的大部,都能减少胃酸和胃蛋白酸的分泌,使溃疡得到永久的治愈,不再复发。目前主要手术治疗方法有以下两类:

1.胃大部切除术

胃大部切除术适用于治疗胃十二指肠溃疡。传统的切除范围是:胃远侧 2/3～3/4,包括胃体大部、整个胃窦部、幽门和部分十二指肠球部。胃大部切除术的手术方式可分为 3 类:①毕Ⅰ式胃大部切除术:即在胃大部切除后将残胃与十二指肠吻合,多用于胃溃疡。优点是重建后的胃肠道接近正常解剖生理状态,胆汁、胰液反流入残胃较少,术后因胃肠功能紊乱而引起的并发症亦较少;缺点是有时为避免残胃与十二指肠吻合的张力过大致使切除胃的范围不够,增加了术后溃疡复发机会。②毕Ⅱ式胃大部切除术:即胃大部切除后残胃与空肠吻合,十二指肠残端关闭。适用于各种胃、十二指肠溃疡,尤其是十二指肠溃疡。十二指肠溃疡切除困难时可行溃疡旷置术。该术式的优点是即使胃切除较多,胃空肠吻合口也不致张力过大,术后溃疡复发率低;缺点是吻合方式改变了正常的解剖关系,术后发生胃肠道功能紊乱的可能性较毕Ⅰ式多。③胃大部切除后胃空肠 Roux-en-Y 吻合术:即胃大部切除后关闭十二指肠残端,在距十二指肠悬韧带 10～15cm 处切断空肠,将残胃与远端空肠吻合,距此吻合口以下 45～60cm 处将空肠与空肠近侧断端吻合。此法临床使用较少,但有防止术后胆汁、胰液进入胃的优点。

2.胃迷走神经切断术

胃迷走神经切断术主要用于治疗十二指肠溃疡,其理论依据是切断了迷走神经,既消除了神经性胃酸分泌,又消除了迷走神经引起的胃泌素分泌,从而减少了体液性胃酸分泌。此手术方法目前临床已较少应用。胃迷走神经切断术可分为 3 种类型:①迷走神经干切断术;②选择性迷走神经切断术;③高选择性迷走神经切断术。

二、护理评估

(一)健康史

了解患者有无长期生活过度紧张、饮食不规律、溃疡反复发作等病史,大多数患者有胃十二指肠溃疡病史,并发症发生前常有自觉症状加重等溃疡活动期表现的病史。询问有无暴食、进刺激性食物、情绪激动或过度疲劳等并发症诱发因素。

(二)身体状况

1.急性穿孔

急性穿孔是胃十二指肠溃疡常见的并发症。90%的患者穿孔前常表现为溃疡症状加重。穿孔后因胃十二指肠内容物流入腹膜腔,引起刀割样剧痛,可从上腹开始,沿升结肠旁沟至右下腹,并很快波及全腹;可发生休克;全腹有压痛、反跳痛,以上腹部明显,腹肌紧张呈板状强直;肠鸣音消失;约2/3以上的患者有气腹征,即肝浊音界缩小或消失,立位X线检查见膈下半月形的游离气体;6~8小时后,由于腹膜大量渗出,强酸或强碱性胃十二指肠内容物被稀释,腹痛稍减,但当致病菌生长繁殖,化学性腹膜炎逐渐转为细菌性腹膜炎,腹痛及全身症状又加重。

2.急性大出血

急性大出血主要表现为急性呕血及柏油样便。呕血前有恶心,便血前突感便意,出血后软弱无力、头晕眼黑,甚至晕厥或休克。根据临床表现可评估失血的程度:出血量达50~80mL的即可出现柏油样血便,突然大量出血即出现呕血;如果十二指肠溃疡出血量大而迅猛,可出现色泽较鲜红的血便。短期内失血量超过400mL时,患者出现面色苍白、口渴、脉搏快速有力、血压正常但脉压差小的循环代偿现象;而当失血量超过800mL时,可出现明显休克现象,出冷汗、脉搏细速、呼吸浅促、血压降低等。

3.瘢痕性幽门梗阻

患者有长期的溃疡病史,突出症状是呕吐,常发生在晚间或下午,呕吐量大,多为不含胆汁、带有酸臭味的宿食;上腹膨隆,可见胃型及蠕动波,有振水音;呈低氯、低钾性碱中毒表现。

(三)心理-社会状况

对突发的腹部疼痛、呕血及便血等病变,患者无足够的心理准备,表现出极度紧张、焦虑不安;由于知识的缺乏,对疾病的治疗缺乏信心,对手术有恐惧心理;因影响患者日常生活及工作,易产生急躁情绪;因惧怕恶变易产生担忧心理。

(四)辅助检查

1.内镜检查

胃镜检查是确诊胃十二指肠溃疡的首选检查方法,可明确溃疡部位,并可在直视下取活组织行幽门螺杆菌检测及病理学检查;若有溃疡出血可在胃镜下止血治疗。

2.X线钡餐检查

X线钡餐检查可在胃十二指肠溃疡部位显示一周围光滑、整齐的龛影或见十二指肠壶腹部变形。上消化道出血时不宜行钡餐检查。

3.胃酸测定

迷走神经切断术前后测定胃酸对评估迷走神经切断是否完整有帮助,成功的迷走神经切断术后最大胃酸排出量应下降70%。胃酸测定前必须停服抗酸药物。

(五)治疗要点与反应

1.急性穿孔

非手术疗法适用于症状轻、一般情况好的空腹较小穿孔,可试行半坐卧位、禁食、胃肠减压、输液、抗生素治疗。手术疗法适用于经非手术治疗6～8小时后不见好转的空腹穿孔、饱食后穿孔、顽固性溃疡穿孔或伴有幽门梗阻、大出血、恶变等并发症者。若患者一般情况好，腹腔炎症和胃十二指肠壁水肿较轻，可施行胃大部切除术或高选择性迷走神经切断术，否则仅行穿孔修补术。

2.急性大出血

绝大多数患者可用非手术疗法止血，包括镇静、卧床休息、补液、输血、静脉点滴西咪替丁、经胃管行冷生理盐水灌洗；在胃镜直视下，局部注射去甲肾上腺素、电凝或喷雾黏合剂多取得满意疗效。但对年龄60岁以上或有动脉硬化、反复出血或输血后血压仍不稳定者，应及早施行包含出血溃疡病灶在内的胃大部切除术。

3.瘢痕性幽门梗阻

经充分术前准备后行胃大部切除术，彻底解除梗阻。

三、护理诊断

1.急性疼痛与穿孔胃肠内容物刺激及手术创伤有关。
2.体液不足与急性大出血及急性穿孔后大量腹腔渗出液有关。
3.营养失调：低于机体需要量与幽门梗阻致摄入不足、消化液丢失有关。
4.潜在并发症：出血、感染、吻合口破裂或瘘、术后梗阻、倾倒综合征等。

四、护理目标

使患者疼痛缓解或减轻；体液不足得到补充；营养不良得到纠正；并发症得到有效预防。

五、护理措施

（一）术前护理

1.心理护理

消除紧张、恐惧情绪，解释手术方式及有关注意事项，安慰患者，使之保持良好的心理状态，增强患者对手术的了解和信心。

2.择期手术前护理

等待手术期间继续内科药物治疗，以缓解疼痛。改善营养状况，采用高热量、高蛋白、高维生素、易消化无刺激性饮食。拟行迷走神经切断术的患者，术前应作基础胃酸分泌量和最大胃酸分泌量的测定。

3.急性穿孔患者的术前护理

取半卧位，休克患者取平卧位，禁食、胃肠减压、输液、应用抗菌药物、观察病情变化。做好急症手术前的准备。

4.急性大出血患者的术前护理

患者取平卧位，暂禁食，情绪紧张者给予镇静剂，补液、输血，使用止血药物。严密观察血压、脉搏、呕血、便血和周围循环情况，并记录每小时尿量。血压宜维持在稍低于正常水平，有利于减轻局部出血。同时,做好急症手术的准备。

5.瘢痕性幽门梗阻患者的术前护理

静脉补液纠正脱水、低氯低钾性碱中毒。根据病情给予流质饮食或暂禁食,同时由静脉补给营养以改善营养状况,提高手术耐受力。术前3天,每晚用温生理盐水洗胃,以减轻胃黏膜水肿,避免术后愈合不良。

(二)术后护理

1.一般护理

(1)体位与活动:患者回病房后,取平卧位,血压平稳后取半卧位。鼓励患者及早起床活动,促进肠蠕动的恢复,防止肠粘连。

(2)饮食护理:胃肠减压期间禁食,胃管必须在肛门排气后才可拔除。拔管后当日可给少量饮水,每次4~5汤匙,1~2小时一次;第2天给少量流质饮食,每次100~150mL;拔管后第4天,可改半流质饮食。术后1月内,少量多餐,避免生、冷、硬、辣及不易消化的食物。

2.病情观察

观察生命体征,尤其是脉搏、呼吸、血压。观察神志、尿量、切口、胃管引流液的情况等。如有异常发现,立即报告医生。

3.配合治疗

(1)补液:遵医嘱静脉输液,维持水、电解质及酸碱平衡,给予营养支持。

(2)引流管的护理:妥善固定各种引流管(如胃肠减压管、腹腔引流管),并保持各种管道的通畅。观察并记录引流液的颜色、性状和量。

(3)其他护理:遵医嘱应用抗菌药物控制感染。术后疼痛排除并发症者,遵医嘱使用止痛剂。

(三)术后并发症护理

1.吻合口出血

手术后24小时内可以从胃管内流出少量暗红或咖啡色胃液,一般不超过300mL,量逐渐减少颜色变淡,这是手术后正常的现象。吻合口出血表现为术后短期内从胃管内流出大量鲜血,甚至呕血或黑便。采取禁食、应用止血剂、输新鲜血等措施,出血多可停止;经非手术处理效果不佳,甚至血压逐渐下降或发生出血休克者,立即再次手术止血。

2.十二指肠残端瘘

这是毕Ⅱ式术后早期最严重的并发症,多发生于术后3~6日。它是由于十二指肠内压力过高或残端缺血坏死,引起残端破裂,十二指肠液进入腹腔,引起腹膜炎。主要表现为右上腹突然发生剧烈疼痛和腹膜刺激征,腹腔穿刺可有胆汁样液体。一旦发生,须立即进行手术。通常做十二指肠残端造口和腹腔引流。

3.术后梗阻

根据梗阻部位分为吻合口梗阻、输入段肠襻梗阻、输出段肠襻梗阻,后两者见于毕Ⅱ式胃大部切除后。

(1)吻合口梗阻:多为吻合口水肿或手术缝合过多,引起吻合口狭窄。表现为进食后上腹部饱胀和呕吐,呕吐物为食物且不含胆汁。一般经禁食、胃肠减压、补液等处理后,可使梗阻缓解。

（2）输入端梗阻：分为急、慢性两类。慢性不全性输入段梗阻，食后数分钟至30分钟即发生上腹胀痛和绞痛，伴呕吐，呕吐物主要为胆汁，多数可用非手术疗法使症状改善和消失，少数需再次手术。急性完全性梗阻，突发剧烈腹痛，呕吐频繁，呕吐物量少，不含胆汁，上腹偏右有压痛及包块，严重时出现烦躁、脉速和血压下降，及早手术治疗。

（3）输出端梗阻：表现为进食后上腹饱胀、呕吐食物和胆汁，非手术疗法如不能自行缓解应立即手术。

4.倾倒综合征

胃大部切除后，吻合口过大，失去对胃排空的控制，胃排空过速所产生的一系列综合征。表现为进食后，特别是进甜的流质饮食后10～20分钟，患者感到上腹胀痛不适、心悸、乏力、出汗、头晕、恶心、呕吐甚至虚脱，并有腹泻等，平卧几分钟后可缓解。术后早期指导患者少量多餐，饭后平卧20～30分钟，饮食避免过甜、过热的流质，1年内多能自愈。如经长期治疗护理未能改善者，应手术治疗，可将毕Ⅱ式改为毕Ⅰ式吻合。

六、护理评价

患者的疼痛是否缓解或减轻；失液和失血是否得到纠正；营养是否得到支持；并发症是否得到预防。

七、健康指导

保持心情舒畅，劳逸结合，戒烟酒。6周内不能负重。多进高蛋白、高热量饮食，有利于伤口愈合。行胃大部切除的患者应少量多餐，避免刺激性食物，餐后平卧片刻。定期门诊复查，如出现剑突下持续性疼痛、呕吐、腹泻、贫血等，及时到医院诊治。

第四节 胃癌

胃癌是我国常见的恶性肿瘤之一。在组织病理学上，胃癌90％以上是腺癌，其中又可以细分为乳头状腺癌、管状腺癌、低分化腺癌、黏液腺癌、印戒细胞癌。少见类型包括腺鳞癌、类癌、小细胞癌、未分化癌等。

一、病因及发病机制

胃癌的病因尚未完全清楚，目前认为与下列因素有关。

（一）地域环境及饮食生活因素

胃癌发病有明显的地域差别，中国、日本、俄罗斯、南非、智利和北欧等国家和地区发病率较高，而北美、西欧、印度的发病率则较低。我国西北与东部沿海地区胃癌的发病率明显比其他地区高。长期食用腌制、熏、烤食品者胃癌的发病率高，可能与上述食品中亚硝酸盐、真菌毒素、多环芳烃化合物等致癌物或前致癌物的含量高有关。食物中缺乏新鲜蔬菜、水果也与发病有一定关系。吸烟增加胃癌的发病率。

(二)幽门螺杆菌感染

是引发胃癌的主要因素之一。我国胃癌高发区人群 Hp 感染率在 60％ 以上，低发区的 Hp 感染率为 13％～30％。Hp 能促使硝酸盐转化成亚硝酸盐及亚硝胺而致癌；Hp 感染引起胃黏膜慢性炎症并通过加速黏膜上皮细胞的过度增殖导致畸变致癌；Hp 的毒性产物 CagA、VacA 可能具有促癌作用。

(三)癌前疾病和癌前病变

胃癌的癌前疾病是指一些使胃癌发病危险性增高的良性胃疾病，如慢性萎缩性胃炎、胃息肉、胃溃疡、残胃炎等。胃的癌前病变指的是容易发生癌变的病理组织学变化，但其本身尚不具备恶性改变。胃黏膜上皮细胞的不典型增生属于癌前病变，可分为轻、中、重三度，重度不典型增生易发展成胃癌。

(四)遗传因素

胃癌有明显的家族聚集倾向，研究发现与胃癌患者有血缘关系的亲属发病率较对照组高 4 倍。有证据表明胃癌的发生与抑癌基因 p53、APC、MCC 杂合性丢失和突变有关。而胃癌组织中癌基因 c-met、K-ras 等存在明显的过度表达。

二、临床表现

(一)症状

早期胃癌多无明显症状，部分患者可有上腹隐痛、嗳气、反酸、食欲减退等消化道症状，无特异性。随病情进展，症状日益加重，常有上腹疼痛、食欲缺乏、呕吐、乏力、消瘦等症状。不同部位的胃癌有其特殊表现：贲门胃底癌可有胸骨后疼痛和进行性哽噎感；幽门附近的胃癌可有呕吐宿食的表现；肿瘤溃破血管后可有呕血和黑粪。

(二)体征

胃癌早期无明显体征，可仅有上腹部深压不适或疼痛。晚期，可扪及上腹部肿块。若出现远处转移时，可有肝大、腹水、锁骨上淋巴结肿大等。

三、辅助检查

(一)纤维胃镜检查

是诊断早期胃癌的有效方法。可直接观察病变的部位和范围，并可直接取病变组织做病理学检查。采用带超声探头的电子胃镜，有助于了解肿瘤浸润深度以及周围脏器和淋巴结有无转移。

(二)X 线钡餐检查

X 线气钡双重造影可发现较小而表浅的病变。肿块型胃癌表现为突向腔内的充盈缺损；溃疡型胃癌主要显示胃壁内龛影，黏膜集中、中断、紊乱和局部蠕动波不能通过；浸润型胃癌可见胃壁僵硬、蠕动波消失。

（三）腹部超声

主要用于观察胃的邻近脏器受浸润及淋巴结转移的情况。

（四）螺旋 CT

有助于胃癌的诊断和术前临床分期。

（五）实验室检查

粪便潜血试验常呈持续阳性。胃液游离酸测定多显示酸缺乏或减少。

四、治疗

早期发现、早期诊断和早期治疗是提高胃癌疗效的关键。外科手术是治疗胃癌的主要手段，也是目前能治愈胃癌的唯一方法。对中晚期胃癌，积极辅以化疗、放疗及免疫治疗等综合治疗以提高疗效。

（一）手术治疗

1.根治性手术

原则为整块切除包括癌肿和可能受浸润胃壁在内的胃的全部或大部，以及大、小网膜和局域淋巴结，并重建消化道。切除范围：胃壁的切线应距癌肿边缘 5cm 以上，食管或十二指肠侧切缘应距离贲门或幽门 3～4cm。

早期胃癌由于病变局限，较少淋巴结转移，可行内镜下胃黏膜切除术、腹腔镜或开腹胃部分切除术。

扩大胃癌根治术适用于胃癌侵及邻近组织或脏器，是指包括胰体、尾及脾的根治性胃大部切除术或全胃切除术；有肝、结肠等邻近脏器浸润可行联合脏器切除术。

2.姑息性切除术

用于癌肿广泛浸润并转移、不能完全切除者。通过手术可以解除症状，延长生存期，包括姑息性胃切除术、胃空肠吻合术、空肠造口术等。

（二）化学治疗

这是最主要的辅助治疗方法，目的在于杀灭残留的亚临床癌灶或术中脱落的癌细胞，提高综合治疗效果。但 4 周内进行过大手术、急性感染期、严重营养不良、胃肠道梗阻、重要脏器功能严重受损、血白细胞 $<3.5\times10^9/L$、血小板 $<80\times10^9/L$ 等患者不宜化疗；化疗过程中出现以上情况也应终止化疗。常用的胃癌化疗给药途径有口服、静脉、腹膜腔、动脉插管区域灌注给药等。为提高化疗效果，多选用多种化疗药联合应用。临床上常用的化疗方案有：①FAM 方案由氟尿嘧啶（5-FU）、多柔比星（ADM）和丝裂霉素（MMC）三种药组成；②MF 方案由 MMC 和 5-FU 组成；③ELP 方案由 CF（叶酸钙）、5-FU 和 VP-16（依托泊苷）组成。

近年来紫杉醇类（多西他赛）、草酸铂、拓扑异构酶Ⅰ抑制剂（伊立替康）、卡培他滨等新的化疗药物用于胃癌，含新药的化疗方案呈逐年增高趋势，这些新药单药有效率大于 20%，联合用药效果可达 50% 左右。

（三）其他治疗

包括放射治疗、热疗、免疫治疗、中医中药治疗等。目前尚在探索阶段的还有基因治疗，主要有自杀基因疗法和抗血管形成基因疗法。

五、护理措施

(一)术前护理

1.评估及观察

(1)根据患者的身高、体重、面色、皮下脂肪厚度及血常规结果评估患者的营养状况。

(2)了解患者术前检查结果,评估重要器官的功能,了解手术耐受性,以便进行针对性处理。

(3)了解患者的饮食喜好及生活习惯、有无慢性萎缩性胃炎、胃溃疡及胃息肉等病史及患者大便潜血、胃镜等检查结果。

(4)观察患者有无恶心、呕吐、呕血、黑便等症状。

2.护理措施

(1)做好心理护理,提供舒适的环境,保证充足的休息和睡眠,入睡困难者,给予镇静催眠药物睡前口服。

(2)加强营养,给予高蛋白、高热量、高维生素易消化的少渣软食、半流食或流食,纠正贫血、低蛋白血症等,增强手术耐受性。

(3)合并幽门梗阻者,注意纠正水、电解质及酸碱失衡,手术前3日每晚用300~500mL温生理盐水洗胃,以减轻胃黏膜水肿。

(4)注意保暖,避免感冒引起上呼吸道感染。若术前已有肺部感染或吐脓痰,术前3~5日,应口服或注射抗生素。

(5)行中心静脉置管,保证各种治疗药物及液体的及时输入,为术后静脉营养创造条件。

(6)手术前一日应采血,做血型和交叉配血准备,根据手术的大小、准备足够的血量。

(7)术前一日备皮:皮肤准备包括剃除毛发、清洁脐孔,预防切口感染。

(8)手术前晚及术日晨各行普通灌肠一次,以防术中患者麻醉后肛门括约肌松弛,大便排出,增加手术污染的机会,还可防止术后发生腹胀。亦可观察大便的颜色、性状和量。

(9)手术日晨留置胃管,以减少术后胃潴留引起腹胀,减轻吻合口张力,防止吻合口瘘,同时还可以观察病情。

(10)手术前30分钟肌内注射阿托品0.5mg、鲁米那0.1g,减少腺体分泌,缓解疼痛。

3.健康指导

(1)长期吸烟者,应立即戒烟,以免呼吸道黏膜受刺激,分泌物增多,引起咳嗽甚至呼吸道感染。

(2)手术后患者常因伤口疼痛,不愿做深呼吸或咳嗽排痰,再加上麻醉的影响,易发生肺不张、肺炎,手术前教会患者做腹式深呼吸,以利肺泡的扩张,增加肺的通气量。

(3)手术前3日训练床上大小便,因术后需卧床2~3日,防止因手术创伤和麻醉的影响,出现尿潴留和便秘,尤其是老年男性患者,更易发生尿潴留。

(4)手术前12小时禁食,术前4~6小时禁饮,以防因麻醉或手术过程中的呕吐而引起窒息或吸入性肺炎。

(5)做好个人卫生:术前晚应洗头、洗澡、剪指甲、剃须,手术日晨穿好病员服,去除发卡、饰物、义齿、眼镜等,排空大小便,需留置导尿患者洗净会阴部,肌内注射术前用药后应卧床休息。

(二)术后护理

1.评估及观察

(1)评估患者皮肤受压情况、卧位是否恰当、肠蠕动恢复情况、进食情况及活动情况。

(2)观察患者意识、生命体征的变化、切口敷料及引流管引流情况。

(3)观察尿量及出入量是否平衡,准确记录 24 小时出入量。

2.护理措施

(1)卧位:硬膜外麻醉去枕平卧 6 小时,全麻未清醒患者,应去枕平卧,头偏向一侧,使口腔内分泌物或呕吐物易于流出,避免吸入气管。全身麻醉完全清醒血压、脉搏平稳后取半卧位,以利呼吸和腹腔引流。每 1～2 小时翻身一次。

(2)饮食:腹部手术后一般 24～48 小时禁食禁饮,待肛门排气后开始进少量流质饮食,根据病情逐步过渡到软食。

(3)给予心电、血压、血氧饱和度监测,做好记录。

(4)遵医嘱给予氧气吸入 2～3L/min。

(5)妥善固定各种引流管,并保持通畅,记录引流液的颜色、性质、量,更换引流袋 1 次/日。各种引流管留置的意义:①胃肠减压:吸出胃肠道内的积气积液,降低胃肠道压力,减轻腹胀;减轻吻合口的张力,防止吻合口瘘;促进胃肠蠕动功能恢复,有助于观察病情变化。②腹腔引流管:引流残留的渗血、渗液,防止腹腔感染;对有腹腔感染者,可将腹腔内的渗液排出,使残留的炎症得以局限、控制和消退;还可观察病情。③鼻肠管、空肠造口管、胃造口管等:实施肠内营养,促进康复。④各种引流管留置的注意事项:妥善固定,翻身或活动时避免拉脱;保持通畅,避免扭曲、折叠或压在身体下;引流袋应低于出口平面,负压吸引器要保持有效负压;不要自行拔除相关导管。如为胸腔引流管,引流瓶要低于胸腔引流出口平面并保持水平状态,带管活动或搬运患者时,须将引流管夹闭。

(6)保持输液通畅,保证每日 3000mL 输液量,使用输液泵控制输液速度,250～300mL/h,老年患者、心功能不全、肾功能不全者输液速度不宜过快,调至 150～200mL/h,及时、准确输入各种药物。

(7)做好口腔护理及皮肤护理。保持口腔及皮肤清洁,预防并发症的发生。

3.术后并发症的观察及护理

(1)出血:手术后胃出血多为吻合口出血,主要原因为缝合胃壁时未能完全缝闭血管,特别是在全层缝合过浅或不严密的情况下,有时胃壁血管向黏膜内出血不宜发现。另外,应激性溃疡也是术后胃出血的一个常见原因。其所致出血可呈弥漫性,血色常为咖啡色或黯红色,一般常持续 3～5 天。处理措施:①密切观察患者意识、心率、心律、血压、面色及呼吸、切口敷料渗血情况。②保持引流管通畅,密切观察引流液的颜色、性状和量。③遵医嘱静脉滴注凝血酶原复合物等止血药物。④若为应激性溃疡所致出血,可使用奥曲肽 $50\mu g/h$ 持续 24 小时泵入。⑤如出现血压下降、引流管引流出鲜红的血性液体,引流量每小时＞300mL,需立即输血、补液,补充循环血容量,防止发生低血压休克,积极做好术前准备,立即手术止血。

(2)吻合口瘘:是胃癌术后较严重的并发症,常发生于术后1周内,有腹膜刺激征的表现。胃癌术后发生吻合口瘘的原因多为组织水肿、营养不良、吻合技术欠缺等。处理措施:①禁饮食、胃肠减压保持有效的引流,并给予营养支持及保护瘘口周围的皮肤等。②吻合口瘘发生后是否行手术治疗应根据瘘口大小、引流量多少及全身与局部情况而定,其中体温、脉搏、有无腹痛、白细胞计数常为重要的观察指标。若上述各项均正常,则可行保守治疗;若瘘口大、发生早、引流量多、有腹痛等征象,则应以手术引流为主。此外,若胃癌术后发生吻合口瘘,无论采用何种方法治疗都应维持蛋白量及水、电解质平衡。

(3)肠梗阻:胃癌术后发生的肠梗阻较复杂,包括功能性肠梗阻和机械性肠梗阻。处理措施:①功能性肠梗阻:应停止进食,经补液、胃肠减压和支持治疗后可缓解。②机械性肠梗阻:机械性肠梗阻的治疗需视患者具体情况而定。如患者仅表现为腹胀、嗳气、呃逆、呕吐等,应停止进食,经补液、胃肠减压和支持治疗3~4周常可缓解。若患者表现为突发腹痛、呕吐,腹部出现肌痉挛、压痛、反跳痛,甚至出现肠管坏死、休克等时,需立即手术解除梗阻。此外,如为完全性肠梗阻亦需手术治疗。

(4)胃瘫:是胃癌术后较常见的并发症之一,并且往往手术彻底性越高,其出现的可能性越大,可能与迷走神经切断及胃张力改变有关。常发生于术后开始进食或饮食结构发生改变时,常有腹胀、胸闷、上腹不适等症状。处理措施:①药物治疗:胃瘫对药物治疗的反应不一,较常用的药物有新斯的明。②禁食、持续胃肠减压。③心理安慰:由于胃瘫者常有恐惧、焦虑等现象,患者心理压力较大,家属应做好安慰工作,并且医生也应告知患者病情,帮助患者建立信心。

(5)倾倒综合征:多发生在术后7~14日,表现为进食10~20分钟后出现上腹饱胀、恶心、呕吐、头晕、心悸、大汗淋漓等症状。①处理措施:嘱患者平卧位进食,并卧床休息1小时,症状可逐渐消失。②预防:调节饮食,少食多餐,避免过甜、过咸、过浓流质,宜进低碳水化合物、高蛋白饮食;餐时限制饮水;进食后平卧10~20分钟。

(三)健康指导

1.外科热:术后2~3天体温略有升高,一般小于38℃,为手术局部渗血、渗液和组织分解产物吸收所致,无需特殊处理。

2.鼓励患者早期活动:术后早期活动能增加肺活量,减少肺部并发症,改善全身血液循环,促进伤口愈合,防止压疮,减少下肢静脉血栓形成,有利于肠道和膀胱功能的恢复,减少腹胀和尿潴留的发生。

3.鼓励患者深呼吸,有效咳嗽排痰,预防肺部并发症的发生。

(1)深呼吸:深呼吸运动应先从鼻慢慢深吸气,使腹部隆起,呼气时腹部收缩,由口慢慢呼出。目的:有助于肺泡扩张,促进气体交换,预防术后肺炎和肺不张。

(2)有效咳嗽:在排痰前,先轻轻咳嗽几次,使痰液松动,再深吸气后,用力咳嗽,使痰液顺利排出。如为胸腹部手术,咳嗽时须双手放在切口两侧,向切口方向挤压,以减轻切口张力和振动,使疼痛减轻。

4.饮食指导:肠蠕动恢复、肛门排气后,可拔除胃管,拔管当日可少量饮水或米汤,第2日可进半量流质,第 3 日可进全量流质,若进食后无腹痛、腹胀等不适,第 4 日可进食高蛋白、高维生素、高热量的半流质,术后 10～14 日可进软食。少食多餐,少食牛奶、豆类等产气食物,忌生冷、辛辣等刺激性食物。建立良好饮食习惯,多吃新鲜蔬菜、水果,少吃食盐、咸菜及烟熏食物。忌烟、酒。

第五节　急性阑尾炎

阑尾远端为盲肠,体表投影在麦氏点(即右髂前上棘与脐连线中外 1/3 交界处)。阑尾基底部与盲肠关系恒定,可随盲肠位置而变异。阑尾动脉属无侧支循环的终末动脉,当血运障碍时,易致阑尾坏死。阑尾静脉血液汇入门静脉,阑尾炎症时,菌栓脱落可引起门静脉炎和肝脓肿。

一、病因与发病机制

急性阑尾炎是指阑尾发生的急性炎症反应,是常见的外科急腹症之一,以青壮年多见,男性发病率高于女性。由于阑尾管腔细长,开口较小,容易被食物残渣、粪石及蛔虫等因素导致管腔梗阻,致病菌繁殖侵入阑尾而引起感染,也可由其他急性肠道感染蔓延而致。根据病理生理将急性阑尾炎分为急性单纯性阑尾炎、急性化脓性阑尾炎、坏疽性及穿孔性阑尾炎、阑尾周围脓肿四种病理类型。急性阑尾炎的转归则有炎症消退、炎症局限化、炎症扩散三种结局。

二、护理评估

(一)健康史

患者既往有无类似发作史;发病前有无急性肠炎等诱因;成年女性患者应了解有无停经、月经过期、妊娠等。

(二)身体状况

1.常见症状

(1)腹痛:典型症状为转移性右下腹痛。腹痛多开始于上腹部或脐周,数小时后转移并固定于右下腹,70%～80%的急性阑尾炎患者具有此典型症状;少部分患者发病开始即表现为右下腹痛。不同类型的阑尾炎其腹痛特点也有差异。如:单纯性阑尾炎表现为轻度隐痛;化脓性阑尾炎呈阵发性胀痛和剧痛;坏疽性阑尾炎呈持续性剧烈腹痛;穿孔性阑尾炎因阑尾腔内压力骤减,腹痛可暂时减轻,但出现腹膜炎后,腹痛又会持续加剧。

(2)胃肠道症状:早期有反射性恶心、呕吐,部分患者有便秘或腹泻。例如,盆位阑尾炎时,炎症刺激直肠和膀胱,引起排便次数增多、里急后重及尿痛。

(3)全身表现:多数患者早期仅有乏力、低热。炎症加重可有全身中毒症状,如寒战、高热、脉搏快、烦躁不安或反应迟钝等。若发生化脓性门静脉炎,则出现寒战、高热和轻度黄疸。

2.体征

(1)右下腹固定压痛:急性阑尾炎的重要体征。压痛点通常位于麦氏点,亦可随阑尾位置变异而改变,但始终表现为一个固定位置的压痛。压痛的程度与炎症程度相关,若阑尾炎症扩散,压痛范围亦随之扩大,但压痛点仍以阑尾所在部位最明显。

(2)腹膜刺激征:提示阑尾已化脓、坏疽或穿孔等。但在特殊年龄阶段、体质较弱及阑尾位置变化的患者,如小儿、老人、孕妇、肥胖、虚弱者及盲肠后位阑尾炎等,腹膜刺激征可不明显。

(3)右下腹肿块:查体如发现右下腹饱满,可触及一个压痛性肿块,固定、边界不清,应考虑阑尾炎性肿块或阑尾周围脓肿的诊断。

(4)其他体征:①结肠充气试验:患者仰卧位,检查者右手压迫左下腹,再用左手挤压近侧结肠,结肠内气体可传至盲肠和阑尾,引起右下腹疼痛者为阳性。②腰大肌试验:患者左侧卧位,右大腿后伸,引起右下腹疼痛为阳性,提示阑尾位于盲肠后位或腰大肌前方。③闭孔内肌试验:患者仰卧位,将右髋和右膝均屈曲90°,然后被动向内旋转,引起右下腹疼痛者为阳性,提示阑尾位置靠近闭孔内肌。④直肠指诊:盆位阑尾炎或阑尾炎症波及盆腔时可有直肠右前方触痛;若形成盆腔脓肿可触及痛性包块。

(三)心理-社会状况

了解患者及家属对阑尾炎及手术的认知程度;妊娠期患者及其家属对胎儿风险的认知程度、心理承受能力。

(四)辅助检查

实验室检查:血常规检查可见白细胞计数和中性粒细胞比例增高。

(五)治疗要点及反应

绝大多数急性阑尾炎一旦确诊,应及时行阑尾切除术。非手术治疗适用于诊断不甚明确且症状比较轻者,如早期单纯性阑尾炎。阑尾周围脓肿先行非手术治疗,待肿块缩小局限,体温正常,3个月后,再行手术切除阑尾。

三、观察要点

(一)严密观察病情

包括患者的精神状态、生命体征、腹部症状和体征以及白细胞计数的变化。

(二)并发症观察及护理

1.腹腔内出血

常发生在术后24小时内,手术当日应严密观察脉搏、血压。患者如有面色苍白、脉速、血压下降等内出血的表现或腹腔引流管有血液流出,应立即将患者平卧,快速静脉补液并做好手术止血的准备。

2.切口感染

表现为术后4~5日体温升高,切口疼痛且局部红肿、压痛或波动感,应给予抗生素、理疗等治疗,如已化脓应拆线引流。

3.腹腔脓肿

术后5~7日体温升高或下降后又上升,并有腹痛、腹胀、腹部包块或排便排尿改变等应及时与医生联系进行处理。

4.粘连性肠梗阻

常为慢性不完全性梗阻,可有阵发性腹痛、呕吐、肠鸣音亢进等表现。

四、护理要点

(一)非手术护理

1.卧位患者取半卧位。

2.酌情禁食或流质饮食并做好输液的护理。

3.未明确诊断前禁用止痛药,遵医嘱使用抗生素。如经非手术治疗病情不见好转或加重应及时报告医生手术治疗。

4.如物理降温、止吐,观察期间慎用或禁用止痛药,禁服泻药及灌肠。

(二)术前护理

1.同情安慰患者,认真回答患者的问题,解释手术治疗的原因。

2.禁食并做好术前准备,对老年患者应做好心、肺、肾功能的检查。

(三)术后护理

1.体位

按麻醉方式安置体位,血压平稳后取半卧位。

2.用药护理

遵医嘱给予抗感染治疗。

3.饮食护理

术后1~2日肠功能恢复后可给流食逐步过渡到软食、普食,但1周内忌牛奶或豆制品以免腹胀。同时1周内忌灌肠和泻药。

4.早期活动

鼓励患者早期下床活动,以促进肠蠕动恢复,防止肠粘连。

第六节　肠梗阻

任何原因引起的肠内容物正常运行或顺利通过肠道发生障碍时,称为肠梗阻,是外科常见的急腹症之一。

一、概述

(一)病因及分类

1.机械性肠梗阻

机械性肠梗阻最常见,是指由于机械原因引起肠腔变窄而发生肠内容物通过障碍。此类肠梗阻见于:①肠腔堵塞,如蛔虫、异物、粪块、结石等;②肠管受压,如腹外疝嵌顿、粘连带压迫、肠扭转、肿瘤压迫等;③肠壁病变,如先天性肠道闭锁、狭窄、肿瘤等。

2.动力性肠梗阻

动力性肠梗阻是由于肠壁肌肉运动紊乱,导致肠内容物运行障碍,分为麻痹性和痉挛性两大类。前者多因急性化脓性腹膜炎、腹部手术、腹膜后血肿,因肠壁肌麻痹所致;后者见于急性肠炎、肠功能紊乱和慢性铅中毒,由于肠壁肌肉强烈痉挛性收缩,致使肠内容物不能向下运行。临床少见,且往往为一时性障碍。

3.血运性肠梗阻

血运性肠梗阻较少见,是由于肠系膜血管栓塞或血栓形成,肠管血运发生障碍所致。肠腔虽无堵塞,但肠内容物不能运行。

此外,肠梗阻还可按其肠壁血运有无障碍分为单纯性和绞窄性两类。①单纯性肠梗阻:肠壁血运无障碍,仅有肠内容物不能正常运行;②绞窄性肠梗阻:肠梗阻发生后,伴有肠壁血运障碍。肠梗阻还可按梗阻发生的部位分为高位(空肠上段)肠梗阻和低位(回肠末段、结肠)肠梗阻两类;按梗阻的程度分为完全性肠梗阻和不完全性肠梗阻。如一段肠襻两端完全阻塞肠扭转,则称为闭襻性肠梗阻,此类梗阻由于肠腔高度膨胀,极易发生肠坏死和肠穿孔。

(二)病理

各种类型的肠梗阻发生后,肠管局部和机体全身都会出现一系列复杂的病理生理变化。

1.肠管局部病理变化

单纯机械性肠梗阻发生后,梗阻以上肠蠕动增加,以克服肠内容物通过障碍;同时,因肠腔内积气、积液而使肠腔膨胀,静脉血回流受阻,肠壁充血水肿,呈暗红色;若肠腔内压力继续升高,会导致小动脉血运受阻,血栓形成,肠壁表面失去光泽,呈黑色,最终因肠管缺血而坏死、穿孔。

2.体液丧失

因体液丧失而引起的严重水、电解质代谢及酸碱平衡失调,是肠梗阻最重要的病理生理改变。肠梗阻患者,由于不能进饮食,并且频繁呕吐而大量丧失消化液,使水、电解质大量丢失,尤以高位肠梗阻更为显著。低位肠梗阻时,消化液不能被吸收而潴留在肠腔内;另外,肠管过度膨胀,肠壁血运障碍,致使液体自肠壁渗透至肠腔和腹腔。高位肠梗阻因频繁呕吐丢失大量胃酸和氯离子,可引起代谢性碱中毒;低位小肠梗阻,钠离子、钾离子丢失多于氯离子,而且在脱水和缺氧情况下酸性代谢产物剧增,从而引起严重的代谢性酸中毒。

3.感染和毒血症

梗阻上端肠腔内细菌数量显著增加,由于肠壁血运障碍或失去活力,细菌大量繁殖并产生大量毒素。由于肠壁的通透性增加,细菌和毒素通过肠壁渗透至腹腔内,引起腹膜炎、毒血症、脓毒血症,甚至发生感染性休克而导致患者死亡。

二、护理评估

(一)健康史

询问病史,注意患者的年龄,有无感染、饮食不当、过劳等诱因,尤其注意既往腹部疾病史、手术史、外伤史。

（二）身体状况

1.症状

肠梗阻的临床表现可归纳为腹痛、呕吐、腹胀和肛门排便排气停止四个方面的症状。

（1）腹痛：单纯性肠梗阻表现为阵发性绞痛；绞窄性肠梗阻多为持续性疼痛，阵发性加剧；麻痹性肠梗阻则为持续性胀痛。腹痛多在腹中部，也可偏重于梗阻所在的部位。

（2）呕吐：早期呈反射性，吐出物多为食物或胃液。此外，呕吐随梗阻部位高低而有所不同。梗阻部位越高，呕吐出现越早、越频繁。故高位肠梗阻时呕吐频繁，呕吐物多为胃、十二指肠内容物；低位肠梗阻时呕吐出现得迟而少，呕吐物呈粪汁样；结肠梗阻时呕吐到晚期才出现（甚至可无呕吐）；绞窄性肠梗阻时，呕吐物呈棕褐色或血性液体。

（3）腹胀：一般出现较晚，其程度与梗阻部位有关。高位肠梗阻腹胀不明显；低位肠梗阻腹胀明显，遍及全腹；结肠梗阻多为周边性腹胀；绞窄性肠梗阻表现为不对称的局限性腹胀；麻痹性肠梗阻腹胀显著，并为均匀性全腹胀。

（4）肛门停止排便排气：急性完全性肠梗阻患者有此症状。但梗阻早期，尤其是高位肠梗阻，可因梗阻以下肠内残存的粪便和气体发病后仍可排出，不能因此而排除肠梗阻的诊断。绞窄性肠梗阻如肠套叠、肠系膜血栓形成等，亦可排出少量果酱样或血性黏液便。

2.体征

（1）全身变化：单纯性肠梗阻患者早期全身情况多无明显改变。晚期可出现唇干舌燥，眼窝内陷，皮肤弹性差、尿少等脱水体征。绞窄性肠梗阻或严重脱水时，可有脉搏细速、血压下降、脉压缩小、面色苍白、四肢湿冷等休克表现。

（2）腹部体征

①视诊：腹式呼吸减弱或消失，可见肠型、肠蠕动波和腹胀。

②触诊：单纯性肠梗阻可有轻度压痛；绞窄性肠梗阻由于伴有腹膜炎、肠坏死，故有明显的腹肌紧张、压痛和反跳痛等腹膜刺激征。如扪及痛性包块，多为受绞窄的肠袢；条索状团块为蛔虫性肠梗阻；"腊肠样"包块则为肠套叠。

③叩诊：多为鼓音，绞窄性肠梗阻腹腔内有多量渗出液（超过 1000mL）时，可有移动性浊音。

④听诊：肠鸣音亢进，并有气过水声和金属音。麻痹性肠梗阻时肠鸣音减弱或消失。

（三）心理-社会状况

了解患者和家属有无因肠梗阻的急性发生而引起的焦虑或恐惧，对疾病的了解程度，治疗费用的经济承受能力等。

（四）辅助检查

1.实验室检查

单纯性肠梗阻患者可由于脱水、血液浓缩而出现血红蛋白、血细胞比容及尿比重增高。绞窄性肠梗阻早期即有白细胞计数及中性粒细胞比例增高。

2.影像学检查

腹部立位或侧位 X 线平片可见多个阶梯状气液平面及胀气肠袢；空肠梗阻可见鱼刺骨样改变；绞窄性肠梗阻可见孤立突出胀大的肠袢，且不因体位、时间而改变。

（五）治疗要点

肠梗阻的治疗原则是矫正因梗阻引起的全身生理紊乱和解除梗阻。具体治疗方法要根据肠梗阻的类型、部位和患者全身情况而定。包括：①非手术治疗：禁食禁饮，胃肠减压，纠正体液失衡，解痉止痛，防止感染中毒。②手术治疗：如粘连松解术、肠切除吻合术、肠套叠或扭转复位术、肠造口术等。

附：几种常见肠梗阻的临床特点

1.粘连性肠梗阻

临床上最常见，是指肠袢间相互粘连成角或腹腔内粘连带压迫肠管引起的肠梗阻。此类肠梗阻多见于腹部手术后，炎症、损伤、出血等，尤以腹部手术后更多见。肠粘连并非一定发生肠梗阻，如有饮食不当、剧烈活动、体位突然改变、肠道炎性病变等诱因，使肠袢重量增加，肠袢牵拉成锐角或肠袢以粘连带为支点发生扭转而导致肠梗阻发生。粘连性肠梗阻多为单纯性，可以是不完全性或完全性肠梗阻，少数为绞窄性肠梗阻。

2.蛔虫性肠梗阻

蛔虫性肠梗阻是指肠蛔虫聚集成团引起的肠管阻塞。多见于儿童，农村的发病率较高。其诱因常为发热和驱蛔不当，多为单纯性不完全性肠梗阻。表现为脐周阵发性腹痛，伴呕吐，腹胀较轻，腹部柔软，可扪及变形、变位的条索状包块，无明显压痛。腹部 X 线平片可见成团的蛔虫阴影。

3.肠扭转

肠扭转是指一段肠管沿其系膜长轴旋转而形成的闭袢性肠梗阻。小肠、乙状结肠的肠系膜相对较长，系膜根部附着处较窄，易发生扭转，以顺时针方向旋转为多见，常见的肠扭转有部分小肠、全部小肠和乙状结肠扭转。肠扭转时肠系膜亦随之扭转，故多伴有肠壁血运障碍，属于闭袢性绞窄性肠梗阻。因肠扭转发生的部位不同，其临床表现各有特点。

小肠扭转多见于青壮年，常在饱食后进行剧烈活动或体力劳动时发病。起病急骤，表现为剧烈腹绞痛，多位于脐周，呈持续性疼痛阵发性加剧。伴有频繁呕吐，腹胀不显著或者某一部位特别明显。腹部可扪及压痛性包块，腹部 X 线检查符合肠梗阻征象。

乙状结肠扭转多见于男性老年人，常有便秘习惯。临床表现为腹部绞痛，腹胀明显，而呕吐一般不明显。钡剂灌肠 X 线检查见扭转部位钡剂受阻，尖端呈"鸟嘴"形。

4.肠套叠

一段肠管套入其相连的肠管腔内称肠套叠。其发生常与肠管解剖特点（如盲肠肠套叠活动度过大）、病理因素（如肠息肉、肿瘤）及肠功能失调、蠕动异常等有关。按部位分为回盲部套叠（回肠套入结肠）、小肠套叠（小肠套入小肠）和结肠套叠（结肠套入结肠）等类型，尤以回盲部肠套叠多见。肠套叠是小儿肠梗阻的常见病因，多发生于 2 岁以下儿童，尤以肥胖型男婴多见。肠套叠的三大典型表现是腹痛、血便和腹部包块，表现为突然发作剧烈的阵发性腹痛，患儿阵发性哭闹不安，面色苍白，出汗，伴呕吐和排出果酱样血便。常可在腹部扪及腊肠样包块，表面光滑，可推动，有压痛。肛门指检指套上有黏液或血迹。空气或钡剂灌肠 X 线检查，可见"杯口"形钡剂阴影。

三、观察要点

(一)术前

1. 观察腹痛部位、程度、性质及伴随症状。
2. 呕吐发生的时间、次数及呕吐物的量、色、气味、性状。
3. 有无排气、排便以及大便的性状。

(二)术后

观察病情变化；观察生命体征变化；观察有无腹痛、腹胀、呕吐及排气等。如有腹腔引流时，应观察记录引流液颜色、性质及量。

四、护理要点

(一)缓解疼痛与腹胀

1. 胃肠减压

胃肠减压有效的胃肠减压对单纯性肠梗阻和麻痹性肠梗阻可达到解除梗阻的目的。现多采用鼻胃管(Levin管)减压，先将胃内容物抽空，再行持续低负压吸引。置胃肠减压期间应保持减压管通畅和减压装置有效的负压，注意引流液的色、质、量，并正确记录。如发现血性液体，应考虑肠绞窄的可能。胃肠减压可减少胃肠道积存的气体、液体，减轻肠腔膨胀，有利于肠壁血液循环的恢复，减轻肠壁水肿；胃肠减压还可以降低腹内压，改善因膈肌抬高而导致的呼吸与循环障碍。向减压管内注入生植物油或中药等，可以润滑肠管或是刺激肠蠕动恢复。注入药物后，需夹管 1～2 小时。中药应浓煎，每次 100mL 左右，防止量过多引起患者呕吐、误吸。

2. 安置体位

取低半卧位，减轻腹肌紧张，有利于患者的呼吸。

3. 应用解痉药

应用解痉药在确定无肠绞窄后，可应用阿托品、山莨菪碱等抗胆碱类药物，以解除胃肠道平滑肌的痉挛，抑制胃肠道腺体的分泌，使患者腹痛得以缓解。

4. 按摩或针刺疗法

若为不完全性、痉挛性或单纯蛔虫所致的肠梗阻，可适当顺时针轻柔按摩腹部，并遵医嘱配合应用针刺疗法，缓解疼痛。

(二)维持体液与营养平衡

1. 补液

补充液体的量与种类取决于病情，包括呕吐次数、量及呕吐物的性状等以及皮肤弹性、尿量、尿比重、血液浓缩程度、血清电解质、血气分析结果等。故应严密监测上述病情及实验室检查结果的变化。

2. 饮食与营养支持

肠梗阻时需禁食，应给予胃肠外营养。若梗阻解除，患者开始排气、排便，腹痛、腹胀消失

12 小时后,可进流质饮食,忌食易产气的甜食和牛奶等;如无不适,24 小时后进半流质饮食;3 日后进软食。

(三)呕吐护理

呕吐时坐起或头偏向一侧,及时清除口腔内呕吐物,以免误吸引起吸入性肺炎或窒息。呕吐后给予漱口,保持口腔清洁。观察和记录呕吐物颜色、性状和量。

(四)严密观察病情变化、及早发现绞窄性肠梗阻

定时测量体温、脉搏、呼吸和血压,以及腹痛、腹胀和呕吐等变化,及时了解患者各项实验室指标。若出现以下情况应警惕绞窄性肠梗阻发生的可能。

1.腹痛发作急骤,发病开始即可表现为持续性剧痛或持续性疼痛伴阵发性加重;有时出现腰背痛。

2.呕吐出现早、剧烈而频繁。

3.腹胀不对称,腹部有局限性隆起或触痛性肿块。

4.呕吐物、胃肠减压液或肛门出物为血性或腹腔穿刺抽出血性液体。

5.出现腹膜刺激征,肠鸣音可不亢进或由亢进转为减弱甚至消失。

6.体温升高、脉率增快、白细胞计数升高。

第七节　肝脓肿

肝受感染后形成的脓肿,称为肝脓肿。根据病原菌的不同可分为细菌性肝脓肿和阿米巴性肝脓肿,临床上细菌性肝脓肿较多见。

一、细菌性肝脓肿

(一)概述

1.病因

细菌性肝脓肿是化脓性细菌引起的肝内化脓性感染,最常见的致病菌为大肠杆菌和金黄色葡萄球菌。细菌可经下列途径侵入肝脏。①胆道系统:胆道蛔虫症、胆结石等引起胆道梗阻合并感染时细菌经胆道上行感染肝脏,是细菌最主要的入侵途径和最常见病因;②肝动脉:全身其他部位化脓性感染如化脓性骨髓炎、中耳炎、肺炎等并发菌血症时,细菌可经肝动脉入侵而在肝内形成多发性脓肿;③门静脉系统:腹腔内感染如坏疽性阑尾炎、细菌性痢疾等,细菌可经门静脉系统入侵肝脏;④淋巴系统:邻近肝的部位发生化脓性感染时,细菌可经淋巴系统侵入肝脏;⑤直接入侵:开放性肝损伤时细菌可直接经伤口进入肝脏,引起感染形成脓肿;⑥隐匿性感染:由于抗生素的广泛应用和耐药,隐匿性肝脓肿的发病率也呈上升趋势。

2.病理生理

细菌经以上途径入侵肝脏后引起肝脏的炎症反应,有的自愈,有的形成小脓肿。若治疗及时、合理,小脓肿多能吸收机化;如果治疗不及时或机体抵抗力低下,使感染加重和肝组织破

坏,可在肝脏内形成单发或多发脓肿,小脓肿也可互相融合成较大脓肿。因肝脏血供丰富,脓肿形成后,大量毒素吸收,机体表现为严重的脓毒血症。当感染局限后,脓肿壁肉芽组织生长并纤维化,临床症状逐渐减轻或消失;若肝脓肿未得到适当控制,感染可向周围扩散而引起严重并发症。

(二)护理评估

1.健康史

评估患者发育及营养状况;了解有无胆道疾病、有无其他部位感染及肝的开放性损伤;了解有无免疫功能低下和全身代谢性疾病。

2.身体状况

起病较急,主要症状是寒战、高热、肝区疼痛和肝大。①寒战、高热:最常见的早期症状,体温可达 39～40℃,多为弛张热,伴多汗、乏力,恶心、呕吐,脉率增快。②肝区疼痛:肝区持续性胀痛或钝痛,可伴右肩牵涉痛。③消化道及全身症状:患者常有乏力、食欲减退、恶心、呕吐,炎症累及胸部可有刺激性咳嗽或呼吸困难等。④体征:患者呈急性病容,最常见的体征为肝区压痛、肝大伴触痛、右下胸及肝区叩击痛。若脓肿位于肝前下缘比较浅表的位置,可伴有右上腹肌紧张和局部触痛;巨大的肝脓肿可使右季肋呈饱满状态,甚至局限性隆起,局部皮肤呈凹陷性水肿;严重者可出现黄疸;病程较长者,常有贫血。⑤并发症:脓肿可向腹腔穿破,引起腹膜炎;肝右叶脓肿向上穿破可形成膈下脓肿,也可向右胸穿破;肝左叶脓肿偶尔可穿破心包。

3.心理-社会因素

由于突然发病或病程较长,忍受较重的痛苦,担忧预后或经济拮据等原因,患者常有焦虑、悲伤或恐惧反应,发生严重并发症时反应更加明显。

4.辅助检查

①实验室检查:血常规检查可见白细胞计数增高,明显核左移现象。②影像学检查:B超为首选的检查方法,诊断阳性率可达 96% 以上,并能明确其部位和大小;CT 检查阳性率也在 90% 以上;X 线检查可见肝阴影增大,右膈肌抬高和活动受限。③诊断性肝穿刺:在肝区压痛最剧烈处或在超声探测引导下穿刺,抽出脓液即可证实;同时可行脓液细菌培养和药物敏感试验。

5.诊疗要点

细菌性肝脓肿是一种严重疾病,应早期诊断,积极治疗,防治并发症。加强全身支持疗法,提高机体抵抗力;用足量、有效抗生素控制感染,积极处理原发病灶;脓肿形成后,可在 B 超引导下穿刺抽脓或置管引流,如疗效不佳应手术切开引流;还可配合中医中药治疗。

(三)护理问题

1.体温过高与感染后细菌毒素吸收有关。

2.疼痛与炎性介质刺激有关。

3.营养失调:低于机体需要量与进食减少、感染引起分解代谢增加有关。

4.体液不足与高热、大量出汗、进食不足等有关。

5.潜在并发症:腹膜炎、膈下脓肿、胸腔内感染、休克。

(四)护理措施

1.一般护理

①保持病室内温、湿度适宜,定时通风。②高热者首先应用物理降温,无效时遵医嘱药物降温;降温过程中注意观察出汗情况,及时更换汗湿的衣裤和床单,保持清洁和舒适。③增加患者摄水量,口服不足时加强静脉补液,纠正体液失衡。④遵医嘱应用镇静止痛药物。⑤加强营养,给予高热量、高蛋白、高维生素饮食;必要时少量多次输血和血浆。

2.病情观察

动态观察患者体温变化,并适时抽血做血培养;加强对患者生命体征和腹部、胸部症状和体征的观察,及时发现脓肿破溃引起的腹膜炎、膈下脓肿、胸腔感染、心脏压塞等严重并发症,并通知医生,协助抢救。

3.治疗配合

①按医嘱给予足量、有效抗生素,注意配伍禁忌,观察不良反应;②经皮穿刺抽脓或脓肿置管引流术后,应严密监测生命体征、腹痛与腹部体征;协助患者取半卧位,并妥善固定引流管,防止意外脱落;每日在严格无菌原则下用无菌生理盐水冲洗脓腔,注意观察引流液的量和性状;每日更换引流袋;当每日脓液引流量少于 10mL 时,可拔出引流管,适时换药,直至脓腔闭合。

4.心理护理

关心安慰患者,加强与患者的交流和沟通,耐心解释各项治疗护理操作的目的、方法和注意事项,减轻或消除其焦虑情绪,使其积极配合治疗和护理,以取得满意的效果。

(五)健康教育

介绍细菌性肝脓肿的防治知识;嘱患者出院后加强营养,多饮水;遵医嘱服药,不得擅自改变药物剂量或停药;若出现发热、肝区疼痛时及时就诊。

二、阿米巴性肝脓肿

(一)概述

肠道阿米巴感染后,阿米巴原虫从结肠溃疡破口处随门静脉血液进入肝脏,可并发阿米巴性肝脓肿,其好发部位在肝右叶,阿米巴性肝脓肿可发生于溶组织内阿米巴感染数月至数年之后。多因机体免疫力下降而诱发。寄生在肠壁的溶组织内阿米巴大滋养体可经门静脉直接侵入肝脏。其中,大部分被消灭,少数存活的大滋养体继续繁殖,可引起小静脉炎和静脉周围炎。在门静脉分支内,大滋养体的不断分裂繁殖可引起栓塞,并通过伪足运动、分泌溶组织酶的作用造成局部液化性坏死,形成小脓肿。随着时间的延长,病变范围逐渐扩大,使许多小脓肿融合成较大的肝脓肿。从大滋养体侵入肝脏至脓肿形成常历时 1 个月以上。肝脓肿通常为单个大脓肿。由于大滋养体可到达肝脏的不同部位,故亦可发生多发性肝脓肿。肝脓肿大多位于肝的右叶,这与盲肠及升结肠的血液汇集于肝右叶有关。少数病例可位于肝的左叶,亦可左、右两叶同时受累,形成局限性病变,其他肝组织正常。

（二）护理评估

1.临床表现

临床表现的轻重与脓肿的位置、大小及有无继发细菌感染等有关。起病大多缓慢,体温逐渐升高,热型以弛张型居多,常伴食欲减退、恶心、呕吐、腹胀、腹泻、肝区疼痛及体重下降等。当肝脓肿向肝脏顶部发展时,刺激右侧膈肌,疼痛可向肩部放射。若压迫右肺下部,可有右侧反应性胸膜炎或胸水。脓肿位于右肝下部时,可出现右上腹痛,体检可发现肝肿大,边缘多较钝,有明显的叩痛、压痛。脓肿位于肝的中央部位时症状常较轻,靠近肝包膜者常较疼痛,而且较易发生穿破。肝脓肿向腹腔穿破可引起急性腹膜炎,向右胸腔穿破可致脓胸,此外,尚可引起膈下脓肿、肾周脓肿、心包积液等,患者可出现相应的临床表现。

2.辅助检查

(1)实验室检查:急性感染者白细胞计数及中性粒细胞比例均增高。病程较长者白细胞计数常仅轻度升高,但贫血、消瘦则较明显,血沉增快。粪便检查提示溶组织内阿米巴原虫阳性率为30%,以包囊为主。

(2)脓肿穿刺液检查:典型脓液为棕褐色,如巧克力糊状,黏稠、带腥味。当合并细菌感染时,可见土黄色脓液伴恶臭。由于有活力的溶组织内阿米巴大滋养体常处于脓肿周围的组织内,故在抽出脓液中的阿米巴滋养体多已死亡。取最后抽出的脓液做检查,有可能发现有活动能力的阿米巴滋养体。采用普通镜检法时,溶组织内阿米巴滋养体的形态较难与其他细胞相辨别,检出率常低于30%。然而,采用特异性抗体的荧光技术做荧光显微镜检查,则检出率可提高至90%以上。

(3)肝功能检查:大部分病例都有轻度肝功能受损表现,如血清白蛋白下降、碱性磷酸酶增高、丙氨酸转氨酶升高、胆碱酯酶活力降低等,其余项目多在正常范围。个别病例可出现血清胆红素升高。

(4)X线检查:右侧横膈抬高,呼吸运动减弱,右侧肺底有云雾状阴影,胸膜增厚或胸水。

(5)超声波检查:B型超声黑白或彩色显像检查,可在肝内发现液性病灶;CT、磁共振成像(MRI)、放射性核素肝扫描等检查均可发现肝内液性占位性病变。在这些影像学检查中,由于B型超声显像检查不但可显示肝内占位性病变的数量、大小、位置和是否液性,而且即使多次检查都对身体无明显伤害,故最为常用。

(6)免疫学检查:可用间接荧光抗体试验、酶联免疫吸附试验等检测血清中抗溶组织内阿米巴滋养体的 IgG 和 IgM 抗体,阳性有助于本病的诊断。

(7)分子生物学检查:采用 PCR 技术可在肝脓液中检出溶组织内阿米巴滋养体的 DNA。

3.治疗原则

首先应考虑非手术治疗,以抗阿米巴药物治疗和反复穿刺吸脓以及支持疗法为主。外科治疗方法有闭式引流术、切开引流术、肝切除术。

（三）护理措施

1.观察、记录疼痛的性质、程度、伴随症状,评估诱发因素,并告之患者。

2.加强心理护理,给予精神安慰。

3.咳嗽、深呼吸时用手按压伤口。

4.妥善固定引流管,防止引流管来回移动所引起的疼痛。

5.严重时注意生命体征的改变及疼痛的演变。

6.指导患者使用松弛术、分散注意力等方法,如听音乐、相声或默默数数,以减轻患者对疼痛的感受性,减少止痛药物的用量。

7.在疼痛加重前,遵医嘱给予镇痛药,并观察、记录用药后的效果。

8.教给患者用药知识,如药物的主要作用、用法及用药间隔时间,疼痛时及时用止痛药效果较好。

第三章　妇产科常见疾病的护理策略

第一节　异常妊娠

一、流产

妊娠于 28 周前终止,胎儿体质量不足 1 000g,称为流产。妊娠不足 12 周发生流产者称为早期流产,发生于 12 周至不足 28 周者称为晚期流产。按流产的发展过程分为先兆流产、不全流产、难免流产和完全流产。胚胎在子宫内死亡超过 2 个月仍未自然排出者称为过期流产。自然流产连续 3 次或 3 次以上者称为习惯性流产。

早期流产的原因多数是遗传因素(如基因异常),其次为母体因素(如孕妇患急性传染病、胎儿感染中毒死亡、黄体功能不足等),此外母儿双方免疫不适应或血型不合亦可引起流产,晚期流产则因宫颈内口松弛、子宫畸形等因素所致。

(一)诊断

1.临床表现

(1)先兆流产:妊娠 28 周前出现少量阴道出血和(或)轻微下腹疼痛或腰酸下坠感,无破水及组织排出,妊娠反应持续存在;检查宫口未开,胎膜未破,子宫大小与停经月份符合;妊娠试验阳性;B 超显示有孕囊及胚芽,孕 7 周以上者有胎心波动。如胚胎发育正常,经休息和治疗后出血及腹痛消失,妊娠可以继续;若胚胎发育异常或出血增多、腹痛加重,则可发展为难免流产。

(2)难免流产:多由先兆流产发展而来,流产已不可避免。阴道出血量增多(常多于月经量),腹痛加重,呈阵发性下腹坠胀痛,可伴有阴道流水(胎膜破裂)。妇科检查见宫口已扩张,可见胚胎组织或胚囊堵塞于宫颈口,子宫大小与停经月份符合或略小,尿妊娠试验可呈阴性或阳性,B 超宫腔内可见胚囊胚芽,有时可见胎动及胎心搏动。

(3)不全流产:妊娠物已经部分排出子宫,尚有部分残留于子宫内,由难免流产发展而来。残留妊娠物影响子宫收缩,有持续性阴道出血,严重者可发生休克。检查时可发现宫颈口扩张,有血液自宫颈口流出,有时可见妊娠物在宫颈口或阴道内出现,部分仍残留在宫腔内,子宫大小一般小于停经月份。

(4)完全流产:常发生于妊娠 8 周以前或 12 周以后。经过腹痛及阴道出血后,妊娠产物已完全排出,阴道出血逐渐停止或仅有少量出血,腹痛消失。妇科检查见宫口关闭,子宫略大或已恢复正常大小,妊娠试验阴性或阳性,B超显示宫腔线清晰,可有少量血液,但无组织残留。

(5)过期流产:胚胎或胎儿在宫内已经死亡,但没有自然排出。胚胎或胎儿死亡后子宫不再继续增大,反而缩小。妊娠反应消失,胎动消失。检查时发现宫颈口关闭,子宫小于停经月份,听不到胎心。

(6)习惯性流产:每次流产往往发生于相同妊娠月份,流产经过与一般流产相同,早期流产的原因常为黄体功能不全、甲状腺功能低下症、染色体异常等。晚期流产较常见的原因则为宫颈内口松弛、子宫畸形、子宫肌瘤等。

(7)孕卵枯萎:也称为空卵,在超声检查时发现有妊娠囊,但是没有胚胎,说明胚胎已经死亡,不再发育。

(8)流产感染:流产过程中若出血时间长、有组织残留、非法堕胎或不洁性生活可引起宫腔内感染,严重者感染可扩散到盆腔、腹腔乃至全身,引起盆腔炎、腹膜炎、败血症甚至感染性休克。患者除有一般流产症状外,尚有发热、下腹痛、阴道分泌物味臭或流脓性液体等感染症状及相应体征,可因感染性休克而导致患者死亡。

2.辅助检查

(1)妊娠试验:胚胎或绒毛滋养细胞存活时,妊娠试验阳性,当妊娠物与子宫壁分离已久失活时妊娠试验阴性。

(2)激素测定:定期测绒毛膜促性腺激素(hCG)、胎盘催乳素(HPL)、雌二醇(E_2)及孕酮(P)的含量,动态观察其变化情况,如有进行性下降,提示将发生流产。

(3)细菌培养:疑有感染时做阴道或宫腔拭子的细菌培养及药物敏感试验,有助于感染的诊断和治疗。

(4)B超检查:显示子宫增大,明确宫腔内有无孕囊、胚胎、胎心搏动及残留组织或积血,以协助诊断。

(5)病理检查:对于阴道排出的组织,可以用水冲洗寻找绒毛以确定是否为妊娠流产。对于可疑的病例,要将组织物送病理检查以明确诊断。

3.诊断要点

(1)生育年龄妇女,既往月经规律,若有月经过期,出现早孕反应,妇科检查子宫增大,尿妊娠试验阳性应诊断为妊娠。

(2)妊娠后阴道出血、下腹坠痛、腰骶酸痛,要考虑流产的可能。流产可以分为许多种不同类型,在诊断时需要根据不同的病史、临床表现及辅助检查来进行判断和区分。

4.鉴别诊断

需与异位妊娠及葡萄胎、功能失调性子宫出血、盆腔炎及急性阑尾炎等进行鉴别。

(1)异位妊娠:特点是有不规则阴道出血,可有腹痛,但常为单侧性;超声检查显示宫腔内无妊娠囊,在宫腔以外部位,特别是输卵管部位可见妊娠囊或液性暗区;hCG水平较低,倍增时间较长。

(2)葡萄胎:特点是有不规则阴道出血,子宫异常增大而软,触摸不到胎体,无胎心和胎动;B超检查显示宫腔内充满弥漫的光点和小囊样无回声区;hCG水平高于停经月份。

(3)功能失调性子宫出血:特点是有不规则阴道出血,子宫不增大,B超检查无妊娠囊,

hCG 检查阴性。

(4)盆腔炎、急性阑尾炎：一般无停经史，尿妊娠试验阴性，hCG 水平正常，B 超检查宫腔内无妊娠囊，血白细胞总数＞$10×10^9$/L。

(二)治疗

1.先兆流产

(1)一般治疗：卧床休息，避免性生活。

(2)药物治疗：①口服维生素 E，每次 10mg，每天 3 次；②肌内注射黄体酮，每天 20mg，共 2 周；③肌内注射 hCG，每天 1000U，共 2 周，或隔天肌内注射 hCG 2000U，共 2 周。

(3)其他治疗：经过治疗后进行定期随访，症状加重或胚胎(胎儿)死亡时，及时手术终止妊娠。

2.难免流产

治疗原则是尽早排出妊娠物。

(1)药物治疗：晚期流产时，子宫较大，可静脉滴注缩宫素，具体方法是缩宫素 10U 加入 5％葡萄糖 500mL 静脉滴注：加强子宫收缩，维持有效的宫缩。

(2)手术治疗：早期流产时行吸宫术或刮宫术。晚期流产当胎儿及胎盘排出后，检查是否完整，必要时行清宫。

3.不全流产

(1)药物治疗：出血时间长，考虑感染可能时应给予抗生素预防感染。

(2)手术治疗：用吸宫术或钳刮术清除宫腔内妊娠残留物，出血量多者输血。

4.完全流产

一般不予特殊处理，必要时给予抗生素预防感染。

5.稽留流产

胚胎死亡时间长，可能会发生机化与子宫壁粘连，也可能会消耗凝血因子，造成凝血功能障碍，导致大量出血，甚至 DIC。因此，在处理前应先进行凝血功能的检查(血常规、出凝血时间、血小板计数、纤维蛋白原、凝血酶原时间、3P 试验、血型检查)并做好输血准备。

(1)一般治疗：凝血功能异常者，先输注血液制品或用药物纠正凝血功能，然后进行引产或手术。

(2)药物治疗：凝血功能正常者，口服己烯雌酚每次 5～10mg，每天 3 次，共3～5 天，以提高子宫对缩宫素的敏感性。子宫＞12 周者，可以用缩宫素、米索前列醇、依沙吖啶引产。具体方法如下：缩宫素 10U 加入 5％葡萄糖 500mL 静脉滴注：米索前列醇 0.2mg(0.2mg/片)塞于阴道后穹窿，每隔 4 小时 1 次；依沙吖啶 50～100mg 溶于 5mL 注射用水，注射到羊膜腔内。

(3)手术治疗：子宫＜12 周者可行刮宫术，＞12 周者需行钳刮术。

6.孕卵枯萎

确诊后行吸宫术或刮宫术。

7.习惯性流产

在下次妊娠之前，需要测定夫妇双方的 ABO 和 Rh 血型、染色体核型、免疫不合的有关抗体，以明确病因，对发现的异常情况进行相应的治疗。

（1）如果女方的卵巢功能和甲状腺功能异常,应及时补充黄体酮、甲状腺素。

（2）如果有生殖道畸形、黏膜下肌瘤、宫颈功能不全等,应及时手术纠正。

（3）如果是自身免疫性疾病,可以在确定妊娠以后口服小剂量阿司匹林每天 25mg 或泼尼松 5mg/d 或是皮下注射肝素 5000U/12 小时治疗,持续至分娩前。目前推荐阿司匹林为首选方案,因为其效果肯定且不良反应比较少。

（4）如果是男方精液异常,进行相应的治疗。

（三）护理评估

1.病史评估

停经、阴道流血和腹痛是流产孕妇的主要症状。应详细询问产妇停经史、早孕反应情况;还应了解既往有无流产史,在妊娠期间有无全身性疾病、生殖器官疾病、内分泌功能失调及有无接触有害物质等以判断发生流产原因。

2.身心状况评估

（1）症状:评估阴道出血的量与持续时间;评估有无腹痛,腹痛的部位、性质及程度;了解阴道有无排液,阴道排液的色、量、气味,以及有无妊娠产物的排出。

（2）体征:全面评估孕妇的各项生命体征,判断流产类型,注意与贫血及感染相关的征象。孕妇可因失血过多出现休克或因出血时间过长、宫腔内有残留组织而发生感染。

（3）心理社会评估:孕妇因阴道出血而出现焦虑和恐惧心理,同时因担心胎儿的健康,可能会表现出伤心、郁闷、烦躁不安等情绪。尤其多年不孕或习惯性流产的孕妇,为能否继续妊娠而焦虑、悲伤。

（四）护理措施

1.一般护理

（1）卧床休息,禁止性生活。

（2）饮食以高热量、高蛋白、高维生素的清淡饮食为宜。多吃新鲜蔬菜、水果,保持大便通畅。

（3）先兆流产者,禁用肥皂水灌肠;行阴道检查操作时应轻柔,以减少刺激。

（4）做好各种生活护理。

2.病情观察

（1）观察阴道排出物情况:观察阴道出血量及性质,观察有无不凝血现象,观察腹痛和子宫收缩情况,检查阴道有无流液或胚胎组织流出,如有胚胎组织,要仔细查看胎囊是否完整,必要时送病理检查。

（2）预防休克:测量体温、脉搏、呼吸、血压。观察意识和尿量,如有休克征象应立即建立静脉通道,做好输液、输血准备。

（3）预防感染:应监测患者的体温、血象,观察阴道流血及阴道分泌物的性质、颜色、气味等,严格执行无菌操作规程。保持会阴清洁,有阴道出血者,行会阴冲洗每日 2 次。必要时遵医嘱使用抗生素。

3.用药护理

（1）用药目的:黄体酮为维持妊娠所必须的孕激素,能够抑制宫缩。

（2）用药方法：对于黄体功能不足的产妇遵医嘱给予黄体酮，10～20mg 每日或隔日肌内注射。

（3）用药注意事项：可有头晕、头痛、恶心、抑郁、乳房胀痛等。

4.心理护理

为患者提供精神上的支持和心理疏导是非常重要的措施。产妇由于失去胎儿，会出现伤心、悲哀等情绪反应。护士应给予同情和理解，帮助产妇及家属接受现实，顺利度过悲伤期，以良好的心态面对下一次妊娠，并建议患者做相关的检查，尽可能查明流产的原因，以便在下次妊娠前或妊娠时及时采取处理措施。

5.健康教育

（1）活动指导：早期流产后需休息 2 周，可做一些轻微活动，避免重体力劳动。

（2）病情观察指导：如出现腹痛剧烈，阴道出血多、时间长或阴道出血带有异味应及时就诊。

（3）饮食卫生指导：嘱产妇进食软、热、易消化、高蛋白质食品，注意补充维生素 B、维生素 E、维生素 C 等；保持外阴清洁，1 个月内禁止盆浴及性生活。

（4）心理支持：护士在给予患者同情和理解的同时，还应做好疾病知识的健康教育，与产妇家属共同讨论此次流产可能的原因，并向他们讲解流产的相关知识，为再次妊娠做好准备。

（5）出院指导

①做好出院手续办理。

②复诊指导：嘱产妇流产 1 个月后来院复查，如有异常情况，随时复诊。

③有习惯性流产史的产妇，在下一次妊娠确诊后应卧床休息，加强营养，补充维生素，定期门诊检查孕激素水平。

二、异位妊娠

受精卵在子宫体腔以外着床称为异位妊娠，习惯称宫外孕。根据受精卵种植的部位不同，异位妊娠分为：输卵管妊娠、宫颈妊娠、卵巢妊娠、腹腔妊娠、阔韧带妊娠等，其中以输卵管妊娠最常见（占 90％～95％）。输卵管妊娠多发生在壶腹部（占 75％～80％），其次为峡部、伞部及间质部妊娠少见。

异位妊娠是妇产科常见的急腹症之一，发病率约为 1％，并有逐年增加的趋势。由于其发病率高，并有导致孕产妇死亡的危险，一直被视为具有高度危险的妊娠早期并发症。

（一）病因及发病机制

输卵管妊娠原因：输卵管炎症是主要原因，输卵管发育不良或功能异常、精神因素可引起输卵管痉挛和蠕动异常，干扰受精卵的运送，引起异位妊娠。放置宫内节育器与异位妊娠发生也有相关性。

（二）临床表现

1.症状

（1）停经：输卵管壶腹部及峡部妊娠一般停经 6～8 周，间质部妊娠停经时间较长。当月经延迟几日后出现阴道不规则流血时,常被误认为月经来潮。

(2)阴道流血:常表现为短暂停经后不规则阴道流血,量少,点滴状,色暗红或深褐色。部分患者阴道流血量较多,似月经量,约5%表现为大量阴道流血。阴道流血表明胚胎受损或已死亡,导致β-hCG水平下降,卵巢黄体分泌的激素难以维持蜕膜生长而发生剥离出血,并伴有蜕膜碎片或管型排出。当病灶去除后,阴道流血才逐渐停止。

(3)腹痛:95%以上输卵管妊娠患者以腹痛为主诉就诊。输卵管妊娠未破裂时,增大的胚囊使输卵管膨胀,导致输卵管痉挛及逆蠕动,患侧出现下腹隐痛或胀痛。输卵管妊娠破裂时,突感患侧下腹部撕裂样剧痛,疼痛为持续性或阵发性;血液积聚在直肠子宫陷凹而出现肛门坠胀感(里急后重);出血多时可引起全腹疼痛、恶心呕吐;血液刺激横膈,出现肩胛部放射痛(称为Danforth征)。腹痛可出现于阴道流血前或后,也可与阴道流血同时发生。

(4)晕厥和休克:部分患者由于腹腔内急性出血及剧烈腹痛,入院时即处于休克状态,面色苍白、四肢厥冷、脉搏快而细弱、血压下降。休克程度取决于内出血速度及出血量,往往与阴道流血量不成比例。体温一般正常,休克时略低,腹腔内积血被吸收时略高,但通常不超过38℃。间质部妊娠一旦破裂,常因出血量多而发生严重休克。

2.体征

(1)腹部体征:出血量不多时,患侧下腹明显压痛、反跳痛,轻度肌紧张;出血量较多时可见腹膨隆,全腹压痛及反跳痛,但压痛仍以输卵管妊娠处为甚,移动性浊音阳性。当输卵管妊娠流产或破裂形成较大血肿或与子宫、附件、大网膜、肠管等粘连包裹形成大包块时,可在下腹部扪及有触痛、质实的块物。

(2)盆腔体征:妇科检查阴道可见少量血液,后穹窿饱满、触痛。宫颈举痛明显,有血液自宫腔流出,子宫略增大、变软,内出血多时子宫有漂浮感。子宫后方或患侧附件可扪及压痛性包块,边界多不清楚,其大小、质地、形状随病变差异而不同。包块过大时可将子宫推向对侧,如包块形成过久,机化变硬,边界可逐渐清楚。

(三)辅助检查

1.B型超声检查

B型超声检查已成为诊断输卵管妊娠的主要方法之一。文献报道超声检查的准确率为77%～92%,随着彩色超声、三维超声及经阴道超声的应用,诊断准确率不断提高。

2.妊娠试验测定

β-hCG为早期诊断异位妊娠的常用手段。β-hCG阴性,不能完全排除异位妊娠。妊娠β-hCG阳性时不能确定妊娠在宫内或宫外。疑难病例可用比较敏感的放射免疫法连续测定。

3.腹腔穿刺

腹腔穿刺包括经阴道后穹窿穿刺和经腹壁穿刺,是一种简单、可靠的诊断方法。内出血时,血液积聚于直肠子宫陷凹,后穹窿穿刺可抽出陈旧性不凝血。若抽出血液较红,放置10分钟内凝固,表明误入血管。当有血肿形成或粘连时,抽不出血液也不能否定异位妊娠的存在。当出血多,移动性浊音阳性时,可直接经下腹壁一侧穿刺。

4.腹腔镜检查

腹腔镜有创伤小、可在直视下检查并同时手术、术后恢复快的特点,适用于输卵管妊娠未流产或未破裂时的早期确诊及治疗。但出血量多或严重休克时不做腹腔镜检查。

（四）诊断

输卵管妊娠流产或破裂后，多数有典型的临床表现。根据停经史、阴道流血、腹痛、休克等表现可以诊断。如临床表现不典型，则应密切监护病情变化，观察腹痛是否加剧、盆腔包块是否增大、血压及血红蛋白下降情况，从而做出诊断。以上辅助检查有助于明确诊断。

（五）治疗

根据病情缓急，采取相应的处理。

1.手术治疗

手术治疗为主。应在积极纠正休克的同时，进行手术抢救。近年来，腹腔镜技术的发展，也为异位妊娠的诊断和治疗开创了新的手段。

2.药物治疗

用于治疗异位妊娠的药物主要是氨甲蝶呤（MTX）。MTX是叶酸拮抗剂，可抑制四氢叶酸生成，从而干扰DNA合成，使滋养细胞分裂受阻，胚胎发育停止而死亡。MTX杀胚迅速，疗效确切，不良反应小，也不增加此后妊娠的流产率和畸胎率，是治疗早期输卵管妊娠安全可靠的方法。

局部用药可采用在B型超声引导下穿刺，将MTX直接注入输卵管妊娠囊内。也可以在腹腔镜直视下穿刺输卵管妊娠囊，吸出部分囊液后，将药液注入其中。此外，中医采用活血化瘀、消症杀胚药物，有一定疗效。

（六）护理措施

1.一般护理

（1）卧床休息，取半卧位，增加舒适感，尽量减少突然改变体位和增加腹压的动作，如有咳嗽及时处理。观察并记录生命体征。

（2）饮食护理：非手术患者进食清淡易消化的高热量、高蛋白、丰富维生素的流质或半流质饮食，手术治疗的患者术前一日晚20:00禁食，24:00禁水。

（3）对卧床的患者做好生活护理，保持皮肤、床单位清洁干燥。

（4）配血，必要时遵医嘱输血。

（5）防治休克：保证足够液体量，维持正常血压并纠正贫血状态；给予氧气吸入。

（6）遵医嘱给予抗感染治疗。保持会阴部清洁，给予会阴擦（冲）洗。

2.病情观察

（1）非手术治疗者，密切观察一般情况、生命体征，并重视患者的主诉。

（2）观察阴道出血量并记录。

（3）密切观察患者是否有输卵管妊娠破裂的临床表现：

①突感一侧下腹部撕裂样疼痛，疼痛为持续性或阵发性。

②血液积聚在直肠子宫陷凹而出现肛门坠胀感（里急后重）。

③出血多时可流向全腹而引起全腹疼痛，恶心呕吐。

④血液刺激横膈，出现肩胛部放射痛。

⑤部分患者可出现休克，患者面色苍白，四肢厥冷，脉搏快及细弱，血压下降，休克程度取

决于内出血速度及出血量,而与阴道流血量不成比例。

(4)怀疑异位妊娠破裂时,立即通知医生并协助患者取平卧位,给予氧气吸入。观察呼吸、血压、脉搏、体温及患者的反应,并详细记录,同时注意保暖。建立静脉通道,迅速扩容。协助医师做好后穹隆穿刺、B型超声、尿妊娠试验等辅助检查,以明确诊断。按手术要求做好术前准备,如备皮、留置导尿、备血等。尽快护送患者入手术室。

3.用药护理

非手术治疗患者需向患者及其家属介绍治疗计划,包括用药的目的及药物用法,不良反应等,帮助患者消除恐惧心理,同时配合医师行相关辅助检查,如血尿常规、肝肾功能、β-HCG、B超等。用于治疗异位妊娠的药物主要是氨甲蝶呤(methotrexate,MTX)。

(1)适应证

①一般情况良好,无活动性腹腔内出血。

②盆腔包块最大直径<3cm。

③血 β-HCG<2000U/L。

④B型超声未见胚胎原始血管搏动。

⑤肝、肾功能及血红细胞、白细胞、血小板计数正常。

⑥无 MTX 禁忌证。

(2)治疗方案

①单次给药:剂量为 $50mg/m^2$,肌内注射,可不加用四氢叶酸,成功率达 87% 以上。

②分次给药:MTX0.4mg/kg,肌内注射,每日 1 次,共 5 次。给药期间应测定血 β-HCG 及 B 型超声,严密监护。

(3)用药后随访

①单次或分次用药后 2 周内,宜每隔 3 日复查血 β-HCG 及 B 型超声。

②血 β-HCG 呈下降趋势并 3 次阴性,症状缓解或消失,包块缩小为有效。

③若用药后第 7 日血 β-HCG 下降 15%～25%、B 型超声检查无变化,可考虑再次用药(方案同前)。此类患者约占 20%。

④血 β-HCG 下降<15%,症状不缓解或反而加重或有内出血,应考虑手术治疗。

⑤用药后 35 日,血 β-HCG 也可为低值(<15mIU/mL),也有用药后 109 日血 β-HCG 才降至正常者。故用药 2 周后应每周复查血 β-HCG,直至 β-HCG 值达正常范围。

(4)不良反应

①腹痛:用药后最初 3 天出现轻微的下腹坠胀痛,可能和 MTX 使滋养细胞坏死、溶解,与输卵管管壁发生剥离,输卵管妊娠流产物流至腹腔刺激腹膜有关。如腹痛加剧须及时报告医师,并做好术前准备。

②阴道流血:滋养层细胞死亡后,不能支持子宫蜕膜组织的生长而出现阴道流血,特点为阴道流血呈点滴状,量不多,色呈深褐色。只有腹痛而无阴道出血者多为胚胎继续存活,腹痛伴阴道出血或阴道排出蜕膜通常第 4 日出现点滴状阴道流血。

4.心理护理

多数异位妊娠患者对此病无心理准备,担心在治疗过程中胚囊破裂,引起大出血,会危及生命,易出现焦虑、恐惧、紧张不安的心理,所以应耐心向患者解释病情及治疗计划,消除患者和家属的紧张和焦虑情绪,使患者对医护人员、对医院有信任感,积极配合治疗。鼓励家属多陪伴患者,做好隐私护理,增加患者的安全感。

5.健康教育

(1)进食高蛋白、高热量、营养丰富的食物,以增强体质,有利于机体康复,多食蔬菜、水果,以保持大便通畅。

(2)保持外阴清洁,大小便后清洁外阴,防止感染。

(3)禁止性生活、盆浴1个月。药物保守治疗的患者需6个月后才能受孕,严格避孕。

(4)保持良好的卫生习惯,勤洗浴、勤换衣。性伴侣稳定。

(5)告知患者及家属,异位妊娠复发率为10％,不孕率为50％～60％,下次妊娠出现腹痛、阴道出血等情况应随时就医。

(6)给予心理指导,帮助患者和家属度过心理沮丧期。

(7)出院后定期到医院复查,监测 β-HCG。发生盆腔炎后须立即彻底治疗,以免延误病情。

三、早产

早产是指以妊娠满28周至不足37周期间而中断妊娠为主要表现的疾病。此时娩出的新生儿称为早产儿,出生体重在2500g以下,各器官发育尚不成熟,出生孕龄越小,体重越轻,其预后越差。早产儿中约15％在新生儿期死亡,故防止早产是降低围生儿死亡率的重要措施。

(一)概述

1.病因

(1)母体因素:胎膜早破、绒毛膜羊膜炎最常见;妊娠合并症与并发症,如妊娠期高血压疾病、妊娠合并心脏病、慢性肾炎、严重贫血等;子宫病变,如子宫畸形、子宫肌瘤、子宫颈内口松弛等。

(2)胎儿、胎盘因素:羊水过多、胎儿畸形、多胎妊娠、前置胎盘、胎盘早剥、胎膜早破、胎盘功能不全等。

(3)其他因素:吸烟、酗酒、精神受刺激、创伤、性生活等。

2.临床表现

早产的临床表现主要是子宫收缩,由不规则宫缩发展为规则宫缩,与足月临产相似,分为先兆早产和早产临产。

(1)先兆早产:先兆早产表现有不规律宫缩、血性分泌物。

(2)早产临产:早产临产表现为规律宫缩,宫颈管消失,子宫口开大2cm以上。

3.治疗要点

先兆早产,应卧床休息,抑制宫缩,尽量延长妊娠周数;早产临产,应提高早产儿的存活率。

(二)护理评估

1.健康史

了解是否有致早产的因素存在,如多胎妊娠、羊水过多、外伤、前置胎盘、妊娠期高血压疾病等；了解既往早产史、晚期流产及产伤史等。

2.身体状况

(1)临床表现：早产的临床表现主要是子宫收缩，最初为不规则宫缩，并伴有少量阴道流血或血性分泌物，以后可发展为规则宫缩，与足月临产过程相似。妊娠满28周至不足37周出现至少10分钟一次的规律宫缩，阴道流血或血性分泌物排出，伴宫颈管缩短即提示先兆早产；若规律宫缩逐渐加强，并伴宫颈管缩短不少于75％及进行性子宫口扩张2cm以上，即为早产临产。

(2)心理、社会状况：早产常在孕妇及家属均未有思想准备时发生，不知妊娠是否继续及妊娠结果的不可预知，常产生焦虑、恐惧等情绪反应。

3.辅助检查

(1)B超检查：确定胎儿大小、胎心率、胎盘成熟度及羊水量。

(2)胎心监护仪：监测宫缩、胎心率情况。

(三)护理诊断

1.疼痛与子宫收缩有关。

2.焦虑与担心早产及早产儿的预后有关。

3.有围生儿受伤的危险与早产儿发育不成熟、抵抗力低下有关。

(四)护理措施

1.预防早产

加强妊娠期保健，避免诱发早产的因素；具有高危因素的孕妇需卧床休息，以左侧卧位为宜，避免刺激，慎做肛门检查和阴道检查；积极治疗妊娠期合并症与并发症，保持心情平静，妊娠晚期节制性生活；避免感染和外伤；子宫颈内口过松者应于妊娠14～18周行子宫颈内口环扎术。

2.先兆早产的护理

(1)镇静休息：绝对卧床休息，取左侧卧位，定期间断吸氧，加强营养，注意会阴部卫生，减少刺激。感染是早产的重要诱因，应遵医嘱应用抗生素控制感染。

(2)药物治疗抑制宫缩

①β_2受体激动剂：利托君、沙丁胺醇，其作用为降低子宫肌肉对刺激物的应激性，使子宫肌肉松弛，抑制子宫收缩，其不良反应是使心跳加快、血压下降、血糖增高等。

②硫酸镁：镁离子直接作用于肌细胞，使平滑肌松弛，抑制子宫收缩。

③钙通道阻滞剂：常见的有硝苯地平，其能选择性地减少Ca^{2+}的内流，抑制子宫收缩；已用硫酸镁者慎用。

④前列腺素合成酶抑制剂：常见的有吲哚美辛及阿司匹林。

3.早产临产的护理

(1)预防新生儿呼吸窘迫综合征，提高胎儿成活率：应用肾上腺糖皮质激素后24小时至7天内，能促进胎儿肺成熟，常用地塞米松或倍他米松。紧急时可经静脉或羊膜腔注入地塞米松10mg。

(2)分娩的处理：临产后大部分早产儿可经阴道分娩，为了防止胎儿缺氧及颅内出血，产妇需吸入氧气,子宫口开全后行会阴侧切术,缩短第二产程。慎用吗啡、哌替啶等抑制新生儿呼吸中枢的药物。加强早产儿的护理,如保暖、喂养,必要时放置暖箱等,遵医嘱应用抗生素预防感染。

4.心理护理

观察孕妇及家属的情绪反应,多陪伴孕妇,提供心理支持。讲解早产的相关知识,使孕妇了解早产发生的可能原因、治疗措施及早产儿出生后将要接受的治疗和护理内容,减轻孕妇及家属的焦虑,积极配合治疗和护理。

5.健康教育

避免早产发生的重点在于预防,故应加强妊娠期管理,增加营养,注意休息,切实加强对高危妊娠的管理及干预,积极治疗妊娠合并症及预防并发症发生。

第二节　妊娠合并症

一、妊娠期糖尿病

妊娠期糖尿病可以分为两种情况,一种是原来已确诊糖尿病,妊娠发生在糖尿病确诊之后,称之为糖尿病合并妊娠;另一种是妊娠期发现或发生的糖耐量异常引起的不同程度的高血糖,当血糖异常达到一定诊断标准时,称为妊娠期糖尿病(GDM)。在诊断标准以下时,则称之为妊娠期糖耐量减低(IGT)。

(一)诊断

1.临床表现

(1)无症状期:患者多肥胖,一般情况良好,GDM 患者孕晚期每周平均体重增长超过0.5kg,胎儿多较大,羊水可过多,可能并发妊娠高血压综合征、外阴瘙痒或外阴阴道念珠菌病。

(2)症状期:主要有不同程度的"三多"症状,即多饮、多食、多尿或反复发作的外阴阴道念珠菌病。由于代谢失常,能量利用减少,患者多感到疲乏无力、消瘦,若不及时控制血糖,易发生酮症酸中毒或视网膜、心、肾等严重并发症,常见于糖尿病合并妊娠的患者,依病情程度可分为隐性糖尿病和显性糖尿病,后者又可为 1 型糖尿病(胰岛素依赖性糖尿病,IDDM),2 型糖尿病(非胰岛素依赖性糖尿病,NID-DM)和营养不良型糖尿病三大类。

2.辅助检查

(1)尿糖及酮体测定:尿糖阳性者应排除妊娠期生理性糖尿,需做糖筛查试验或糖耐量试验。由于糖尿病孕妇妊娠期易出现酮症,故在测定血糖时应同时测定尿酮体以便及时诊断酮症。

(2)糖筛查试验(GCT):常用方法为 50g 葡萄糖负荷试验:将 50g 葡萄糖粉溶于 200mL 水中,5 分钟内喝完,从开始服糖水时计时,1 小时抽静脉血测血糖值,若≥7.8mmol/L 为筛查阳性,应进一步行口服葡萄糖耐量试验(OGTT):GCT,血糖值在 7.2～7.8mmol/L,则患有 GDM

的可能性极大,这部分孕妇应首先检查空腹血糖,空腹血糖正常者再行 OGTT,而空腹血糖异常者,不应再做 OGTT,这样既减少了不必要的 OGTT,又避免给糖尿病孕妇增加一次糖负荷。

(3)口服葡萄糖耐量试验(OGTT):糖筛查异常血糖<11.1mmol/L 或者糖筛查血糖≥11.2mmol/L,但空腹血糖正常者,应尽早做 OGTT,以便及早确认妊娠期糖尿病。空腹血糖值上限为 5.8mmol/L,1 小时为 10.6mmol/L,2 小时为 9.2mmol/L,3 小时为 8.1mmol/L。此 4 项中若有 2 项≥上限则为糖耐量异常,可做出糖尿病的诊断。现国内也有部分医院采用口服 75g 葡萄糖耐量试验,其诊断标准上限分别为空腹血糖 5.3mmol/L、l 小时为 10.2mmol/L、2 小时为 8.1mmol/L.3 小时为 6.6mmol/L。

(4)糖化血红蛋白测定:HbA1c<6% 或 HbA1>8% 为异常。HbA1c 测定是一种评价人体内长期糖代谢情况的方法,早孕期 HbA1c 升高反映胚胎长期受高血糖环境影响,胎儿畸形及自然流产发生率明显增高。产后应取血测定 HbAlc,可了解分娩前大约 8 周内的平均血糖值。

(5)其他检查

①肾功能:糖尿病孕妇应定期检查肾功能,以便及时了解糖尿病孕妇有无合并糖尿病肾病、泌尿系统感染。

②果糖胺测定:果糖胺是测定糖化血清蛋白的一种方法,正常值为 0.8%～2.7%,能反映近 2～3 周血糖控制情况,对管理 GDM、监测需要胰岛素的患者和识别胎儿是否处于高危状态有意义,但不能作为 GDM 的筛查方法。

③羊水胰岛素(AFI)及羊水 G 肽(AF-CP)测定:可直接反映胎儿胰岛素分泌水平,判断胎儿宫内受累程度,指导临床治疗较孕期血糖监测更有价值。

3.诊断

(1)常有糖尿病家庭史、异常妊娠分娩史以及久治不愈的真菌性阴道炎、外阴炎、外阴瘙痒等病史。

(2)孕期有多饮、多食、多尿症状,随妊娠体重增加明显,孕妇体重<90kg。

(3)早孕期易发生真菌感染、妊娠剧吐。

(4)尿糖检查阳性。

(5)葡萄糖筛选试验空腹口服 50g 葡萄糖 l 小时后抽血糖≥7.8mmol/L(140mg/dL)者做糖耐量试验确诊。

(6)眼底检查视网膜有改变。

(7)糖尿病按国际通用 White 分级法分类,以估计糖尿病的严重程度。

A 级:空腹血糖正常,葡萄糖耐量试验异常,仅需饮食控制,年龄及病程不限。

B 级:成年后发病,年龄>19 岁,病程<10 年,饮食治疗及胰岛素治疗。

C 级:10～19 岁发病,病程 10～19 年。

D 级:<10 岁发病,病程>20 年或眼底有背景性视网膜病变或伴发非妊高征性高血压。

E 级:盆腔血管病变。

F 级:肾脏病变。

R 级:增生性视网膜病变。

RF 级:R 和 F 级指标同时存在。

4.鉴别诊断

主要与糖尿病合并妊娠相鉴别,妊娠期糖尿病是妊娠期首次发生或发现的糖尿病,一般多无明显的临床症状,通常在孕期做糖筛查时发现。

（二）治疗要点

在内科医生协助下严格控制血糖值,密切监护母儿情况。对不宜继续妊娠者,应尽早终止妊娠。分娩期应随时监测血糖、尿糖和尿酮体。分娩 24 小时内胰岛素减量,新生儿均按早产儿护理。

（三）护理评估

1.健康史

了解孕妇有无糖尿病家族史及患病史,有无糖尿病的"三多一少"症状及其合并症,询问既往生育史,特别是有无习惯性流产、不明原因的死胎、死产、巨大儿、胎儿生长受限、畸形儿等。

2.身体评估

患者出现代谢紊乱,轻者症状不明显,重者有明显的三多症状,即多饮、多食、多尿或外阴阴道假丝酵母菌感染,出现外阴瘙痒等,且可合并神经、眼底的损害,出现视力模糊等症状。

（1）妊娠期:观察糖尿病孕妇有无妊娠期高血压疾病、感染、羊水过多、巨大儿、酮症酸中毒等并发症,评估胎儿子宫内健康状况,包括子宫底高度、腹围、胎动计数、B 超检查等。

（2）分娩期:观察糖尿病孕妇有无低血糖症状,如心悸、出汗、乏力、心率加快、面色苍白等,注意有无酮症酸中毒、昏迷等。根据宫缩情况调整输液速度,严格控制输入液体的含糖量,密切监测产妇的生命体征、子宫收缩、胎动及胎心率等,密切关注产程进展,及早发现异常给予处理。

（3）产褥期:由于体内激素迅速变化,应重点评估产妇有无高血糖或低血糖的症状、产妇进食量及液体摄入量。评估产妇有无出现与感染有关的症状。

（4）心理、社会状况:评估孕产妇及家属对妊娠期糖尿病的了解程度,对糖尿病与妊娠之间的相互影响的认知状况,以及妊娠期糖尿病检查及其治疗的掌握情况,是否愿意配合治疗,有无焦虑情绪等。

（四）护理诊断

1.有感染的危险与糖尿病患者抵抗力低下有关。

2.有胎儿受伤的危险与糖尿病引起巨大儿、畸形儿、胎儿窘迫、胎儿肺泡表面活性物质不足有关。

3.焦虑与担心自身健康及胎儿预后有关。

4.潜在并发症:低血糖、糖尿病酮症酸中毒、产后出血等。

（五）护理措施

1.一般护理

（1）饮食治疗:饮食控制是治疗糖尿病的基础,每日能量以 150kJ/kg(36kcal/kg)为宜。妊娠中期以后,每周热量增加 3%～8%,其中糖类占 40%～50%,蛋白质占 20%～30%,脂肪占

30%～40%。糖尿病孕妇饮食治疗的目标是既要有足够的热量供胎儿生长发育,同时以控制空腹血糖 3.3～5.3mmol/L ,餐前 30 分钟 3.3～5.3mmol/L,餐后 2 小时血糖值在 4.4～6.7mmol/L ,夜间 4.4～6.7mmol/L 而孕妇又无饥饿感为理想。此外,每日还需要适当补充维生素、叶酸、铁剂和钙剂等。

(2)控制血糖:妊娠期的血糖控制,除了饮食控制外,其次就是正确使用胰岛素等降糖药物。应指导孕产妇了解胰岛素注射的部位、种类及其药物作用的高峰期,并指导孕产妇自行测试尿糖,并根据血糖水平调节胰岛素剂量,以维持血糖的稳定,减少糖尿病对妊娠的影响。不能使用磺胺类及双胍类降糖药,因该类药能通过胎盘,引起胎儿胰岛素分泌过多,导致胎儿低血糖死亡或畸形。

2.病情观察

整个妊娠过程中,应密切监测血糖变化,及时调整胰岛素的用量。在妊娠早期,由于血糖控制困难,容易发生低血糖,而到了妊娠中晚期,胰岛素需要量开始增加,因此,应根据不同妊娠周数机体对胰岛素的需求量不同,及时调整用量。加强产前检查,妊娠 10 周前及妊娠 32 周以后应每周检查 1 次,妊娠中期应每 2 周检查 1 次,以便及时进行调整。此外,需严格监测胎儿子宫内情况,可通过 B 超检查、测量子宫底高度和腹围,了解胎儿生长速度。

3.治疗配合

(1)分娩期:根据病情轻重、胎儿大小、子宫颈条件、胎方位等选择合适的分娩方式。

①剖宫产:妊娠合并糖尿病本身不是剖宫产指征,但若有巨大儿、胎盘功能不良、糖尿病病情严重、胎方位异常或其他产科指征者,应行剖宫产术结束分娩。糖尿病合并血管病变者,多需提前终止妊娠,并常选择剖宫产。

②阴道分娩:选择阴道分娩者应监测血糖、尿糖和尿酮体。尽可能维持血糖在 5.6mmol/L 以上,以免发生低血糖。产程中鼓励孕妇正常进食,保证热量供应;严密监测宫缩、胎心率变化,有条件者给予连续胎心监护;避免产程延长,应在 12 小时内结束分娩;预防肩难产;胎儿前肩娩出后立即给予 20U 缩宫素肌内注射,以减少产后出血。若有胎儿窘迫或产程进展缓慢,应行剖宫产术结束分娩。

③胰岛素的使用:剖宫产或引产当日早晨的胰岛素用量一般仅为平时的一半,临产及手术当日应每 2 小时测血糖或尿糖,以便随时调整胰岛素用量。分娩 24 小时内胰岛素减量,至原来用量的 1/2,48 小时后减少至原来用量的 1/3,并需重新评估胰岛素用量。

(2)产褥期。

①产妇的护理:由于妊娠期糖尿病常出现羊水过多、胎儿过大等现象,导致宫缩乏力,易引起产后出血,因此,需密切观察子宫收缩、阴道流血、恶露量等情况。监测血糖和尿糖的变化,观察有无心悸、出汗、脉搏加快等低血糖表现。要保持腹部、会阴创口清洁和全身皮肤清洁,防止感染。应鼓励母乳喂养。加强母婴联系,建立亲子关系。

②新生儿护理:新生儿出生时应留脐血,进行血糖、胰岛素、胆红素、血细胞比容等测定,以此对新生儿进行评估。由于此时新生儿抵抗力弱,无论其体重大小,均应按早产儿护理,给予保温、吸氧、早开奶。新生儿开奶同时,定期滴服 25%葡萄糖溶液。

4.心理护理

妊娠期,耐心向孕妇及其家属解释糖尿病与妊娠、分娩的相互影响,鼓励和安慰孕产妇,及时解答孕产妇提出的问题,缓解其紧张情绪,解除思想顾虑。同时密切与家属联系,减轻家庭主要成员的焦虑。

5.健康教育

保持会阴清洁干净,预防产褥感染及泌尿系统感染,定期进行产科及内分泌科复查,对其糖尿病病情重新进行评估。产后应长期避孕,不宜采用药物避孕及子宫内节育器。

二、妊娠合并心脏病

妊娠合并心脏病是围生期严重的产科合并症,因为妊娠、分娩及产褥期内的心脏及血流动力学的改变,均可加重心脏疾病孕产妇的心脏负担而诱发心力衰竭。妊娠合并心脏病在我国高居孕产妇死因的第 2 位,据国内资料报道,本病发病率为 1.06%,死亡率为 0.73%,其主要死亡原因是心力衰竭和感染。随着先天性心脏病诊断技术的提高和心脏手术的改善,先心病女性生存至育龄且妊娠者逐渐增多。在妊娠合并心脏病的孕妇中,先天性心脏病居首位。以往发病率较高的风湿性心脏病正在逐年下降。此外,妊娠高血压性心脏病、围生期心肌病、心肌炎、各种心律失常、贫血性心脏病等也占有一定比例。

(一)妊娠、分娩对心脏病的影响

1.妊娠期

一方面妊娠期血容量增加,心排血量增加,心率加快,心肌耗氧量加大,加重了心脏负担。由于妊娠血容量不断增多,至 32~34 周达高峰,血容量增加 30%~45%,表现为每次心排血量增加,心率增快。至分娩前 1~2 个月,心率平均每分钟增加 10~15 次,使心脏负担加重。另一方面,由于子宫增大,膈肌上升,心脏向左向上移位,右心室压力增加,大血管屈曲,这样也机械性地增加了心脏的负担。上述各种因素都使心脏负担加重,故妊娠 32 周前后,容易导致心脏代偿功能不足而发生心力衰竭。

2.分娩期

分娩期为心脏负担最重的时期。第一产程由于子宫收缩,增加周围血液循环阻力及回心血量,血压稍升高,幅度为 5~10mmHg。每次宫缩有 250~500mL 血液进入血液循环,使心率加快 15 次/分,心排血量增加 20% 左右。第二产程除子宫收缩外,腹肌与骨骼肌都参加活动,使外周阻力更加增加,又因屏气用力,动静脉压同时增加,尤其是肺循环压力极度增高,加之腹压加大,使内脏血液涌向心脏。因此,在第二产程时心脏的负担特别重。第三产程在胎儿娩出后,子宫迅速缩小,腹腔内压力骤减,血液淤滞于内脏血管床,回心血量急剧减少。产后胎盘娩出,子宫收缩,大量血液从子宫突然进入血液循环,这种血流动力学的骤然改变,使心脏负担增加。若心功能不全时,易引起心力衰竭。

3.产褥期

产后 3 日,尤其 24 小时内,由于子宫缩复,大量血液进入体循环,同时妊娠期组织间滞留的大量液体回吸收到体循环,此时血容量暂时性增加,使心脏负担再度加重,仍有可能发生心力衰竭。

综上所述,妊娠32~34周、分娩期及产后3日内是全身血液循环变化最大,心脏负担最重的时期,有器质性心脏病的孕妇容易发生心力衰竭,临床上应给予高度重视、密切监护。

(二)心脏病对妊娠的影响

心脏病不影响受孕。如孕妇心功能良好者,胎儿相对安全,大部分孕妇能顺利地度过妊娠期,但是剖宫产的概率增加。若有心功能不良,可因慢性缺氧而引起胎儿生长受限和胎儿窘迫,当心力衰竭时,由于缺氧可引起子宫收缩,发生流产、早产,甚至胎死宫内。

(三)妊娠合并心脏病的种类

妊娠合并风湿性心脏病最常见,其次为先天性心脏病及妊娠高血压性心脏病;围生期心肌病、贫血性心脏病、心律失常等较少见。

1.先天性心脏病

先天性心脏病可分为左向右分流型先天性心脏病、右向左分流型先天性心脏病和无分流型先天性心脏病。

左向右分流型先天性心脏病常见的有房间隔缺损、室间隔缺损和动脉导管未闭。一般缺损面积小,既往无心衰史与其他合并症者,多能耐受妊娠及分娩。右向左分流型先天性心脏病临床上最常见的有法洛四联症及艾森曼格综合征等,一般多有复杂的心血管畸形,对妊娠期血容量增加和血流动力学改变的耐受力极差,妊娠时母体与胎儿死亡率较高,不宜妊娠。即使经过手术矫治心功能达到Ⅰ～Ⅱ级者,也需在严密观察下继续妊娠。无分流型先天性心脏病中轻度肺动脉口狭窄者预后较好,能度过妊娠及分娩期;重度狭窄则不宜妊娠。主动脉狭窄与马方综合征者因妊娠后风险较大,均应劝其避孕为好。

2.风湿性心脏病

风湿性心脏病以单纯性二尖瓣狭窄为最常见,主动脉瓣病变较少见。轻度二尖瓣狭窄,心功能Ⅰ～Ⅱ级,未发生过心衰和其他并发症者,孕期严密监护可耐受妊娠。二尖瓣狭窄越严重,肺水肿、心律失常、心力衰竭的发生率越高,危险性越大。单纯二尖瓣关闭不全一般能耐受妊娠、分娩、产褥期心脏负荷的增加,很少发生肺水肿和心力衰竭。主动脉瓣狭窄及关闭不全,轻型常能安全度过妊娠、分娩、产褥期;但严重者可发生心力衰竭,甚至突然死亡。

3.妊娠高血压性心脏病

此类疾病指以往无心脏病的病史,在妊娠期高血压疾病的基础上,突然发生以左心衰竭为主的全心衰竭。这是由于冠状动脉痉挛、心肌缺血、坏死,加上周围小动脉阻力增加,水钠潴留及血液黏稠度增加等,加重心脏负担而诱发急性心力衰竭,合并贫血更容易导致心肌受累。这类疾病产后一般逐渐缓解,不留器质性心脏病变。

4.围生期心肌病

围生期心肌病(PPCM)指既往无心血管疾病史,发生在临产前3个月或产后6个月之间的扩张型心肌病。与非特异性扩张型心肌病不同点在于发病年龄轻,与妊娠有关,再次妊娠可复发,有一半的病例在产后6个月完全或接近完全恢复。本病临床表现不尽相同,主要为呼吸困难、心悸、咳嗽、咯血、端坐呼吸、胸痛、肝大、水肿等心力衰竭的表现。曾患围生期心肌病、心力衰竭且遗留心脏扩大者,应避免再次妊娠。

5.心肌炎

近年病毒性心肌炎有呈上升的趋势,心肌炎及其后遗症合并妊娠的比率也在不断增加。主要表现为在病毒感染后1~3周内出现乏力、气喘、心悸、心前区不适。检查可见心脏扩大、持续性心动过速、室性期前收缩、房室传导阻滞和ST段及T波异常改变等,病原学检查可协助诊断。心肌炎一旦妊娠,极易发生心衰,一般不宜妊娠。急性心肌炎病情控制良好者,可在密切监护下继续妊娠。

(四)临床表现

1.症状与体征

患者有心脏病史和心悸、气促、水肿等临床表现,并有下列体征:①心脏有舒张期杂音或有Ⅱ级以上的收缩期杂音,性质粗糙,时间长。②严重心律失常和心肌损害严重。③叩诊或X线显示有明显的心界扩大或个别心室或心房扩大。

2.心脏功能分级

依据患者对一般体力活动的耐受程度,将心脏功能分为Ⅰ~Ⅳ级:

Ⅰ级:一般体力活动不受限(无症状)。

Ⅱ级:一般体力活动轻度受限(心悸、轻度气短),休息时无症状。

Ⅲ级:一般体力活动显著受限,休息后无不适或过去有心衰史者。

Ⅳ级:不能进行任何活动,休息时仍有心衰表现。

3.早期心衰的临床表现

妊娠合并心脏病的孕妇,若出现下列症状和体征,应考虑为早期心力衰竭:①轻微活动后即出现胸闷、心悸、气短。②休息时心率超过110次/分,呼吸超过20次/分。③夜间常因胸闷而坐起呼吸或到窗口呼吸新鲜空气。④肺底部出现少量持续性湿啰音,咳嗽后不消失。

4.辅助检查

(1)B超检查:通过心脏超声或产科超声检查可了解心脏代偿情况、胎儿大体情况等。

(2)心电图检查:可提示心律失常或心肌损害等情况。

(3)X线检查:可显示心脏扩大情况。

(4)胎儿电子监护仪:无应激试验(NST)可观察胎动时胎心的变化,无反应者需做缩宫素激惹试验(OCT)了解宫缩时胎心的变化。

(5)实验室检查:血尿常规分析;胎盘功能检查等。

(五)护理评估

1.健康史

评估一般产科病史,评估与心脏病诊治有关的既往史,包括:心脏病的类型,既往治疗经过与心功能状态,是否出现过心衰等。评估是否存在增加心脏负荷的因素,如感染、贫血、便秘、日常工作状况、心理感受,是否缺乏支持系统等。

2.身体评估

(1)判定心功能状态:根据心功能分级方案和客观指标,确定孕产妇心功能分级。

(2)评估与心脏病有关的症状和体征:如呼吸、心率、有无活动受限、发绀、心脏增大、肝大、水肿等。尤其注意评估有无早期心力衰竭的表现。对于存在诱发心力衰竭因素的孕产妇,更须及时识别心力衰竭指征。

3.心理-社会支持状况

重点评估孕妇对自己的心功能状况是否了解,对妊娠、分娩所能承受的心理反应,社会支持系统是否得力,对妊娠合并心脏病自我护理知识的掌握情况。评估孕产妇及家属的相关知识掌握情况、母亲角色的获得及心理状况。

4.治疗原则及主要措施

根据心脏病的种类、病变的程度、心功能分级等因素来分析可否承受妊娠、分娩。心脏病变较轻,心功能Ⅰ级及Ⅱ级者,既往无心衰史,亦无其他并发症者,妊娠后经严密监护,适当治疗可耐受妊娠、分娩。如心脏病变重,有明显发绀或伴肺动脉高压,心功能Ⅲ级或Ⅳ级以上者,易发生心衰,皆不宜妊娠,若已妊娠应尽早人工终止。

(1)妊娠期

①终止妊娠:对不宜妊娠者应在妊娠12周前行人工流产,12周以上者可行钳夹术或引产术,原则上应控制心衰后再终止妊娠。妊娠已达28周以上者,引产的危险性不亚于继续妊娠和分娩,不宜行引产术,应积极治疗心衰,可与内科医生密切配合,严密监护下继续妊娠。

②加强产前检查:妊娠20周前每2周检查1次,妊娠20周后每周检查1次。了解心脏代偿功能的情况,有无心力衰竭的早期表现。如发现异常应立即入院治疗。孕期经过顺利者也应于预产期前1～2周入院待产。

③加强营养与休息:保持情绪稳定,充分休息,避免过度劳累。加强营养,给予高蛋白、高维生素、低盐、低脂饮食。整个孕期体重增加不超过10kg。

④防治诱发心衰的因素:如感染(尤其是上呼吸道感染)、贫血、发热、妊娠期高血压疾病等。

⑤药物治疗:对有早期心衰的孕妇,多不主张预防性应用洋地黄。常选用起效和排泄较快的地高辛0.25mg,每日2次口服,2～3日后可根据临床效果改为每日1次,不要求达到饱和量,病情好转后应停药。如出现急性左心衰竭,则选用速效洋地黄制剂毛花苷丙0.4mg加入25％葡萄糖20mL稀释后缓慢静脉注射,必要时2小时可重复给药0.2mg,毛花苷丙总量不超过1.6mg,毒毛花苷K不超过0.75mg,以增强心肌收缩力和减慢心率。

(2)分娩期:心功能Ⅰ～Ⅱ级,胎儿不大,胎位正常,宫颈条件良好者,可在严密监护下经阴道分娩;心功能Ⅲ～Ⅳ级、宫颈条件不佳或有产科手术指征者应择期剖宫产。

(3)产褥期:产后3日,尤其是24小时内,容易发生心衰,应继续卧床休息并密切观察病情变化。应用广谱抗生素预防感染,直至产后1周左右,无感染征象时停药。心功能Ⅲ级或以上者不宜哺乳。不宜妊娠者,应于剖宫产同时或产后1周左右行绝育术。

(六)护理诊断

1.知识缺乏:缺乏妊娠合并心脏病的自我护理知识。

2.活动无耐力与心力衰竭有关。

3.焦虑与担心自己无法承担分娩、哺乳有关。

4.潜在并发症:心力衰竭、感染。

（七）护理目标

1.孕产妇能够叙述心脏病的自我护理知识。

2.孕产妇能够调整日常生活以适应妊娠。

3.孕产妇焦虑程度能减轻,舒适感增加。

4.孕产妇心衰、感染等并发症能被及时发现与处理。

（八）护理措施

1.妊娠期

(1)定期产前检查:加强孕期保健和产前检查,了解心脏代偿功能的情况,有无心力衰竭的早期表现,发现异常应立即入院治疗。孕期经过顺利者也应于预产期前1~2周入院待产。

(2)减轻心脏负担:①充分休息:根据心功能状况限制体力活动,保持情绪稳定,避免过度劳累,睡眠应充足,夜间有9小时睡眠,中午至少休息1小时,早、晚餐后各休息半小时。宜采取左侧卧位或半卧位。②饮食:指导孕妇进食高蛋白、高维生素、低盐、低脂食物,多吃水果及蔬菜,预防便秘。从妊娠4个月起,限制食盐摄入,每日不超过4~5g。注意控制体重,整个孕期体重增加不超过10kg。③积极防治诱发心衰的因素,如感染(尤其是上呼吸道感染)、贫血、发热、妊娠期高血压疾病等。心脏病孕妇应避免到公共场所及与传染病患者接触。预防口腔炎症;每天清洗会阴,预防泌尿系统感染。定期监测血压,观察有无下肢水肿,及早发现并治疗妊娠期高血压疾病。一旦出现感染征兆,立即卧床休息并积极治疗,应用有效的抗生素。

(3)加强心理护理,防止情绪激动及精神紧张。

(4)指导孕妇及家庭成员掌握自我监护技巧,如每天测心率、呼吸、称体重、记出入量以及胎动计数等。若出现咳嗽、咯粉红色泡沫痰等症状,应立即住院治疗。

(5)积极治疗心力衰竭,遵医嘱给予强心药物。

2.分娩期

(1)经阴道分娩护理

①第一产程:a.专人护理,鼓励产妇多休息,避免精神紧张。在两次宫缩间隙尽量完全放松,运用呼吸及放松技巧缓解宫缩时的不适。对宫缩疼痛较重者,在宫口开大3cm后,可遵医嘱应用镇静剂以使产妇充分休息。b.严密观察产妇的心功能变化,产程开始即应持续吸氧或根据医嘱给予强心药物治疗,同时观察用药后的反应。c.产程开始即应用抗生素预防感染性心内膜炎。d.凡产程进展不顺利(宫缩无力、产程停滞等)或心功能不全加重,应及时做好剖宫产准备。

②第二产程:a.尽量缩短第二产程,避免过早屏气用力,待宫口开全行会阴侧切,用低位产钳或胎头吸引器助产,但胎儿娩出不宜过快。b.分娩时采取半坐位,下肢尽量低于心脏水平,以免回心血液过多加重心脏负担,同时做好新生儿的抢救准备。c.继续观察心功能变化,按医嘱用药。

③第三产程:a.胎儿娩出后防止腹压骤降诱发心衰,应将沙袋放在产妇腹部,并持续24小时。b.宫缩乏力者可给予缩宫素10~20U静脉注射或肌内注射,但禁用麦角新碱,以防静脉压升高诱发心衰。c.按医嘱产后立即给产妇肌内注射吗啡5~10mg或哌替啶100mg,使产妇保持安静。若产后出血,应输液或输血,但需注意输液速度。

(2)剖宫产术护理:做好术前准备,术中、术后护理。严格限量输液,注意输液速度,不宜过快。不宜再次妊娠者同时行输卵管结扎术。

3.产褥期

产后 3 日内,应继续卧床休息,并密切观察心率、呼吸、血压的变化。保证产妇充足的睡眠和休息,必要时遵医嘱给予小剂量口服镇静剂(苯巴比妥、地西泮等)。保持外阴清洁,及时更换会阴垫,应用广谱抗生素 1 周以预防感染。心功能Ⅰ～Ⅱ级的产妇可以哺乳,但应避免劳累。指导其正确执行母乳喂养过程。心功能Ⅲ级或以上者不宜哺乳,及时给予回奶,但不宜用雌激素回奶,以防水钠潴留。不宜妊娠者行绝育术,未行绝育术者应严格避孕。产后宜观察 2 周才能出院,定期产后复查。

4.心理护理

促进亲子互动,避免产后抑郁。心脏病产妇常因担心婴儿是否有心脏缺陷,不能亲自照顾新生儿等原因产生愧疚、抑郁的心理。护理人员应详细评估其心理状况及家庭功能,并与家人一起共同制订康复计划,对心功能状态尚可的,应鼓励产妇适度地参与照顾婴儿,以增加母子互动。如果新生儿有缺陷或死亡,应允许产妇表述其情感,并给予理解和安慰,减少产后抑郁症的发生。

5.健康指导

详细制订出院计划,确保产妇和新生儿得到良好的照顾,根据病情及时复诊。指导孕妇及家属掌握妊娠合并心脏病的相关知识,包括如何自我照顾,限制活动程度,诱发心力衰竭的因素及预防,识别早期心衰的常见症状和体征,尤其是遵医嘱服药的重要性,告知其抢救和应对措施。完善家庭支持系统;出生婴儿出现意外的产妇应先避孕 1 年后视情况考虑再育;指导产妇选择有效的避孕措施,对不宜再妊娠者建议行绝育手术。

(九)护理评价

1.孕产妇是否能叙述心脏病的自我护理知识。

2.孕产妇是否能够调整日常生活,妊娠过程能否适应。

3.孕产妇舒适感是否有所增加。

4.孕产妇是否发生感染等并发症或是否被及时发现与处理。

第三节　胎儿及其附属物异常

一、前置胎盘

妊娠 28 周后,若胎盘附着于子宫下段,甚至胎盘下缘达到或覆盖宫颈内口,其位置低于胎儿的先露部,称为前置胎盘。前置胎盘是妊娠晚期出血最常见的原因,也是妊娠晚期严重并发症,处理不当可危及母儿生命。其发病率,国外报道为 0.3%～0.9%,国内报道为 0.24%～1.57%。

(一)病因

目前尚不明确,可能与下列因素有关。

1.子宫内膜病变与损伤

多产、多次刮宫或剖宫产等是前置胎盘的高危因素,由于子宫内膜损伤后可引起子宫内膜炎或子宫内膜萎缩,使子宫蜕膜血管生长不良。再次妊娠时,血液供应不足,致使胎盘为摄取足够的营养而扩大面积,伸展到子宫下段。据统计,发生前置胎盘的孕妇,85%以上为经产妇。

2.胎盘异常

胎盘异常由于多胎妊娠形成过大面积的胎盘,伸展至子宫下段或遮盖子宫颈内口,形成前置胎盘;胎盘位置正常但有副胎盘而延伸至子宫下段。

3.受精卵发育迟缓

受精卵滋养层发育迟缓,到达子宫下段方具备植入能力,故着床于子宫下段,并在该处生长发育而形成前置胎盘。

4.宫腔形态异常

子宫畸形或有子宫黏膜下肌瘤等使宫腔形态改变而导致胎盘附着于子宫下段。

(二)分类

根据胎盘下缘与子宫颈内口的关系,前置胎盘可分为 3 种类型。由于胎盘下缘与子宫颈内口的关系可因宫颈管消失、宫颈口扩张而改变,前置胎盘的类型也随之改变,目前临床上均以处理前最后一次检查结果来确定类型。

1.完全性前置胎盘

子宫颈内口全部被胎盘组织覆盖,又称中央性前置胎盘。初次出血的时间较早,约在妊娠28 周,出血次数频繁,量较多,有时一次大量阴道流血即可使孕妇陷入休克状态。

2.部分性前置胎盘

子宫颈内口部分被胎盘组织覆盖。出血情况介于完全性前置胎盘和边缘性前置胎盘之间。

3.边缘性前置胎盘

胎盘附着于子宫下段,边缘未覆盖子宫颈内口。初次出血发生较晚,多于妊娠 37～40 周或临产后,量也较少。

(三)临床表现

1.无痛性阴道流血

典型症状是妊娠晚期或临产时,突然发生无诱因、无痛性反复阴道流血。妊娠晚期子宫下段逐渐伸展,牵拉宫颈内口,宫颈管缩短;临产后宫缩使宫颈管消失成为软产道的一部分,而附着于子宫下段及宫颈内口的胎盘不能随之相应地伸展,导致前置部分的胎盘自其附着处剥离,血窦破裂而出血。初次出血量通常不多,剥离处血液凝固后,出血可暂时停止;偶尔有第一次即大量出血,导致休克。随着子宫下段不断伸展,出血往往反复发生,且出血量越来越多。

2.贫血、休克

贫血、休克由于反复多次流血或大量阴道流血,患者出现贫血貌,严重者可出现休克表现。

3.腹部检查

子宫软,无压痛,子宫大小与停经月份相符,胎方位清楚。因前置胎盘占据了子宫下段,影响胎先露入盆,故常并发胎位异常、胎先露高浮,当前置胎盘位于子宫下段前壁时,可于耻骨联合上方听到胎盘血管杂音。

(四)对母儿影响

1.产后出血

产后出血由于子宫下段肌肉菲薄,收缩力差,分娩过程中胎盘不易剥离,产后不能有效地闭合血窦而止血,易引发产后出血。

2.胎盘植入

子宫下段蜕膜发育不良,胎盘绒毛可穿透底蜕膜侵入子宫肌层,形成胎盘植入,使胎盘剥离不全发生产后出血。

3.产褥感染

胎盘剥离面靠近宫颈外口,细菌容易经阴道上行侵入胎盘剥离面;加之产妇贫血或失血过多,体质虚弱,抵抗力降低,在产褥期内易发生感染。

4.围生儿死亡率高

反复多次或大量阴道流血可使胎儿宫内缺氧,严重者死亡;因病情需要提前终止妊娠,使早产率增加,早产儿生活能力低下,死亡率高。

(五)护理评估

1.健康史

询问孕妇的末次月经并推算预产期;详细询问孕妇的孕产史、产次及既往分娩情况;了解既往有无子宫内膜病变与损伤史,如剖宫产术、多次人工流产术、产褥感染等。

2.身体状况

(1)症状:询问阴道流血的次数、频率,有无伴随腹痛;正确评估阴道流血量的多少;评估贫血程度与阴道流血量是否成正比。

(2)体征:评估患者的一般情况,是否有面色苍白、脉搏细速、血压下降等休克体征;腹部检查了解子宫大小与孕周是否相符,胎位是否正常;听诊注意胎心有无异常。

3.心理-社会支持状况

孕妇及家属可因突然阴道流血而感到恐惧或焦虑,既担心孕妇的健康,更担心胎儿的安危;由于无思想准备可能显得紧张、手足无措,希望获得医务人员的帮助。

4.辅助检查

(1)B超检查:B超可清楚显示子宫壁、胎先露、胎盘及宫颈位置,并根据胎盘下缘与宫颈内口的关系确定前置胎盘的类型。是目前最安全、有效的检查方法。

(2)产后检查胎盘及胎膜:对产前出血者,产后应仔细检查胎盘,如胎盘的边缘有陈旧血块附着,呈黑紫色或暗红色,且胎膜破口处距胎盘边缘小于7cm,则提示为前置胎盘。若行剖宫产术,可在术中直接查看胎盘附着的部分,明确诊断。

5.治疗原则及主要措施

治疗原则为抑制宫缩、止血、纠正贫血和预防感染。应根据孕妇的一般情况、出血量多少、妊娠周数、胎儿成熟度、胎儿是否存活以及前置胎盘的类型等情况综合分析,制订具体方案。

(1)期待疗法:其目的是在保证孕妇安全的前提下尽可能延长孕周,从而提高围生儿成活率。适用于妊娠<34周、估计胎儿体重<2000g,阴道流血量不多,胎儿存活、孕妇全身情况良好者。期待疗法期间孕妇应绝对卧床,严密观察病情变化;应用宫缩抑制剂并纠正贫血。

(2)终止妊娠:孕妇反复发生大量出血甚至休克者;胎龄≥36周者;胎龄未达36周,出现胎儿窘迫征象者;期待疗法中孕妇发生大出血者,应采取积极措施选择最佳方式终止妊娠。剖宫产术能在短时间内娩出胎儿,结束分娩,又能迅速制止出血,是处理前置胎盘的主要手段。

(六)护理诊断

1.有感染的危险与孕产妇贫血、抵抗力下降有关。

2.有受伤的危险大量阴道出血,胎儿可发生宫内窘迫,甚至死亡。

3.潜在并发症:出血性休克、产后出血。

4.焦虑与出血、担心胎儿预后有关。

(七)护理目标

1.产妇未发生产后出血及感染。

2.接受期待疗法的孕妇能维持至妊娠36周。

3.孕妇情绪稳定,顺利度过妊娠、分娩期。

(八)护理措施

1.终止妊娠的护理

对需要立即终止妊娠的孕妇,应立即安排孕妇去枕侧卧位,开放静脉通道,配血,做好输血准备。在抢救休克的同时,做好剖宫产术的术前准备,严密监测母儿生命体征并做好抢救准备工作。

2.期待疗法的护理

(1)保证休息,减少刺激:孕妇应绝对卧床休息,取左侧卧位,卧床期间提供一切生活护理;适当给予宫缩抑制剂或镇静剂。避免各种刺激,以减少出血机会,禁止阴道检查和肛查,腹部检查时动作轻柔。

(2)监测生命体征:严密观察并记录孕妇生命体征,及时发现病情变化;观察阴道流血的时间、出血量及一般情况。指导孕妇自测胎动,严密观察胎心变化,必要时行胎心监护。

(3)纠正贫血:给予孕妇口服硫酸亚铁,必要时输血;指导孕妇加强营养,多食高蛋白以及含铁丰富的食物。

(4)促进围生儿健康:给予孕妇定时、间断吸氧,每天3次,每次20～30分钟,以提高胎儿血氧供应。估计近日内需要终止妊娠,而胎龄不足34周者,可用地塞米松每次5～10mg,每日2次,连用2～3日,有利于促进胎儿肺成熟,有减少新生儿呼吸窘迫综合征的发生。

(5)预防产后出血和感染:胎儿娩出后,及早使用宫缩剂,以防止产后出血;严密观察产妇的生命体征及阴道流血情况,发现异常及时报告医师处理;做好会阴护理,及时更换会阴垫,保持会阴部清洁、干燥。

(6)心理护理:患者多数会有紧张、焦虑等心理表现,护理人员应向孕妇讲述前置胎盘的有关知识,耐心解答她们的提问,让她们感受到关心和照顾;同时尽量让亲属陪伴,给予孕、产妇心理支持和安慰。

(7)健康指导:做好计划生育宣传,避免因多产、多次刮宫等操作损伤子宫内膜;加强围生期保健,妊娠晚期如有出血,无论出血量多少,都应及时就诊,以便早诊断、及时治疗。

(九)护理评价

1.产妇是否发生产后出血及感染。

2.接受期待疗法的孕妇能否维持至妊娠 36 周。

3.孕妇是否情绪稳定,能否顺利度过妊娠、分娩期。

二、胎盘早剥

妊娠 20 周后,正常位置的胎盘在胎儿娩出前部分或全部从子宫壁分离,称为胎盘早期剥离(简称胎盘早剥)。在我国发病率为 4.6%～21%。因起病急、发展快,故是妊娠中、晚期的严重并发症,处理不及时可危及母儿生命。临床可分为三类,即显性剥离:剥离出血沿胎膜与子宫壁间从宫颈口流出。隐性剥离:出血不能外流而积聚于胎盘与子宫壁间或渗入羊膜腔内。混合性剥离:介于两者之间。

(一)诊断

1.症状

(1)腹痛:一般表现为轻微腹痛,胎盘剥离面比较大时表现为严重的持续性腹痛,少数患者因为剥离面比较小而不表现为腹痛。

(2)阴道出血:取决于早剥的类型,出血量比较少的隐性型可以没有阴道出血;显性型和混合型则表现为不同程度的阴道出血。

(3)休克症状:出血量达到一定程度时,患者可出现恶心、呕吐、面色苍白、脉细速而呈休克状态。

2.体征

(1)轻型:它以外出血为主,胎盘剥离面通常不超过胎盘的 1/3,分娩期多见。主要症状为阴道出血,量较多,色暗红.伴轻度腹痛或无腹痛,贫血体征不明显。腹部检查:子宫软,宫缩有间歇,子宫大小与妊娠周数相符,胎位清楚,胎心率多正常。若出血量多,胎心可有变化。腹部压痛不明显或仅有局部轻压痛。产后检查见胎盘母体面有凝血块及压迹。

(2)重型:它以内出血和混合性出血为主,胎盘剥离面超过胎盘面积的 1/3,有较大的胎盘后血肿,多见于重度妊高征。主要症状是突然发生的持续性腹痛、腰酸、腰背痛,疼痛程度与胎盘后积血量多少呈正相关,严重时可出现恶心、呕吐、面色苍白、出汗、脉弱、血压下降等休克征象。可无阴道出血或少量阴道出血及血性羊水,贫血程度与外出血量不相符。腹部检查:子宫硬如板状,有压痛,以胎盘附着处显著;若胎盘附着于子宫后壁,则子宫压痛不明显,但子宫比妊娠周数大,宫底随胎盘后血肿增大而增高。偶见宫缩,子宫多处于高张状态,子宫收缩间歇期不能放松,因此胎位触不清楚。若剥离面超过胎盘面积的 1/2,胎儿因缺氧死亡,故重型患者胎心多已消失。

3.辅助检查

(1)实验室检查

①血常规检查:可以出现不同程度的血红蛋白水平下降,但是阴道出血量不一定和血红蛋

白下降程度呈正比。血小板减少,出、凝血时间延长。

②尿常规检查:在出血量比较多,导致肾脏受损害时,可表现出不同程度的肾功能减退。

③凝血功能检查:如怀疑有 DIC,应进行纤维蛋白原定量、凝血酶原时间、部分凝血活酶时间测定,在纤溶方面可进行凝血时间及血浆鱼精蛋白副凝试验(3P 试验)。

(2)特殊检查:B 超检查底蜕膜区回声带消失,常为早剥的最早征象。在胎盘及子宫壁之间出现液性暗区或界限不清,常提示胎盘后血肿存在。如见胎盘绒毛板向羊膜腔内凸出,为胎盘后血肿较大的表现。然而,B 超检查阴性,不能除外胎盘早剥。仅 25% 的胎盘早剥病例可经 B 超证实,但 B 超检查有助于除外前置胎盘。

4.诊断要点

(1)症状:有创伤史、胎膜早破、重度妊高征等病史。根据病情轻重腹痛程度不一。轻者可无或仅有轻微腹部胀痛,重者出现腹部剧烈持续性疼痛和腰酸、腰痛。可有不同程度的阴道出血。重者可伴有恶心、呕吐、冷汗,甚至晕厥、休克等。

(2)体征:子宫张力增大,可呈硬板状,压痛明显。子宫底升高,胎位不清。常伴有胎心音变化或消失。可有脉搏增快、血压下降、贫血及休克体征。

(3)辅助检查:超声检查有时会发现胎盘后有液性暗区。

5.鉴别诊断

(1)前置胎盘:表现为反复出现的无痛性阴道出血,阴道出血量与贫血程度成正比,一般无腹痛及胎儿窘迫。通过超声检查可帮助鉴别。

(2)先兆子宫破裂:先兆子宫破裂与重度胎盘早剥的临床表现相类似,但是先兆子宫破裂往往有子宫瘢痕史。在进入产程后出现头盆不称、梗阻性难产,往往有强烈的子宫收缩,子宫下段有压痛甚至出现病理性子宫缩复环。

(3)产后出血:胎盘早剥可致子宫肌层发生病理改变影响收缩而易出血,并且一旦发生DIC,产后出血不可避免,必须提高警惕。

(二)治疗

胎盘早剥若处理不及时,严重危及母儿生命,故应及时诊断,积极治疗。

1.纠正休克

对处于休克状态的危重患者,积极开放静脉通道,迅速补充血容量,改善血液循环。休克抢救成功与否,取决于补液量和速度。最好输新鲜血,既可补充血容量又能补充凝血因子,应使血细胞比容提高到 0.30 以上,尿量>30mL/h。

2.及时终止妊娠

一旦确诊重型胎盘早剥应及时终止妊娠。根据孕妇病情轻重、胎儿宫内状况、产程进展、胎产式等,决定终止妊娠方式。

(1)阴道分娩:以外出血为主,Ⅰ度胎盘早剥患者一般情况良好,宫口已扩张,估计短时间内能结束分娩可经阴道分娩。人工破膜使羊水缓慢流出。缩小子宫容积,用腹带裹紧腹部压迫胎盘使其不再继续剥离,必要时静脉滴注缩宫素缩短第二产程。产程中应密切观察心率、血压、宫底高度、阴道出血量及胎儿宫内状况,一旦发现病情加重或出现胎儿窘迫征象,应行剖宫产结束分娩。

（2）剖宫产：指征为Ⅰ度胎盘早剥，出现胎儿窘迫征象，需抢救胎儿者；Ⅱ度胎盘早剥，特别是初产妇，不能在短时间内结束分娩者；Ⅲ度胎盘早剥，产妇病情恶化，胎儿已死，不能立即分娩者；破膜后产程无进展者。剖宫产取出胎儿胎盘后，立即注射宫缩药并按摩子宫。发现有子宫胎盘卒中，配以按摩子宫和热盐水纱垫湿热敷子宫，多数子宫收缩转佳。若发生难以控制的大量出血，可在输鲜血、新鲜冷冻血浆及血小板的同时行子宫次全切除术。

3.并发症的处理

（1）凝血功能障碍：必须在迅速终止妊娠、阻断促凝物质继续进入母血循环基础上纠正凝血机制障碍。①补充凝血因子：及时、足量输入新鲜血及血小板是补充血容量和凝血因子的有效措施，输纤维蛋白原更佳。每升新鲜冷冻血浆含纤维蛋白 3g，补充 4g 可使患者血浆纤维蛋白原浓度提高 1g/L。②肝素的应用：是个有争议的问题，目前多数学者主张在 DIC 高凝阶段应及早应用肝素，禁止在有显著出血倾向时应用。还应注意使用剂量，因子宫剥离面的存在，使用小剂量肝素更为安全，如在使用肝素前补充凝血因子，可加重 DIC，故应慎重选择用药时机。③抗纤溶药物的应用：应在肝素化和补充凝血因子的基础上应用抗纤溶药物。常用的药物有氨甲环酸、氨甲苯酸等，亦可用氨基己酸，但不良反应稍大。

（2）肾衰竭：若尿量<30mL/h，提示血容量不足，应及时补充血容量；若血容量已补而尿量<17mL/h，可给予 20%甘露醇 500mL 快速静脉滴注或呋塞米20~40mg静脉推注，必要时可重复用药，通常1~2小时尿量可以恢复。若短期内尿量不增且血清尿素氮、肌酐、血钾进行性升高，并且二氧化碳结合力下降，提示肾衰竭。出现尿毒症时，应及时行透析治疗以挽救孕妇生命。

（3）产后出血：胎儿娩出后立即给予子宫收缩药物，如缩宫素、麦角新碱、米索前列醇等；胎儿娩出后人工剥离胎盘，持续子宫按摩等。若仍有不能控制的子宫出血或血不凝、凝血块较软，应快速输入新鲜血补充凝血因子，同时行子宫次全切除术。

（三）评估和观察要点

1.评估要点

①健康史：询问孕妇一般情况和孕期情况，有无创伤、宫颈内口松弛病史，确定孕周，有无下生殖道感染、多胎妊娠、羊水过多、头盆不称、胎位异常等；②评估羊水性状、临产先兆症状及胎儿宫内发育情况；③评估孕妇心理状态和社会支持情况。

2.观察要点

①观察孕妇生命体征情况，胎动、胎心率变化；②观察阴道流液的性状、颜色、气味等并记录；③观察宫缩、宫口开大、胎先露下降等产程进展情况。

（四）护理措施

1.准确记录胎膜破裂时间、羊水性状。

2.监测宫缩及胎心情况，注意有无胎儿窘迫。指导孕妇自数胎动，如有异常，及时告知医护人员。指导孕妇左侧卧位，吸氧每次 30 分钟，每日 2 次。

3.监测孕妇体温、脉搏、呼吸，每日 4 次，遵医嘱监测白细胞计数分类，及早发现感染征象。

4.预防感染，住院期间勤换内衣裤，用消毒卫生巾，保持外阴清洁。阴道检查严格无菌操作。如破膜 6 小时仍未发动临产者，遵医嘱给予会阴冲洗每日 2 次。破膜 12 小时以上，可遵医嘱预防性给予抗生素治疗。孕妇孕足月胎膜早破 24 小时以上未发动宫缩者,应给予引产措施。

5.胎儿胎头浮者绝对卧床休息,避免坐起或站立,以防脐带脱垂。

6.孕妇卧床期间,加强巡视,及时发现孕妇所需,将呼叫器及日常生活用品放在伸手可及之处,以便拿取。

7.指导适当增加粗纤维食物的摄入,遵医嘱给予大便软化剂,保持排便通畅。

8.给予心理支持,减轻孕妇焦虑。

(五)健康教育

1.疾病知识

疾病知识为孕妇及其家属讲解胎膜早破相关知识,给予分娩知识介绍。

2.自我保健指导

自我保健指导给予孕妇及其家属预防感染的知识介绍,保持床单位整洁,会阴部清洁,勤换内衣裤等。

3.自我监护指导

针对保胎孕妇,介绍保胎药物的作用,配合治疗,并教会孕妇自数胎动的方法。

三、胎膜早破

在临产前胎膜破裂,称为胎膜早破(PROM),妊娠满 37 周后的胎膜早破发生率为 10%,妊娠不满 37 周的胎膜早破发生率为 2.0%~3.5%。胎膜早破时孕周越小,围生儿预后越差。胎膜早破可引起早产、脐带脱垂及母儿感染。

(一)病因及发病机制

导致胎膜早破的因素很多,常是多因素所致,常见因素有:

1.生殖道病原微生物上行性感染引起胎膜炎,使胎膜局部张力下降而破裂。

2.羊膜腔压力增高常见于双胎妊娠、羊水过多及妊娠晚期性交者。

3.胎膜受力不均头盆不称、胎位异常时胎先露与骨盆入口不能很好地衔接,前羊水囊所受压力不均,导致胎膜破裂。

4.营养因素缺乏维生素 C、锌、铜,可使胎膜抗张力下降,易引起胎膜早破。

5.宫颈内口松弛常因手术创伤或先天性宫颈组织结构薄弱,使宫颈内口松弛,前羊水囊楔入,受力不均,加之此处胎膜接近阴道,缺乏宫颈黏液保护,易受病原微生物感染,导致胎膜早破。

6.细胞因子 IL-6、IL-8、TNF-α升高,可激活溶酶,破坏羊膜组织导致胎膜早破。

(二)临床表现

90%产妇突然感到较多液体从阴道流出,无腹痛等其他产兆。肛门检查上推胎儿先露部时,见液体从阴道流出,有时可见到流出液中有胎脂或被胎粪污染,呈黄绿色。如并发明显羊膜腔感染,则阴道流出液有臭味,并伴发热、母儿心率增快、子宫压痛等急性感染表现。隐匿性羊膜腔感染时,虽无明显发热,但常出现母儿心率增快。产妇在流液后,常很快出现宫缩及宫口扩张。

（三）辅助检查及诊断

1.阴道检查将胎先露部上推时见到流液量增多或见阴道后穹窿有羊水池,则可明确诊断。

2.阴道液酸碱度检查正常阴道液呈酸性,羊水 pH 值为 7.0～7.5。用 pH 试纸检查,若流出液 pH 值等于或大于 7.0 时视为阳性,胎膜早破可能性极大。

3.阴道液涂片检查有羊齿状结晶出现,则为羊水。

4.羊膜镜检查可以直视胎先露部,看不到前羊膜囊,即可确诊胎膜早破。

5.羊膜腔感染检测羊水细菌培养阳性,羊水涂片革兰氏染色检查出细菌,羊水白细胞 IL-6 测定≥7.9mg/mL 时,提示羊膜腔感染;血 C-反应蛋白＞8mg/L 时,提示羊膜腔感染。

（四）对母儿影响

1.对母体影响

(1)感染:破膜后,阴道病原微生物上行性感染更容易、更迅速,且感染的程度和破膜时间有关。随着胎膜早破潜伏期(指破膜到产程开始的间隔时间)延长,羊水细菌培养阳性率增高,且原来无明显临床症状的隐匿性绒毛膜羊膜炎常变成显性。如破膜超过 24 小时,可使感染率增加 5～10 倍。除造成孕妇产前、产时感染外,胎膜早破还是产褥感染的常见原因。

(2)胎盘早剥:足月前胎膜早破可引起胎盘早剥,确切机制尚不清楚,可能与羊水减少有关。据报道最大羊水池深度＜1cm 时,胎盘早剥发生率为 12.3％;而最大池深度＞2cm 时,其发生率仅为 3.5％。

2.对胎儿影响

(1)早产儿:30％～40％的早产与胎膜早破有关。早产儿易发生新生儿呼吸窘迫综合征、新生儿颅内出血、坏死性小肠炎等并发症,围生儿死亡率增加。

(2)感染:胎膜早破并发绒毛膜羊膜炎时,常引起胎儿及新生儿感染,表现为肺炎、败血症、颅内感染。

(3)脐带脱垂或受压:胎先露未衔接者破膜后脐带脱垂的危险性增加;因破膜继发性羊水减少,使脐带受压,亦可致胎儿窘迫。

(4)胎肺发育不良及胎儿受压综合征:妊娠 28 周前胎膜早破保守治疗的产妇中,新生儿尸解发现,肺/体重比值减小、肺泡数目减少。活体 X 线摄片可显示为小而充气良好的肺、钟形胸、横膈上抬到第 7 肋间。胎肺发育不良常引起气胸、持续肺高压,预后不良。破膜时孕龄越小,引发羊水过少越早,胎肺发育不良的发生率越高。如破膜潜伏期长于 4 周,羊水过少程度重,可出现明显胎儿宫内受压,胎儿出现铲形手、弓形腿、扁平鼻等。

（五）治疗

1.足月胎膜早破观察 2～12 小时,如无明显宫缩,应予催产素促进宫缩。临产后观察体温、心率、宫缩及羊水流出量、性状及气味,必要时行 B 型超声检查了解羊水量,也可通过胎儿电子监护进行宫缩应激试验,了解胎儿宫内情况。若羊水减少,且 CST 显示频繁变异减速,应考虑羊膜腔输液。输液后如变异减速改善,产程进展顺利,则等待自然分娩,否则,行剖宫产术。若未临产,但发现有明显羊膜腔感染体征,应立即使用抗生素,并终止妊娠;如检查正常,破膜后 12 小时,给予抗生素预防感染。

2.足月前胎膜早破一方面要延长孕周,减少新生儿因不成熟而发生的疾病与死亡;另一方面随着破膜后时间延长.上行性感染不可避免或原有的感染加重,发生严重感染并发症的危险性增加,同样可造成母儿预后不良。目前足月前胎膜早破的处理原则是:若胎肺不成熟,无明显临床感染征象,无胎儿窘迫,则行期待治疗;若胎肺成熟或有明显临床感染征象,则应立即终止妊娠;对胎儿窘迫者,应针对宫内缺氧的原因,进行治疗。

(1)期待治疗:密切观察孕妇体温、心率、宫缩、白细胞计数、C-反应蛋白等变化,以便及早发现产妇的明显感染征象,及时治疗。避免不必要的肛门及阴道检查。

①应用抗生素:足月前胎膜早破应用抗生素,能降低胎儿及新生儿肺炎、败血症及颅内出血的发生率;亦能大幅度减少绒毛膜羊膜炎及产后子宫内膜炎的发生。尤其对羊水细菌培养阳性或阴道分泌物培养B族链球菌阳性者,效果更好。B族链球菌感染用青霉素;支原体或衣原体感染,选择红霉素或罗红霉素;如感染的微生物不明确,可选用 FDA 分类为 B 类的广谱抗生素。可间断给药,如开始给氨苄西林或头孢菌素类静脉滴注,48 小时后改为口服。若破膜后长时间不临产,且无明显临床感染征象,则停用抗生素,待进入产程时继续用药。

②宫缩抑制剂应用:对无继续妊娠禁忌证的产妇,可考虑应用宫缩抑制剂预防早产。

③纠正羊水过少:若孕周小,羊水明显减少者,可进行羊膜腔输液补充羊水,以帮助胎肺发育;若产程中出现明显脐带受压表现(CST 显示频繁变异减速),羊膜腔输液可缓解脐带受压。

④应用肾上腺糖皮质激素促胎肺成熟:妊娠 35 周前的胎膜早破,应给予促胎肺成熟治疗,具体方法为:地塞米松 5mg 肌内注射,每 12 小时 1 次,共 4 次。

(2)终止妊娠:一旦胎肺成熟或发现明显临床感染征象,在抗感染同时,应立即终止妊娠。对胎位异常或宫颈不成熟,缩宫素引产不易成功者,应根据胎儿出生后存活的可能性,考虑剖宫产或更换引产方法。

(六)护理评估

1.病史通过询问或查阅产前检查记录,了解诱发胎膜早破的原因,掌握胎膜破裂的确切时间,确定妊娠周数。

2.身体状况观察羊水的颜色、气味,评估体温,了解阴道有无脓性分泌物、是否伴有宫缩、是否有分娩发动的征象。

3.心理评估

由于阴道流液突然发生,孕妇因担心影响胎儿及自身健康,甚至出现恐慌心理,协助有早产或剖宫产可能的孕妇做好心理准备,评估其对该种状况的应对能力。

4.其他评估产妇自理能力或日常活动能力,评估有无压疮、跌倒/坠床高危因素,评估产妇有无泌尿系感染、呼吸道感染、深静脉血栓等风险。

(七)护理措施

1.妊娠期

(1)一般护理

①保持病室清洁、整齐、安静。

②保持床单位清洁,及时更换被污染的床单、衣服。

③胎先露部未衔接者应绝对卧床休息,抬高臀部,防止脐带脱垂。

④根据产妇有无临产征兆送入待产室。

⑤给予间断低流量吸氧,每天 2~3 次,每次 30 分钟。

（2）病情观察

①破膜后立即听胎心,观察羊水的量、性状及气味,并记录。

②破膜后立即行阴道检查,观察先露高低,宫口情况及有无脐带脱垂。

③严密监测孕妇生命体征、血常规、C 反应蛋白,尽早发现感染征象。

④尽量减少阴道检查次数,并保证无菌操作。

⑤指导产妇自数胎动,必要时做胎心监护,发现异常及时通知医生。

⑥在病情观察过程中,不管是否足月,一旦出现感染征象,均应及早终止妊娠,以防随着破膜时间延长而加重感染。

⑦孕周已达 35 周者处理原则与足月胎膜早破相同。破膜 2~12 小时无规律宫缩者,应予以引产,有产科指征者考虑剖宫产。

⑧孕周未达 35 周者:a.卧床休息,监测感染指标同足月胎膜早破,定期听胎心,进行胎心监护,每周 1~2 次。做宫颈分泌物细菌培养。b.预防性应用抗生素,降低宫内感染和新生儿感染率。c.促胎肺成熟:应用糖皮质激素地塞米松 5mg 肌内注射,每 12 小时重复 1 次,共 4 次。d.如有早产征象,可应用宫缩抑制剂。e.一旦出现感染征象,应及时终止妊娠。

（3）用药护理

①使用抗生素者注意观察用药不良反应。

②使用地塞米松可能出现短时瘙痒和恶心感,可不予处理。

（4）并发症的护理观察

①感染:破膜时间超过 12 小时者,遵医嘱给予抗生素预防感染。嘱孕妇勤换会阴垫,保持会阴清洁干燥,并行会阴擦洗,每日 2 次,预防感染。

②胎儿窘迫:严密观察胎心率及胎动情况,必要时给予氧气吸入,预防胎儿窘迫。

③脐带脱垂:嘱产妇取左侧卧位或平卧位,垫高臀部,以防脐带脱垂。一旦发现脐带脱垂,胎心尚存者或胎心虽有变异但未完全消失者,应在数分钟内结束分娩。根据具体情况按医嘱及时采用胎头吸引术或产钳术,甚至采取剖宫产术终止妊娠。

（5）心理护理

①鼓励、安慰产妇。若为早产儿,向产妇介绍早产儿成功的案例,提供有关促进早产儿生长发育的知识,增强其信心。

②实施心理干预,消除产妇的不良心理因素。尽量多与产妇交流,教会产妇保持心情舒畅的方法,如听轻松舒缓的音乐等。

（6）健康教育

①疾病知识指导:向孕妇讲解预防感染的重要性。

②自我监测指导:教会孕妇自我监测胎动和宫缩的方法,如发现胎动异常、规律宫缩要及时通知医务人员。

③饮食指导:嘱进食清淡、易消化、富含营养的饮食。准备行剖宫产者应禁食、禁饮 4~6 小时。

④疾病预防：使孕妇及家属认识到妊娠期卫生保健的重要性，主动定期接受产前指导，提高预防意识。告知孕妇，妊娠后期应避免性交，避免负重等，以防诱发胎膜早破。宫颈内口松弛者，需卧床休息，并于孕14～16周行宫颈环扎术，进行病因性治疗。

2.分娩期

（1）病情观察

①产程中每4小时测体温、脉搏、呼吸1次。

②查血常规，每日1次。

③密切观察胎心变化，防止胎儿宫内窘迫发生。

④观察羊水量及性状，注意是否混有胎粪。

⑤早产者，做好新生儿复苏准备。

（2）心理护理：帮助产妇分析目前状况，告知产妇产程进展，及时提供胎儿宫内信息，以减轻孕妇焦虑、紧张情绪。积极鼓励其面对现实，提前做好迎接新生儿的准备。

（3）健康教育

①饮食指导：指导产妇在第一产程以碳水化合物性质的食物为主，因为它们在体内转化速度快，在胃中停留的时间比蛋白质和脂肪短，不会在宫缩紧张时引起产妇恶心、呕吐。食物应细软、清淡、易消化，如蛋糕、挂面、粥等。在第二产程，应进食高能量、易消化的食物，如牛奶、粥、巧克力等。如果产妇实在无法进食，可以通过静脉输注葡萄糖、维生素来补充能量。

②产程中休息活动相结合，合理安排。

③保持外阴清洁，放置吸水性好的消毒会阴垫，勤更换。

④产程中注意排空膀胱，避免影响胎先露下降。

3.产褥期

（1）病情观察

①产后及时观察阴道出血情况，备好抢救物品，积极抢救出血与休克。

②密切观察生命体征情况，如果体温异常，应及时报告医生。

（2）专科指导

①指导母乳喂养及新生儿抚触。

②早产儿护理指导：教会产妇喂养和护理早产儿的方法。如果母婴分离，教会产妇乳房护理及保持泌乳的方法，指导使用吸奶器，将奶送到儿科病房。

（3）健康教育

①饮食指导：根据医嘱进食高蛋白、高维生素、易消化食物。多进食新鲜的水果、蔬菜，增加膳食纤维，防止便秘。补充足够的钙、镁、锌。

②休息与活动：生活作息规律，保证充足睡眠。适当运动，必要时卧床休息，卧床期间要行床上翻身活动，避免压疮及下肢深静脉血栓的发生。

③指导产妇母乳喂养和新生儿护理技巧。

④指导产妇在产褥期如有异常应及时到医院检查，如阴道出血超过月经量。

⑤产后加强抗感染，防治宫内感染，产褥期禁止盆浴、性生活。

⑥出院指导：a.做好出院手续办理、新生儿免疫接种、出生证明办理及产后复查随访相关

事项的告知。b.嘱产后42天内禁止性生活,42天后到门诊复查,做好产后避孕。

四、羊水过多

妊娠期间羊水量超过2000mL者,称为羊水过多。羊水过多时羊水外观、性状与正常者并无差异。

(一)概述

1.病因

(1)胎儿畸形:羊水过多的孕妇中约25%合并有胎儿畸形,以中枢神经系统和消化系统畸形最为常见。中枢神经系统畸形多见于无脑儿、脊柱裂等;消化系统畸形以食管及十二指肠闭锁最常见。

(2)多胎妊娠及巨大儿:多胎妊娠羊水过多的发生率为单胎妊娠的10倍,以单卵双胎居多。巨大儿也容易合并羊水过多。

(3)胎盘、脐带病变:巨大胎盘、胎盘绒毛血管、脐带帆状附着也能导致羊水过多。

(4)孕妇患病:糖尿病、母儿血型不合、妊娠期高血压疾病等。孕妇妊娠期患糖尿病时胎儿血糖也增高,胎儿多尿而排入羊水中。母儿血型不合时,胎盘水肿增重,绒毛水肿影响液体交换而导致羊水过多。

(5)特发性羊水过多:约有30%的羊水过多原因不明。

2.临床表现及分类

羊水过多时,因子宫过度膨大,孕妇可出现压迫症状及并发症。羊水量在数日内急剧增多,称为急性羊水过多;羊水量在较长时期内缓慢增多,称为慢性羊水过多。

3.治疗要点

羊水过多合并胎儿畸形者,一旦确诊,应及时终止妊娠;羊水过多无胎儿畸形者,应控制羊水量,行羊膜腔穿刺减压缓解症状,延长妊娠周数。

(二)护理评估

1.健康史

应详细询问孕妇有无糖尿病、妊娠期高血压疾病、重度贫血、多胎妊娠及母儿血型不合等病史。

2.身体状况

(1)急性羊水过多:急性羊水过多较少见,多发生在妊娠20～24周。由于羊水急速增多,数日内子宫急剧增大,出现压迫症状。因膈肌上升引起心悸、气促、呼吸困难,甚至发绀。腹壁皮肤因张力过大感到疼痛,严重者皮肤变薄,皮下静脉清晰可见。孕妇进食减少,发生便秘。巨大的子宫压迫下腔静脉,影响静脉回流,出现下肢、外阴部水肿及静脉曲张,孕妇行走不便,不能平卧,表情痛苦。

(2)慢性羊水过多:慢性羊水过多较多见,多数发生在妊娠晚期。数周内羊水缓慢增多,多数孕妇无自觉不适,仅在产前检查时,见腹部膨隆,测量宫高及腹围大于同期孕妇,妊娠图宫高曲线超出正常百分位数,腹壁皮肤发亮、变薄,触诊时感到皮肤张力大,有液体震颤感,胎方位不清,有时扪及胎儿部分有浮沉胎动感,胎心音遥远或听不清。

(3)心理、社会状况:羊水过多常与胎儿畸形或母体疾病有关,故孕妇及家属对此较紧张,表现出对未知妊娠结局的担忧等。

3.辅助检查

(1)B超检查:B超检查是羊水过多的重要辅助检查方法。单一最大羊水垂直深度(AFV)大于7cm考虑为羊水过多;羊水指数(AFI)大于18cm为羊水过多。

(2)羊膜囊造影:了解胎儿有无消化道畸形或体表畸形。

(3)甲胎蛋白(AFP)的检测:神经管缺损胎儿畸形易合并羊水过多,羊水甲胎蛋白平均值超过同期正常妊娠平均值3个标准差以上,母血清甲胎蛋白平均值超过同期正常妊娠平均值2个标准差以上,有助于临床的诊断。

(三)护理诊断

1.舒适度改变与羊水过多引起压迫症状有关。

2.焦虑与担心胎儿畸形及胎儿安危有关。

(四)护理措施

1.一般护理

嘱孕妇卧床休息,取左侧卧位,压迫症状明显者可取半卧位,减少下床活动,防止胎膜早破;进食低盐饮食,多食蔬菜、水果,保持大便通畅。

2.病情观察

观察生命体征,定期测量宫高、腹围及体重。及时发现并发症;观察胎心率变化、胎动及宫缩,及时发现胎儿窘迫及早产征象;破膜后及时观察羊水性状及流速,及时发现有无脐带脱垂征象。

3.治疗配合

配合医生行羊膜腔穿刺减压术,B超定位穿刺点,也可在B超监测下进行,以15~18号腰椎穿刺针经腹羊膜腔穿刺放羊水,其速度不宜过快,每小时500mL,一次放羊水量不超过1500mL,以缓解孕妇症状。放羊水时应从腹部固定胎儿为纵产式,放羊水后腹部放置沙袋或加腹带包扎。严密观察宫缩,重视患者的症状,监测胎心率。严格消毒,防止感染。

4.心理护理

羊水过多常伴有胎儿畸形或早产,对孕妇及家属情绪的影响较大,甚至导致不良的情绪反应。护士应耐心解答孕妇及家属提出的问题,讲解疾病相关知识,陪伴并关心他们,给予心理疏导及精神支持,使其积极配合治疗。

5.健康教育

加强产前检查,及早发现导致羊水过多的可能因素,给予及时干预,必要时进行遗传咨询及相关筛查。产妇出院后应加强营养,注意休息,观察宫缩及恶露情况。

五、羊水过少

妊娠足月时羊水量少于300mL者,称为羊水过少。羊水过少严重影响围生儿预后,羊水少于 50mL,围生儿死亡率高达 88%,应高度重视。

(一)概述

1.病因

(1)胎儿畸形:胎儿畸形以泌尿系统畸形为主,如胎儿先天肾缺如、肾发育不全、输尿管或尿道狭窄、梗阻所致的尿少或无尿。

(2)胎盘功能异常:过期妊娠、胎儿生长受限、妊娠期高血压疾病均可导致胎盘功能的异常,胎儿脱水、子宫内慢性缺氧引起胎儿血液循环重新分配,保障脑和心的血供,而肾血流量下降,胎儿尿的生成减少致羊水过少。

(3)羊膜病变:有学者认为,某些原因不明的羊水过少可能与羊膜本身病变有关。

(4)母亲因素:孕妇脱水、服用某些药物(如利尿剂等)可引起羊水过少。

2.临床表现

羊水过少的临床症状多不典型。孕妇于胎动时感腹痛。

3.治疗要点

羊水过少合并胎儿畸形时应及时终止妊娠,未合并胎儿畸形,可行羊膜腔内灌注法,保守期待治疗。

(二)护理评估

1.健康史

应详细核实妊娠是否过期,有无应用脱水剂等药物史,以及胎盘功能监测情况等。

2.身体状况

(1)临床表现:孕妇于胎动时感腹痛,检查见腹围、子宫高小于同期正常妊娠孕妇,子宫敏感性高,轻微刺激即可引发宫缩。临产后阵痛剧烈,宫缩多不协调,子宫口扩张缓慢,产程延长。胎儿臀先露多见。羊水过少,胎儿可发生肺发育不全、胎儿生长受限、胎儿窘迫及新生儿窒息。

(2)心理、社会状况:孕妇及家属对羊水过少十分紧张,担心胎儿可能畸形,还会表现出对未来妊娠的担忧,表现出焦虑、紧张等不良情绪反应。

3.辅助检查

(1)B超检查:单一最大羊水垂直深度(AFV)不大于 2cm 为羊水过少;单一最大羊水垂直深度不大于 1cm 为严重羊水过少。羊水指数(AFI)不大于 8.0cm 可作为诊断羊水过少的临界值;以羊水指数不大于 5.0cm 作为诊断羊水过少的绝对值,同时还可发现胎儿畸形。

(2)羊水直接测量:破膜时羊水少于 300mL 即可诊断为羊水过少。多见羊水呈黏稠、浑浊、暗绿色。直接测量法的缺点是不能早期发现。

(3)胎儿电子监护仪检测:子宫收缩时可以出现胎心率的晚期减速,结合以上结果可诊断为羊水过少。

(三)护理诊断

1.舒适度改变与羊水过少导致胎动时宫缩和临产后阵痛加剧等症状有关。

2.焦虑与担心胎儿畸形及胎儿安危有关。

(四)护理措施

1.一般护理

指导孕妇自计胎动的方法,及时发现胎儿窘迫征象;加强妊娠期保健,注意营养,合理用药。

2.病情观察

观察生命体征,定期测量宫高、腹围及体重;观察胎心率变化、胎动及宫缩。破水后,及时测量羊水量,观察羊水性状,连续监测胎心率变化及产程进展。

3.治疗配合

(1)羊水过少伴胎儿窘迫或胎儿畸形:羊水过少伴胎儿窘迫或胎儿畸形应及时终止妊娠,做好剖宫产术术前准备或阴道手术助产的护理配合,尤其是新生儿抢救及复苏的准备工作。

(2)妊娠未足月且无胎儿畸形:可行增加羊水量期待治疗,经羊膜腔灌注液体解除脐带受压,提高围生儿成活率。具体方法:常规腹部消毒,在 B 超引导下行羊膜腔穿刺,以每分钟 10~15mL 的速度输入 37℃生理盐水 200~300mL。直至胎心率变异减速消失或羊水指数达到 8cm。同时应选用宫缩抑制剂预防早产发生,应注意严格无菌操作。

4.心理护理

羊水过少伴有胎儿畸形或导致胎儿窘迫,孕妇及家属常会表现出紧张、焦虑的心理状况,护士应关注其心理变化,解答相关疑问,以缓解其紧张情绪,使孕妇积极配合治疗,对于胎儿不良后果能平静对待,顺利度过分娩期。

5.健康教育

羊水过少是胎儿危险的重要信号,可致围生儿发病率和死亡率明显增高。应加强产前检查,应早发现、早诊断、早处理。

第四节 分娩期并发症

一、产后出血

产后出血为分娩严重并发症,发生率为 10%,是产妇死亡原因之一,必须高度重视,积极预防。胎儿娩出后 24 小时内阴道出血量超过 500mL 称为产后出血,多发生在产后 2 小时内。其中以胎儿娩出后至胎盘娩出前出血量较多,占产后出血量的 69.27%,产后 2 小时占 80.46%。

(一)诊断

1.临床表现

产后出血的主要临床表现为产后阴道大量出血,在 24 小时内流血量超过 500mL。产妇发生出血性休克,易发生感染。

(1)宫缩乏力性出血:因宫缩乏力,产程延长,胎盘剥离延缓。流出的血液能凝固,出血多为间断性,血色暗红。子宫软,轮廓不清。

(2)软产道损伤性出血:胎儿娩出后即发生出血,多为持续性出血,与宫缩无关。流出的血液有自凝,血液颜色鲜红。检查产道可发现损伤部位。

(3)胎盘因素性出血:胎盘剥离不全或剥离后胎盘留置于宫腔,胎盘嵌顿于子宫下段,胎盘植入宫壁,这都能影响子宫收缩造成不同程度的出血。

(4)凝血功能障碍性出血:孕妇产前即有出血倾向。产后出血呈持续性,开始出血时血可凝固,后来出血不凝,血如酱油状。

2.辅助检查

(1)血常规检查:了解现时的血红蛋白、血细胞比容水平,以判断产后出血量,同时测定血小板数量,排除因血小板减少引起的出血。

(2)凝血功能检测:检查凝血酶原时间、部分凝血活酶时间、纤维蛋白原、纤维蛋白降解产物(FDP)、D-二聚体,了解是否存在凝血功能障碍。

(3)超声检查:通过超声检查,可以了解宫腔内是否有胎盘和(或)胎膜残留,以及是否有积血、积血的量。

3.诊断要点

(1)产后阴道大量出血,可用弯盘测量,如达到 500mL 即可诊断。

(2)产妇可有休克表现。

(3)应仔细检查子宫收缩情况,软产道有无损伤,胎盘剥离是否完整,有无凝血功能障碍发生。

(4)要认清是哪一类的产后出血。

4.鉴别诊断

主要是导致产后出血原因的鉴别,有时为单一因素所致,有时为几个因素共存。各单一因素所致的产后出血有其各自的特点:子宫收缩乏力检查宫底较高,子宫松软甚至子宫轮廓不清,按摩推压宫底有大量血液或血块自阴道涌出;软产道撕裂伤出血则多见为子宫大量出血或少量持续不断出血,色较鲜艳且量多,血液能自凝,凝血功能障碍等出血特点,血液不凝且不易止血。也有宫缩乏力、产道裂伤或胎盘因素共同存在,所以应准确判断,以做出及时合理的处理。

(二)治疗

治疗原则为针对原因迅速止血、补充血容量纠正休克及防治感染。

1.一般治疗

迅速建立静脉通道,排空膀胱,可留置导尿管,备血。

2.药物治疗

应用宫缩药加强子宫收缩,纠正宫缩乏力引起的出血。

(1)缩宫素:按摩子宫同时,肌内注射缩宫素 10U,然后将缩宫素 10～3U 加入 10％葡萄糖液 500mL 内静脉滴注,以维持子宫处于良好收缩状态。

(2)麦角新碱:宫体或肌内直接注射麦角新碱 0.2mg(心脏病、高血压患者慎用),麦角新碱可引起宫体肌肉及子宫下段甚至宫颈的强烈收缩,前置胎盘胎儿娩出后出血时应用效果较佳。

(3)前列腺素类药物:上述药物应用后效果不佳,可采用 $PF_{2\alpha}$ 250μg 经腹或直接注入子宫肌层或米索前列醇 200～600μg 肛门用药,可使子宫肌层发生强烈收缩而止血。

3.手术治疗

(1)人工剥离胎盘术:胎盘剥离不全或粘连伴阴道出血,应人工徒手剥离胎盘。残留胎盘胎膜组织徒手取出困难时,可用大号刮匙清除。胎盘嵌顿在子宫狭窄环以上者,可在静脉全身麻醉下,待子宫狭窄环松解后用手取出胎盘。

(2)阴道、宫颈裂伤修补术:软产道裂伤出血时,应及时准确地修补、缝合,可有效地止血。

①宫颈裂伤:宫颈裂伤时应在消毒下暴露宫颈,直视下观察宫颈情况,若裂伤浅且无明显出血,可不予缝合并不做宫颈裂伤诊断,若裂伤深且出血多则需用肠线或化学合成可吸收缝线缝合。缝时第 1 针应从裂口顶端稍上方开始,最后 1 针应距宫颈外侧端 0.5cm 处,以减少日后发生宫颈口狭窄的可能性。若裂伤累及子宫下段经阴道难以修补时,可开腹行裂伤修补术。

②阴道裂伤:缝合时应注意缝至裂伤底部,避免遗留无效腔,更要避免缝线穿过直肠,缝合要达到组织对合好及止血的效果。

③会阴裂伤:按解剖部位缝合肌层及黏膜下层,最后缝合阴道黏膜及会阴皮肤。

(3)盆腔血管结扎术:主要用于子宫收缩乏力、前置胎盘及 DC 等所致的严重产后出血而又迫切希望保留生育功能的产妇。

①结扎子宫动脉上行支:消毒后用两把长鼠齿钳钳夹宫颈前后唇,轻轻向下牵引,在宫颈阴道部两侧上端用 2 号可吸收缝线缝扎双侧壁,深入组织约 0.5cm,如无效应迅速开腹,结扎子宫动脉上行支,即在宫颈内口平面距宫颈侧壁 1cm 处,触之无输尿管始进针,缝扎宫颈侧壁,进入宫颈组织约 1cm,两侧同样处理,若见到子宫收缩则有效。

②结扎髂内动脉:经上述处理无效,可分离出髂内动脉起始点,以 7 号丝线结扎。结扎后一般可见子宫收缩良好。此法可保留子宫,在剖宫产时易于实行。

③介入髂内动脉栓塞术:在 X 显像辅助下,经股动脉穿刺,将介入导管直接导入髂内动脉或子宫动脉,有选择性地栓塞子宫的供血动脉。选用中效可溶解的物质做栓塞剂,常用明胶海绵颗粒,在栓塞后 2～3 周可被吸收,血管复通。若患者处于休克状态则应先积极抗休克,待一般情况改善后才行栓塞术,且应行双侧髂内动脉栓塞以确保疗效。

(4)子宫切除术:应用于难以控制并危及产妇生命的产后出血。在积极输血补充血容量的同时施行子宫次全切除术,若合并中央性或部分性前置胎盘应施行子宫全切术。

4.其他治疗

(1)按摩子宫:助产者一手置于宫底部,拇指在前壁,其余 4 指在后壁,均匀有节律地按摩宫底;亦可一手握拳置于阴道前穹窿,顶住子宫前壁,另一手自腹壁按压子宫后壁使宫体前屈,双手相对紧压子宫并做按摩,按压至子宫恢复正常收缩、并能保持收缩状态为止。按摩时应注意无菌操作。

(2)填塞宫腔:应用无菌纱布条填塞宫腔,有明显局部止血作用。一般多用于剖宫产时产后出血的处理。具体方法为:术者一手在腹部固定宫底,另一手持卵圆钳将无菌不脱脂棉纱布条送入宫腔内,自宫底由内向外填塞。12～24 小时后取出纱布条,取出前应先肌内注射宫缩药。宫腔填塞纱布条后应密切观察生命体征及宫底高度和大小,警惕因填塞不紧,宫腔内继续出血而阴道不流血的止血假象。

(3)补充血制品:对于凝血功能障碍引起的产后出血,要及时补充足够的凝血因子、纤维蛋白原、血小板等血制品。

(三)护理评估

1.病史评估

评估有无与产后出血有关的疾病史,如孕前是否患有出血性疾病、重症肝炎、子宫肌壁损伤史、人工流产及产后出血史、妊娠期高血压疾病、妊娠期糖尿病、前置胎盘、胎盘植入、羊水过多、多胎妊娠;了解分娩期是否过度使用镇静剂、抑制宫缩药物;是否有产程延长、产妇衰竭、软产道损伤等。

2.产后出血量评估

评估产后出血量,评估由于产后出血所导致症状和体征的严重程度。但需要注意的是估测阴道出血量往往低于实际出血量。

(1)称重法:将分娩后所用敷料称重减去分娩前敷料重量,为失血量(1mL 血液为 1.05g)。

(2)容积法:临床上用专用的产后接血容器,可准确测量出血量。

(3)面积法:将血液浸湿的面积按 10cm×10cm 为 10mL 的方法计算。

(4)休克指数法:休克指数=心率/收缩压(mmHg)(表 3-1)。

(5)血红蛋白水平测定:血红蛋白每下降 10g/L,出血量为 400～500mL。产后出血早期,由于血液浓缩,血红蛋白值常不能准确反映实际出血量。

(6)重症产后出血:出血速度＞150mL/min;3 小时内出血量超过总血容量的 50%;24 小时内出血量超过全身总血容量。

表 3-1　休克指数与估计出血量

休克指数	估计出血量(mL)	占总血容量的百分比(%)
＜0.9	＜500	＜20
1.0	1000	20
1.5	1500	30
2.0	≥2500	≥50

3.身心状况评估

一般情况下,出血的开始阶段产妇有代偿功能,无出血征象,一旦出现失代偿状况则很快进入休克,同时易发生感染。孕妇出血在 20% 以内,生命体征往往没有改变;只有当出血达到血容量的 20%～30% 以上时,才会开始出现窘迫的表现,且往往是脉搏先增快,而血压可能尚在正常范围,很易被忽视,但实际上此时已相当危险。当产妇全身状况较差或合并有内科疾病时,即使出血量不多,也可能发生休克。一旦发生产后出血,产妇会表现出惊慌、恐惧,担心自己的生命安危,把全部希望寄托在医护人员身上,但由于出血过多与精神过度紧张,有些产妇会很快进入休克昏迷状态。

（四）护理措施

1.预防产后出血

加强围生期保健,严密观察产程,预防产后出血。

（1）妊娠期

①加强孕期保健,定期产前检查,注意识别高危妊娠,及时治疗高危妊娠或早孕时终止妊娠。

②对高危妊娠者如妊娠期高血压疾病、肝炎、贫血、血液病、多胎妊娠、羊水过多等孕妇应提前入院,做好分娩及预防产后出血的准备。

（2）分娩期

①第一产程:密切观察产程进展,防止产程延长,保证产妇休息与营养补充,合理使用镇静剂,避免产妇衰竭状态。

②第二产程:严格执行无菌技术,指导产妇正确使用腹压,注意保护会阴,严格掌握会阴侧切指征和时机,胎头、胎肩缓慢娩出,避免软产道损伤。胎肩娩出后立即肌内注射或静脉滴注缩宫素;头位胎儿前肩娩出后、胎位异常胎儿全身娩出后、多胎妊娠最后 1 个胎儿娩出后,给予缩宫素 10U 加入 500mL 液体中以 100～150mL/h 静脉滴注或缩宫素 10U 肌内注射,以加强子宫收缩,减少出血。

③第三产程:避免过早挤压子宫或牵拉脐带,正确协助胎盘娩出及测量出血量,仔细检查胎盘、胎膜是否完整,胎盘娩出后认真检查软产道有无裂伤,若裂伤及时缝合。

（3）产褥期

①有高危因素者产后 4 小时是发生产后出血的高危时段,80％的产后出血发生在这一阶段。应密切观察产妇的血压、脉搏、宫底高度、宫缩和阴道出血量、膀胱充盈情况,尤其对小量持续出血不可忽视;观察会阴伤口,询问有无自觉症状,注意阴道血肿的发生。

②督促产妇及时排空膀胱,以免影响子宫收缩导致产后出血。

③鼓励并协助产妇尽早哺乳,哺乳可刺激子宫收缩,减少阴道出血。

④对可能发生产后出血的高危产妇,注意保持静脉通道,充分做好输血和急救的准备。

⑤为产妇提供安静的环境,注意保暖。

⑥密切观察产妇生命体征变化,严格会阴护理,必要时遵医嘱应用抗生素预防感染。

⑦严格记录出血量,注意阴道出血有无凝血块及残留物,留 24 小时会阴垫。

⑧部分产妇分娩 24 小时后,于产褥期内发生子宫大量出血者,称为晚期产后出血。多在产后 1～2 周内发生,也可推迟至 6～8 周甚至于 10 周发生,应予以高度警惕,注意加强活动,以免导致严重后果。

2.专科护理

密切配合医生积极找出原因,针对原因进行相应的处理。

（1）因产后子宫收缩乏力所致的大出血,可以通过使用宫缩剂、按摩子宫、宫腔内填塞纱布条或结扎血管等方法达到止血目的。

①按摩子宫:助产者一手在腹部按摩宫底(拇指在前,其余四指在后),均匀而有节律地按摩子宫,同时压迫宫底,将宫内积血压出。如果无效,可行腹部-阴道双手按摩子宫法,即一手

握拳置于阴道前穹隆顶住子宫前壁,另一手在腹部按压子宫体后壁使宫体前屈,双手相对紧压子宫并做节律性按摩,不仅可以刺激子宫收缩,还可以压迫子宫内血窦,减少出血。按压时间以子宫恢复正常收缩为止,按摩时注意无菌。

②应用宫缩剂:a.缩宫素:为预防和治疗产后出血的一线药物,缩宫素10U肌内注射或子宫肌层或子宫颈注射,以后10～20U加入500mL晶体液中静脉滴注。b.卡贝缩宫素:100μg单剂静脉推注。c.卡前列素氨丁三醇:250μg深部肌内注射或子宫肌层注射,必要时可重复使用,总量不超过2000μg。d.米索前列醇:200～600μg顿服或舌下给药。e.卡前列甲酯栓:1mg经阴道或直肠给药。

③艾条灸神阙穴:艾条灸神阙穴对子宫有刺激作用,可引起子宫收缩,治疗产后宫缩乏力。与缩宫剂配合使用能更有效地增强子宫收缩,减少产后出血。具体方法是:点燃艾条一端,放入单孔艾条箱中对准产妇神阙穴(脐部),艾条距皮肤2～4cm,肚脐上放少许食用盐起到隔热作用,以产妇感到微烫而不灼痛为度。使用此方法时注意观察产妇皮肤,防止烫伤。

④宫腔纱布填塞法:适用于子宫全部松弛无力,经按摩及宫缩剂等处理仍无效者。24小时取出纱条,取出纱条前使用宫缩剂,并遵医嘱给予抗生素预防感染。由于宫腔内填塞纱条可增加感染机会,故只有在缺乏输血条件、病情危急时才考虑使用。

⑤经以上积极处理仍出血不止者,可行手术治疗。如子宫动脉栓塞、子宫压缩缝合术(适用于剖宫产),严重者可行子宫切除术。充分做好术前准备,严密监测产妇生命体征及神志变化,警惕休克征兆出现。

(2)胎盘因素导致的大出血:协助医生及时将胎盘取出,检查胎盘、胎膜是否完整,必要时做好刮宫准备。若剥离困难疑有胎盘植入者,应及时做好子宫切除的术前准备。

(3)软产道损伤导致的出血:按解剖层次逐层缝合裂伤处直至彻底止血。软产道血肿应切开血肿、清除积血、彻底止血,同时注意补充血容量。

(4)凝血功能障碍所致出血:明确诊断后尽快输新鲜全血、血小板、纤维蛋白原或凝血酶原复合物、凝血因子。若已发生DIC,则按DIC处理。

(5)如发生产后出血,应迅速开放两条静脉通道,做好输液、输血前的准备工作。对于失血过多尚未有休克征象者,应及早补充血容量。对失血多已发生休克者以补充同等血容量为原则。

3.用药护理

(1)缩宫素:相对安全,但大剂量应用时可引起高血压、水中毒和心血管系统不良反应;快速静脉注射未稀释的缩宫素,可导致低血压、心动过速和(或)心律失常,应禁忌使用;因缩宫素有受体饱和现象,无限制加大用量反而效果不佳,并出现不良反应,故24小时总量应控制在60U内。

(2)卡前列素氨丁三醇:哮喘、心脏病和青光眼患者禁用,高血压患者应慎用,常见的不良反应有暂时性的呕吐、腹泻等。

(3)米索:不良反应较大,恶心、呕吐、腹泻、寒战和体温升高较常见;高血压、活动性心、肝、肾疾病及肾上腺皮质功能不全者慎用,青光眼、哮喘及过敏体质者禁用。

4.心理护理

大量失血后,产妇抵抗力低下、体质虚弱、活动无耐力、生活自理有困难,医护人员应主动给予产妇关心与关爱,使其增加安全感。教会产妇一些放松方法,鼓励产妇说出内心感受。根据产妇具体情况,有效纠正贫血,逐步增加活动量,以促进身体的康复过程。

5.健康教育

(1)饮食指导:宜进食清淡、易消化、富含营养的食物,少食多餐,每日 4~5 餐为宜;由于产后失血过多,应多进食富含铁剂的食物,如瘦肉、动物肝脏、菠菜等;饮食内应有足够的蔬菜、水果及谷类,多喝汤类,防止便秘。

(2)活动指导:产后 2 小时后即可下床轻微活动;产后第 2 天可在室内随意走动,并根据产妇的情况开始做产褥期保健操直至产后 6 周;与新生儿同步睡眠,劳逸结合。

(3)用药指导:使用抗生素时注意观察过敏反应、不良反应,注意有无哺乳禁忌。如需补充口服铁剂时,宜在饭后服用,注意勿与茶水、中和胃酸药、富含钙和磷酸盐的食物同服,以免降低药效;可与维生素 C 同服,促进铁剂吸收。

(4)出院指导:指导产妇将孕期保健册交地段保健机构;产后 42 天产妇及婴儿应来医院进行复查,以了解产妇恢复情况,及时发现问题,调整产后指导方案,使产妇尽快恢复健康,并给予计划生育指导;告知产妇自我保健技巧,产褥期应禁止盆浴和性生活。继续观察子宫复旧及恶露情况;告知产妇母乳喂养热线电话、母乳喂养咨询门诊时间,以便产妇遇到困难时咨询。

6.延续护理

(1)告知产妇母乳喂养热线电话及母乳喂养咨询门诊时间,以便产妇遇到困难时咨询。

(2)产妇出院 3~7 天对其进行电话随访,了解产妇子宫复旧及恶露情况,解决产妇提出的实际问题,并给予母乳喂养及预防晚期产后出血指导。

(3)告知母乳喂养咨询门诊时间,指导产褥期遇到母乳喂养问题的产妇去门诊接受面对面的咨询和指导。

(4)定期对所支持社区人员进行培训,积极促进社区卫生服务组织的建立,并将出院的妈妈转给这些组织。

二、羊水栓塞

羊水栓塞(AFE)是指羊水在分娩过程中进入母体血液循环,引起肺栓塞、休克、弥散性血管内凝血(DIC)、急性肾衰竭或猝死等一系列严重的综合征。是极其严重的分娩期并发症,是导致产妇死亡的重要原因之一。发生在足月分娩者死亡率高达 80%,发生在中期引产或钳刮术中情况比较缓和,极少造成死亡。

(一)病因

羊水进入母体血液循环有 3 个途径:①经子宫颈内膜静脉。②经胎盘附着部位的血窦。③病理情况下开放的子宫壁血窦。羊水进入母体血液循环必须具备 3 个条件:①强烈子宫收缩。②子宫壁血窦开放。③胎膜破裂。

因此,高龄初产妇、多产妇、前置胎盘、胎盘早剥、子宫收缩过强、宫颈裂伤、子宫破裂、剖宫产术、引产、钳刮术等均可使羊水在较强的子宫收缩的压力下,从裂伤的子宫内膜静脉或病理开放的子宫血窦进入母体血液循环而造成栓塞。

(二)病理生理

羊水进入母体血液循环后,通过阻塞肺小血管,引起变态反应并导致凝血机制异常,使机体发生一系列病理生理变化。

1.肺动脉高压

羊水中有形物质如胎儿毳毛、上皮细胞、胎脂、胎粪等直接形成栓子,经肺动脉进入肺循环,在肺小血管内造成机械性栓塞;羊水中含有大量促凝物质,可激活外源性凝血系统,在血管内形成大量微血栓,进一步阻塞肺小血管;肺小血管栓塞反射性引起迷走神经兴奋,引起支气管痉挛和支气管分泌物增多,使肺通气、换气量减少,又反射性地引起肺内小血管痉挛,致肺动脉高压。肺动脉高压可引起急性右心衰,继而导致呼吸循环功能衰竭,患者可突然死亡。

2.过敏性休克

羊水中有形成分是很强的致敏原,进入母体血液循环,引起Ⅰ型变态反应,发生过敏性休克,多在羊水栓塞后立即出现血压骤降甚至消失。心肺功能衰竭发生在休克之后。

3.弥散性血管内凝血(DIC)

妊娠时由于多种凝血因子和纤维蛋白原增加导致母血呈高凝状态。羊水中含有大量促凝物质,可激活外源性凝血系统,在血管内形成大量微血栓,消耗大量凝血因子和纤维蛋白原,导致DIC。同时,羊水中含有纤溶激活酶,可激活纤溶系统。由于大量凝血物质的消耗和纤溶系统的激活,产妇血液系统由高凝状态迅速转变为纤溶亢进,导致血液不凝固,可导致严重的产后出血及失血性休克。

4.急性肾衰竭

循环功能衰竭引起肾缺血及DIC形成的微血栓堵塞肾内小血管,引起肾脏急性缺血,导致肾功能障碍和衰竭。

(三)临床表现

羊水栓塞多数发病急、病情凶险,多发生于分娩过程中,尤其是胎儿娩出前后的短时间内。典型的临床表现可分为3个阶段。

1.呼吸循环衰竭及休克

在分娩过程中,尤其是刚刚破膜不久,产妇突然发生寒战、烦躁不安、呛咳等症状,随后出现发绀、呼吸困难、心率加快、抽搐、昏迷、血压下降、肺底部湿啰音等征象。发病急骤者,突然惊叫一声即进入昏迷状态,呼吸循环骤停,于数分钟内死亡。

2.出血

经历呼吸循环衰竭及休克的幸存者往往进入凝血功能障碍阶段,表现为大量阴道流血、血液不凝,有时有全身出血倾向,如切口及针眼大量渗血,全身皮肤黏膜出血,有时可有消化道或泌尿道大量出血,出血难以控制,产妇可死于失血性休克等。

3.急性肾衰竭

后期存活的患者可出现少尿、无尿及尿毒症征象。

综上所述,羊水栓塞临床表现的3个阶段基本上按顺序出现,但有时不全出现或出现的症状不典型。

(四)护理评估

1.健康史

评估是否存在引起羊水栓塞的各种诱因,如是否有胎膜早破或人工破膜、前置胎盘、胎盘早剥、宫缩过强或强直性宫缩、中期妊娠引产或钳刮术、羊膜腔穿刺等病史。

2.身体状况

(1)症状:产妇在分娩过程中或分娩后短时间内突然出现烦躁不安、寒战、呛咳、呼吸困难、发绀等,迅速出现循环衰竭,进入休克或昏迷状态。严重者发病急骤,于数分钟内死亡。未死亡者,可出现难以控制的阴道出血、切口渗血、全身皮肤黏膜出血,血液不凝固,继而出现少尿、无尿等急性肾衰竭的表现。

(2)体征:心率加快,肺部听诊有湿啰音。全身皮肤黏膜有出血点;阴道出血不止;切口渗血。

3.心理-社会支持状况

羊水栓塞发病急骤,病情凶险,产妇会感到痛苦和恐惧。家属毫无精神准备,当产妇和胎儿的生命受到威胁时而感到焦虑,一旦抢救无效会对医务人员产生抱怨和不满,甚至愤怒情绪。

4.辅助检查

(1)床旁胸部 X 线摄片:可见双肺出现弥散性点片状浸润影,沿肺门周围分布,伴有右心扩大。

(2)床旁心电图:提示右心房、右心室扩大,ST 段下降。

(3)实验室检查:可进行血小板、凝血酶原时间及纤维蛋白原定量等与 DIC 相关的检查。

(4)血涂片查找羊水成分:下腔静脉取血,镜检见到羊水中有形物质即可确诊。

5.治疗原则及主要措施

治疗原则:一旦出现羊水栓塞的临床表现,应立即抢救。主要原则是抗过敏、纠正呼吸循环衰竭、抗休克、纠正凝血功能障碍、防治肾衰竭及感染,正确处理产科问题。主要措施如下:

(1)抗休克维持心肺功能

①纠正呼吸困难:取半卧位,加压给氧,必要时做气管内插管或气管切开人工呼吸机给氧,维持有效呼吸,改善组织缺氧状态。

②抗过敏:在改善缺氧的同时,早期使用大剂量肾上腺糖皮质激素,氢化可的松 100~200mg 加入 5%~10% 葡萄糖注射液 50~100mL 快速静脉推注,以后 300~800mg 加入 5% 葡萄糖注射液 250~500mL 静脉滴注,每日量可达 500~1000mg。也可用地塞米松 20mg 加入 25% 葡萄糖注射液静脉推注后再加 20mg 于 5%~10% 葡萄糖注射液中静脉滴注。具有抗过敏、解痉,稳定溶酶体,保护细胞的作用。

③解除肺动脉高压:应用解痉药物,缓解肺动脉高压,改善肺血流灌注,预防右心衰竭所致的呼吸循环衰竭。a.盐酸罂粟碱:首选用药,30~90mg 加入 10%~25% 葡萄糖注射液 20mL 中缓慢静脉推注,每日剂量不超过 300mg。b.阿托品:1mg 加于 10%~25% 葡萄糖注射液 10mL 中,每 15~30 分钟静脉推注一次,直至面色潮红、症状缓解为止。心率>120 次/分者慎

用。阿托品能阻断迷走神经反射所致的肺血管和支气管痉挛。c.氨茶碱:250mg 加于 25％葡萄糖液 20mL 中缓慢静脉推注。

④补充血容量纠正酸中毒:用低分子右旋糖酐 24 小时输入 500～1000mL,有条件者行下腔静脉插管及测中心静脉压,以补充血容量。用 5％碳酸氢钠溶液 250mL 静脉滴注纠正酸中毒。

⑤纠正心力衰竭:脉率快者可应用冠状动脉扩张剂,如毛花苷丙,并应考虑较早应用强心剂,如毒毛花苷 K。

(2)纠正凝血功能障碍及防治急性肾衰竭:早期应用抗凝剂,如肝素;纤溶亢进时,以补充凝血因子、改善微循环、纠正休克及抗纤溶药物治疗为主。治疗过程中密切观察尿量,尿量减少时,应及早补充血容量,如尿量仍少,可用利尿剂预防肾衰竭,同时注意检测电解质。

(3)产科处理:原则上先进行抢救,待病情好转后再处理产科情况。若发生在第一产程,应行剖宫产终止妊娠去除病因。若发生在第二产程,行阴道助产结束分娩。对发生难以控制的子宫出血,应在抢救休克的同时行子宫切除术,争取抢救时机。分娩后应用足量抗生素预防感染。

(五)护理诊断
1.气体交换受阻与肺动脉高压、肺水肿有关。
2.组织灌注量不足与弥散性血管内凝血及失血有关。
3.恐惧与病情危重,濒死感有关。
4.潜在并发症:休克、肾衰竭、DIC。

(六)护理目标
1.产妇胸闷,呼吸困难有所改善。
2.使产妇能维持体液平衡,生命体征平稳,不发生并发症。
3.产妇能叙述恐惧的心理感受,情绪稳定,并积极配合治疗与护理。

(七)护理措施
1.预防措施

加强产前检查,避免发生羊水栓塞的病因与诱因;严密观察产程进展,正确掌握缩宫素的使用指征,把握给药速度、浓度,防止宫缩过强;严格掌握破膜时间及方法,破膜在宫缩间歇期,破口要小并注意控制羊水的流速;严格按照手术操作规范实施手术等。

2.治疗配合

(1)吸氧:嘱患者取半卧位,加压给氧,必要时行气管插管术或气管切开术,保证供氧,纠正呼吸困难。

(2)药物治疗

①抗过敏:立即静脉注射地塞米松 20～40mg 或氢化可的松 500mg,依病情继续静脉滴注维持量。

②解痉挛:罂粟碱、阿托品、氨茶碱缓慢静脉注射,解除支气管痉挛,降低肺动脉高压。

③纠正休克:补充血容量及适当应用升压药。

④纠正酸中毒、电解质紊乱:采用 5％碳酸氢钠溶液 250mL 静脉滴注,早期及时应用能较

快纠正代谢失调。

⑤纠正心力衰竭:应用冠状动脉扩张剂及强心剂,如毛花苷 C 或毒毛花苷 K 等。

⑥控制弥散性血管内凝血:于弥散性血管内凝血的高凝阶段应用肝素钠;在其纤溶亢进期可给予抗纤溶药物,与凝血因子合并应用可防止大出血。

⑦控制感染:选用对肾毒性小的广谱抗生素预防感染。

⑧协助医生完成产科处理。

3.病情观察

(1)严密观察生命体征、心肺功能及尿量变化。

(2)监测产程进展及胎心率变化。

(3)观察阴道出血量、血凝情况、是否有注射部位渗血及皮下淤血等。

4.心理护理

若患者清醒,应给予鼓励,以增强信心。对于家属的紧张及恐惧情绪表示理解和安慰,不隐瞒病情,告知病情的严重性,以取得配合。

5.健康教育

对于顺利度过危险期的患者,应讲解保健知识,使其加强营养,适度锻炼。加强产后访视,定期完成相关检查。制订康复计划,以促进全面康复。

(八)护理评价

1.产妇胸闷、呼吸困难的症状是否改善。

2.产妇是否发生了休克、肾衰竭、DIC 等并发症,血压、脉搏、尿量是否保持正常。

3.产妇情绪是否稳定,恐惧感是否减轻,能否主动配合各种治疗与护理。

三、胎儿窘迫

胎儿窘迫分为急性胎儿窘迫和慢性胎儿窘迫,是指胎儿在子宫内急性或慢性缺氧而危及其健康或生命者,其是一种综合症状,也是当前剖宫产术的主要适应证之一。急性胎儿窘迫多发生于产程中,慢性胎儿窘迫一般发生于妊娠后期,而事实上不少急性胎儿窘迫都是发生在妊娠后期慢性胎儿窘迫基础之上的,故临床上对于慢性胎儿窘迫不应忽视。

(一)概述

1.病因

(1)母体因素:母体因素如高血压、慢性肾炎、妊娠期高血压疾病、重度贫血、心脏病心力衰竭、肺源性心脏病、吸烟、产前出血性疾病和创伤、急产或子宫不协调性收缩、缩宫素使用不当、产程延长,特别是第二产程延长、子宫过度膨胀、胎膜早破等。

(2)胎儿因素:胎儿因素有胎儿心血管系统功能障碍、胎儿畸形等,如严重的先天性心血管疾病、颅内出血。

(3)脐带、胎盘因素:脐带、胎盘因素有脐带脱垂、脐带绕颈、前置胎盘、胎盘早剥等。

2.病理生理

胎儿血氧含量下降导致呼吸性酸中毒,最初通过自主神经反射兴奋交感神经,使胎儿血压升高、心率加快,继续缺氧则导致迷走神经兴奋,使胎心率减慢。缺氧使得无氧糖酵解发生,胎儿失代偿出现代谢性酸中毒,血 pH 值下降,肠蠕动亢进,胎粪排出,易致吸入性肺炎;严重酸中毒可造成脑损伤,出生后出现缺氧、缺血性脑病及脑瘫等。

3.临床表现

慢性胎儿窘迫多发生在妊娠后期,可发生胎儿生长受限;急性胎儿窘迫主要发生在分娩期,主要表现为胎动异常、胎心率改变及羊水胎粪污染。

4.治疗要点

(1)慢性胎儿窘迫:应针对病因,视妊娠周数、胎儿成熟度和胎儿窘迫的严重程度决定处理。

(2)急性胎儿窘迫:子宫口尚未完全扩张,胎儿窘迫情况不严重者,给予吸氧,嘱产妇取左侧卧位,继续观察。病情紧迫或经上述处理无效者,应立即行剖宫产术结束分娩。若子宫口开全,胎先露已达坐骨棘平面以下 3cm 者,应尽快助产经阴道娩出胎儿。

(二)护理评估

1.健康史

询问孕妇年龄、生育史、有无导致胎儿窘迫的病史,如高血压、慢性肾炎、糖尿病、出血性疾病、心脏病、心力衰竭等;询问本次妊娠经过,评估是否属于高危妊娠;评估分娩过程中有无产程延长(尤其是有无第二产程延长)及缩宫素的使用情况;了解胎盘功能及有无胎儿畸形等。

2.身体评估

(1)急性胎儿窘迫。

①胎心率变化:胎儿缺氧初期表现为胎心率增快,往往大于 160 次/分,严重缺氧时胎心率减慢,往往小于 120 次/分。胎心率电子监护可出现频繁的晚期减速或出现严重的变异减速。若胎心率小于 100 次/分,且伴频繁的晚期减速,则提示胎儿严重缺氧,可能发生胎死宫内。

②羊水胎粪污染:临床上通常将其分为 3 度:Ⅰ度(羊水呈浅绿色);Ⅱ度(羊水呈黄绿色);Ⅲ度(羊水呈混浊棕黄色)。

③胎动异常:最初表现为胎动频繁,继而转弱且次数减少,进而胎动消失。

(2)慢性胎儿窘迫:主要表现为胎动次数减少(每小时少于 3 次或每 12 小时少于 10 次);胎盘功能减退;胎儿生长受限。

(3)心理、社会状态:孕妇常担心胎儿的健康状况及生命安全,是否需要接受手术分娩,出生后是否有后遗症,以及治疗费用是否昂贵等现实问题,会出现犹豫、焦虑、无助感;而对于胎儿不幸死亡的孕产妇夫妇,则会在感情上遭受强烈的创伤,通常会经历否认、愤怒、抑郁及接受的情感过程。

3.辅助检查

(1)胎盘功能检查:尿雌三醇(E_3)值小于 10mg/24h 或胎盘生乳素含量低于 4mg/L,均提示胎盘功能不良。

(2)胎心率监测:表现为胎动时胎心率加速不明显,基线变异率小于 5 次/分,出现晚期减速、变异减速。

（3）胎儿头皮血气分析：胎儿头皮血气分析测得 pH 值小于 7.20。

（4）羊膜镜检查：见羊水浑浊，出现浅绿色、黄绿色甚至棕黄色改变，提示胎儿子宫内缺氧。

（三）护理诊断

1.气体交换受损（胎儿）与胎盘、子宫血流改变有关。

2.焦虑与担心胎儿子宫内安危状况有关。

3.预感性悲哀与胎儿可能死亡有关。

4.知识缺乏：缺乏有关围生期保健的知识。

（四）护理措施

1.一般护理

（1）吸氧：可采用面罩或鼻导管间断给氧（10L/min，吸氧 30 分/次），间隔 5 分钟，提高母体的血氧饱和度以改善胎儿子宫内状况。

（2）体位：孕妇取左侧卧位休息，减少耗氧量，减轻右旋子宫对下腔静脉的压迫，增加母体回心血量以改善子宫、胎盘的血流状况。

（3）其他：如患者行缩宫素静脉滴注，应立即停止。

2.病情观察

（1）严密观察孕产妇的生命体征及产程进展情况。

（2）密切监测胎心率的改变：一般每 15 分钟听取胎心率一次，进入第二产程后更应勤听胎心率，有条件者可行胎心率电子监护。

3.治疗配合

（1）遵医嘱给药：遵医嘱给予 50％葡萄糖溶液 80～100mL，加入维生素 C 0.5～1.0g，静脉滴注，以提高胎儿对缺氧的耐受能力；或遵医嘱给予 5％碳酸氢钠溶液 100～200mL，静脉滴注，以纠正酸中毒。

（2）胎儿情况尚可者，应嘱孕妇多取左侧卧位休息，改善胎盘血供状况，延长妊娠周数；情况难以改善、妊娠近足月者或估计分娩后胎儿生存机会极大者，可考虑行剖宫产术。

（3）若患者子宫口已开全，胎先露已达坐骨棘平面以下 3cm 处，应协助医生尽快娩出胎儿；若患者需手术分娩，则应及时做好手术准备。

（4）做好新生儿窒息的抢救准备，并协助医生做好抢救工作。

4.心理护理

向孕产妇及其家属提供相关信息，如各项医疗措施的目的、操作过程、可能出现的结果等，另外告知孕产妇及其家属应如何配合医护人员的操作；不应刻意隐瞒病情，酌情告知患者真实情况，给予安慰、鼓励，减轻患者焦虑，使其树立起战胜困难的信心。

若患者胎儿不幸死亡，护理人员则应安排患者于远离其他婴儿的单间病房休息，多陪伴患者或鼓励家属陪伴患者，针对患者否认、愤怒、抑郁及接受的情感过程进行护理工作。

5.健康教育

（1）指导孕妇定时做产科检查：一般孕妇自妊娠 20 周后每 4 周做一次产前检查，妊娠 36 周后每周做一次产前检查；高危妊娠者应增加产前检查的频率，适时入院待产。

（2）教会孕妇监测胎动的方法：嘱孕妇每日早、中、晚各数胎动次数 1 小时，在正常情况下，每小时胎动次数不应少于 3 次，12 小时累计不应少于 30 次。凡 12 小时内累计胎动次数少于 10 次或逐日下降大于 50％且不能恢复者，均应视为胎儿子宫内缺氧，应及时入院治疗。

第五节　女性生殖系统炎症

一、前庭大腺炎

前庭大腺炎是前庭大腺的炎症。前庭大腺位于两侧大阴唇后 1/3 深部，其直径为 0.5～1.0cm，腺管开口于处女膜与小阴唇之间。因解剖部位的特点，在性交、分娩等情况污染外阴部时，病原体容易侵入而引起前庭大腺炎本病一般发生于生育年龄妇女。主要病原体为葡萄球菌、大肠埃希菌、链球菌、肠球菌，随着性传播疾病发病率的增加淋病奈瑟菌及沙眼衣原体已成为常见的病原体。急性炎症发作时，病原体首先侵犯腺管，腺管呈急性化脓性炎症，腺管开口往往因肿胀或渗出物凝聚而阻塞，致脓液不能外流、积存而形成前庭大腺脓肿。

（一）诊断

1.临床表现

急性期局部疼痛、红肿，前庭大腺脓肿形成时疼痛最为剧烈。常有发热、寒战者较少。有时大、小便困难。临床检查可发现大阴唇下 1/3 处有红肿硬块，触痛明显。如已发展为脓肿，多呈鸡蛋至苹果大小肿块，常为单侧性。肿块表面皮肤发红变薄，周围组织水肿，炎症严重时可向会阴部及对侧外阴部发展。局部触痛显著，有波动感，腹股沟淋巴结多肿大。

2.辅助检查

（1）脓液涂片检查：白细胞内找到革兰阴性双球菌，即可诊断淋球菌性前庭大腺炎。

（2）脓液细菌培养：根据培养所得细菌及药敏，决定下一步治疗。

3.诊断要点

（1）一侧大阴唇局部肿胀、疼痛、灼热感，行走不便，有时会因疼痛而导致大小便困难。

（2）检查见局部皮肤红肿、发热、压痛明显，脓肿形成时有明显的波动感。前庭大腺开口充血处，可有脓性分泌物。

（3）本病主要依靠临床症状和体征来做出诊断。在前庭大腺开口处或破溃处取脓液进行涂片检查及细菌培养和药敏试验，可便于指导临床用药。

4.鉴别诊断

（1）尿道旁腺炎：尿道旁腺炎位置比较高，很少位于小阴唇的下方。

（2）腹股沟疝：嘱患者咳嗽，会感觉到肿块冲动；挤压局部时，肿块可消失，有时候肿块可以突然增大，叩之呈鼓音

（3）外阴疖：一般在皮肤的表面且较小，质硬，无脓液形成。

（4）外阴血肿：一般有明确的创伤史，血肿在短时间内迅速形成，疼痛不如脓肿明显，也无

腹股沟淋巴结的肿大。

（二）治疗

1.一般治疗

急性炎症发作时需卧床休息。注意外阴部清洁，可用 1 : 5 000 高锰酸钾坐浴，其他溶液如复方黄松洗液（肤阴洁）、聚维酮碘（肤阴泰）、皮肤康洗剂等也可选用。

2.药物治疗

对前庭大腺炎可以使用全身性抗生素，治疗时应根据病原体选用抗生素。常用青霉素每次 80 万 U 肌内注射（皮试阴性后用），每天 2 次，连用 3～5 天。或青霉素 800 万 U、甲硝唑 1g 静脉滴注，每天 1 次，连用 3～5 天。对青霉素过敏者，可选用林可霉素、克林霉素等其他抗生素。

3.手术治疗

脓肿形成后，在应用抗生素的同时，进行外科手术治疗。

（1）脓肿切开引流术：选择大阴唇内侧波动感明显部位，切口要够大，使脓液能全部彻底排出。为防止粘连，局部填塞碘伏纱条。3 天后高锰酸钾液坐浴。

（2）囊肿剥除术。此法适用于炎症反复发作，治疗效果不好及较大年龄患者。单纯使用抗生素是无效的，此类患者需切开引流并做造瘘术。

（三）护理评估

1.病史评估

评估患者本次发病的诱因，有无流产、分娩、外阴阴道手术后感染史，有无局部肿胀、疼痛、灼热感，了解疼痛的性质、部位及局部皮肤情况，了解目前的治疗及用药；评估既往病史、家族史、过敏史、手术史、输血史。

2.身体评估

评估患者的意识状态、神志、精神状况、生命体征，营养及饮食情况、BMI、排泄形态、睡眠形态；了解有无大小便困难、是否采取强迫体位、有无行走不便、有无发热等全身症状。

3.风险评估

患者入院 2 小时内进行各项风险评估，包括患者压疮危险因素评估、患者跌倒/坠床危险因素评估、日常生活能力评定。

4.心理-社会评估

了解患者的文化程度、工作性质、患者家庭状况以及家属对患者的理解和支持情况。

5.其他评估

评估患者的个人卫生习惯、生活习惯、性格特征，有无烟酒嗜好，对疾病认知以及自我保健知识掌握程度等。

（四）护理措施

1.一般护理

（1）皮肤护理：保持皮肤清洁、床单位平整，内裤柔软洁净、每日更换，污染内裤单独清洗。

（2）饮食：禁酒，忌辛辣食物。

（3）休息与活动：急性期嘱患者卧床休息，活动时减少局部摩擦。

(4)生活护理：如患者因局部肿胀、疼痛、烧灼感而导致行动不便时，协助患者大小便，并将呼叫器置于患者易触及处；脓肿切开引流及造口术后，遵医嘱擦洗或协助患者坐浴；实施预防跌倒、坠床护理措施；及时更换清洁病号服、床单位及中单等。

2.病情观察

(1)皮肤：关注患者主诉，密切观察外阴部局部充血、肿胀或破溃情况（包括脓肿严重程度及消退情况）。

(2)行脓肿切开引流及造口术后，观察引流液的性质、气味及引流量，警惕感染加重。

(3)注意观察有无发热等全身症状。

3.用药护理

(1)遵医嘱给予抗生素及镇痛剂。

(2)脓肿切开引流及造口术后，外阴用0.5％碘伏棉球擦洗，每日2次。伤口愈合后改用1：5000高锰酸钾坐浴，每次坐浴15～30分钟，每日2次。

4.坐浴指导

实施坐浴时先将坐浴盆刷洗干净，并做到专人专用。盆内放入清洁的热水约八分满，温度41～43℃，注意不要过烫，以免烫伤。坐浴前清洁外阴及肛周，坐浴时将伤口完全浸入药液中，每次坐浴15～30分钟，中间可以加入热水以维持水温，每日坐浴1～2次。

5.心理护理

许多患有前庭大腺炎的患者普遍觉得羞于启齿，患者在医生为其检查、治疗等过程中易发生复杂的心理反应。倾听患者主诉，耐心解答患者的疑问，消除患者顾虑，使其积极配合治疗。尽快使患者适应陌生的环境，护士应有针对性地实施有效的心理护理。

6.健康教育

(1)饮食：禁烟、酒，避免进食辛辣刺激性食物。应多食新鲜蔬菜和水果，以保持大便通畅；多饮水，防止合并泌尿系感染。

(2)休息与活动：急性期卧床休息；非急性期也要劳逸结合，避免骑自行车等骑跨类运动，以减少局部摩擦。

(3)用药指导：严格遵照医嘱用药，坚持每天坐浴直至痊愈，避免病情反复或产生耐药。

(4)卫生指导：指导患者注意个人卫生，勤换内裤，不穿化纤类及过紧内裤，保持外阴清洁干燥。局部严禁搔抓，勿用刺激性药物或肥皂擦洗。

(5)感染防控：局部严禁搔抓，勿用刺激性药物或肥皂擦洗，指导患者注意经期、孕期、分娩期及产褥期卫生，勤换内裤，保持外阴清洁干燥，预防继发感染。

二、滴虫阴道炎

滴虫阴道炎是由鞭毛原虫即阴道毛滴虫引起的性传播疾病之一。本病病原体分布于世界各地、各种气候和不同人群中，女性发病率为10％～25％。常与其他性传播疾病同时存在，如50％的淋球菌病患者合并有滴虫。滴虫病还可通过浴室、厕所马桶、内衣裤及各种卫生用具间接传染。新生儿可以从患病母亲产道中得到隐性感染，儿童可通过被污染的衣物、幼儿园的玩具及被污染的工作人员的手间接感染。

(一)诊断

1.临床表现

(1)外阴瘙痒,主要部位为阴道口及外阴或有灼热、疼痛、性交疼痛等。如尿道口有感染,可有尿频、尿痛,有时可见血尿。

(2)阴道分泌物增多,呈灰黄色稀薄泡沫状,若有其他细菌合并感染则排出物呈脓性,可有臭味。阴道及宫颈黏膜充血,常见散在红色斑点,黏膜乳头增生呈杨梅状。

2.辅助检查

阴道分泌物生理盐水悬滴液检查滴虫。此方法敏感性 60%～70%,阴道分泌物滴虫培养,阳性率可达 98% 以上。

3.诊断要点

(1)有外阴瘙痒、白带增多呈泡沫状。

(2)阴道及宫颈黏膜红肿,常有散在红色斑点,后穹窿有多量液性或脓性泡沫状分泌物。

(3)白带中找到滴虫可明确诊断。

4.鉴别诊断

(1)下生殖道淋球菌感染:白带为脓性,阴道充血多不明显,宫颈外口充血明显,有脓性白带流出。分泌物涂片可在白细胞内找到革兰阴性双球菌。

(2)老年性阴道炎:绝经老年患者,白带增多为脓性或血性,常有阴道灼热、疼痛感,严重者阴道呈点片状出血点,但阴道分泌物找不到滴虫。

(二)治疗

1.全身用药

甲硝唑(灭滴灵)每次 200mg,口服,每天 3 次,7 天为 1 个疗程;或每次 400mg,口服,每天 2 次,共 5 天或大剂量疗法,即每次 2g 口服。服药后个别患者可出现食欲缺乏、恶心、呕吐等胃肠道反应,偶出现头痛、皮疹、白细胞减少等反应,可对症处理或停药。甲硝唑能通过乳汁排泄,用药期间及用药后 24 小时内不宜哺乳。另外,妊娠期滴虫阴道炎是否用甲硝唑治疗,尚存在争议,国内妊娠期作为禁用药物。

2.局部治疗

(1)清除阴道分泌物,改变阴道内环境,提高阴道防御功能。1% 乳酸或 0.5% 醋酸或 1:5000 高锰酸钾溶液,亦可于 500mL 水中加食醋 1～2 汤匙灌洗阴道或坐浴,每天 1 次。

(2)阴道上药,在灌洗阴道或坐浴后,取甲硝唑泡腾片 200mg 放入阴道,每天 1 次,10 天为 1 个疗程。亦可选用乙酰胂胺(滴维净)或卡巴胂等。

(三)护理评估

1.病史评估:评估患者本次发病的诱因,有无高危因素(不洁性生活史;与他人共用浴池、浴盆、浴巾等),有无合并症状如尿频、尿痛等,目前的治疗及用药;评估既往病史、家族史、过敏史、手术史、输血史。

2.身体评估:评估患者的意识状态、神志与精神状况、生命体征、营养及饮食情况、BMI、排泄形态、睡眠形态;评估有无大小便困难,是否采取强迫体位,外阴皮肤情况,有无因抓挠造成的皮损及破溃等。

3.风险评估:患者入院 2 小时内进行各项风险评估,包括患者压疮危险因素评估、患者跌倒/坠床危险因素评估、日常生活能力评定。

4.心理-社会评估:了解患者的文化程度、工作性质、患者家庭状况以及家属对患者的理解和支持情况。

5.评估患者的卫生习惯、生活习惯、性格特征,有无烟酒嗜好,了解其对疾病认知以及自我保健知识掌握程度等。

(四)护理措施

1.一般护理

(1)皮肤护理:避免搔抓,保持皮肤清洁、床单位平整,内裤柔软洁净、每日更换,污染的内裤单独清洗。

(2)饮食:禁酒,忌辛辣食物。

(3)休息与活动:劳逸结合,避免过度劳累。

(4)生活护理:阴道上药前后,协助患者摆放舒适体位,注意保护患者隐私。阴道上药后嘱患者短暂卧床,将呼叫器置于患者手边可触及处。及时更换清洁病号服、床单位及中单等。

2.病情观察

(1)皮肤、黏膜:关注患者主诉,如瘙痒、灼热感有无加重,观察外阴皮肤情况,观察阴道黏膜充血、散在红色点状皮损情况。

(2)分泌物:观察阴道后穹窿分泌物性状、颜色、量、气味。

(3)其他症状:观察有无尿频、尿痛、血尿等泌尿系感染症状。

3.专科指导

指导患者自我护理,注意个人卫生,勤换内裤,保持外阴清洁干燥,尽量避免搔抓外阴部,避免性生活。内裤、坐浴及洗涤用物应煮沸 5～10 分钟以消灭病原体,避免交叉感染、重复感染。教育患者养成良好的卫生习惯,避免无保护性交,减少疾病的发生。

4.甲硝唑的用药护理

(1)药理作用:本品为硝基咪唑衍生物,可抑制阿米巴原虫的氧化还原反应,使原虫氮链发生断裂。本品有强大的杀灭滴虫的作用,其机制未明。甲硝唑对厌氧微生物有杀灭作用,它在人体中还原时生成的代谢物也具有抗厌氧菌作用,抑制细菌的脱氧核糖核酸的合成,从而干扰细菌的生长、繁殖,最终致细菌死亡。

(2)用法

①全身用药:初次治疗推荐甲硝唑 2g,单次口服;或替硝唑 2g,单次口服;或甲硝唑 400mg,每日 2 次,连服 7 日。孕早期及哺乳期妇女慎用。

②局部用药:将甲硝唑阴道片 200mg 塞入阴道,每晚 1 次,7 天为一疗程。

(3)适应证:用于治疗肠道和肠外阿米巴病(如阿米巴肝脓肿、胸膜阿米巴病等)。还可用于治疗阴道滴虫病、小袋虫病和皮肤利什曼病、麦地那龙线虫感染等。目前还广泛用于厌氧菌感染的治疗。

(4)禁忌证:对本品过敏者禁用;有活动性中枢神经系统疾患和血液病者禁用。

（5）不良反应：以消化道反应最为常见，包括恶心、呕吐、食欲缺乏、腹部绞痛，一般不影响治疗；神经系统症状有头痛、眩晕，偶有感觉异常、肢体麻木、共济失调、多发性神经炎等，大剂量可致抽搐。少数病例发生荨麻疹，皮肤潮红、瘙痒、膀胱炎、排尿困难、口中有金属味及白细胞减少等，均属可逆性，停药后自行恢复。

（6）注意事项

①对诊断的干扰：本品的代谢产物可使尿液呈深红色。

②原有肝脏疾病患者剂量应减少。出现运动失调或其他中枢神经系统症状时应停药。重复一个疗程之前，应做白细胞计数检查。厌氧菌感染合并肾衰竭者，给药间隔时间应由8小时延长至12小时。

③本品可抑制酒精代谢，用药期间应戒酒，饮酒后可能出现腹痛、呕吐、头痛等症状。

5.心理护理

大多滴虫性阴道炎患者有较大的心理负担，担心疾病治不好，影响夫妻关系，应热情接待每一位患者，通过亲切的交谈告诉患者滴虫阴道炎是可以治愈的，但一定要在医生指导下进行治疗，治疗必须规范且持之以恒，必须夫妻同治。

6.健康教育

（1）饮食

①忌食：忌辛辣食品，避免加重症状。忌进补。忌海鲜食物，以免使外阴瘙痒加重，不利于炎症的消退。忌甜、腻食物：油腻食物如猪油、奶油、牛油等，高糖食物如巧克力、甜点心等，这些食物有助湿增热的作用，会增加白带的分泌量，并影响治疗效果。

②宜食：宜食清淡食物，多饮水，多食蔬菜，多食用含维生素B丰富的食物，如小麦、高粱、芡实、蜂蜜、豆腐、鸡肉、韭菜、牛奶等。

③忌烟、酒：烟草中的尼古丁可使动脉血与氧的结合力减弱。

（2）休息活动：劳逸结合，避免过度劳累。

（3）用药指导

①口服药：指导患者及配偶同时进行治疗；告知患者服用甲硝唑期间及停药24小时内、服用替硝唑期间及停药72小时内禁止饮酒；妊娠期是否用甲硝唑治疗目前尚有争议，用药前应取得患者知情同意。

②外用药：指导阴道用药的患者采取下蹲位将药片送入阴道后穹窿部。

（4）疾病相关知识宣教：指导患者配合检查，讲解滴虫的特性，提高滴虫检出率。告知患者治愈的标准及随访要求：每次月经干净后复查，连续三次滴虫检查阴性者为治愈。告知患者妊娠期滴虫性阴道炎可导致胎膜早破、早产及低出生体重儿，应及时治疗。

三、急性盆腔炎

急性盆腔炎以产后和流产后感染最多见（产褥感染中已有叙述），还可因经期卫生习惯不良、子宫腔内手术后感染及慢性盆腔炎急性发作引起。急性盆腔炎包括子宫内膜炎、输卵管炎、输卵管卵巢脓肿、盆腔腹膜炎等，最常见的为输卵管炎及输卵管卵巢炎（即附件炎）。

（一）护理评估

1.健康史

了解有无流产史、产后或子宫腔手术后感染史及经期卫生习惯。

2.身体评估

（1）症状：下腹疼痛伴发热。重者可有寒战、高热、头痛及食欲减退。有时可有尿频、肛门坠胀等局部刺激症状。

（2）体征：患者呈急性面容，体温升高，下腹部有压痛、反跳痛及肌紧张。妇科检查：阴道有大量脓性分泌物；子宫颈举痛明显，有子宫压痛、活动受限；双侧附件增厚，压痛明显，附件区可触及包块且有波动感。

（3）心理-社会状况：患者因担心治疗效果不佳而产生焦虑心理。

3.辅助检查

血常规检查显示白细胞计数升高，B超检查可用于诊断盆腔炎性包块。

（二）护理诊断

1.舒适度改变与疼痛、阴道分泌物增多及发热有关。

2.体温过高与盆腔炎症有关。

3.焦虑与病情严重或担心预后有关。

（三）护理措施

1.缓解疼痛，预防并发症

（1）病情观察：患者取半卧位，以利于炎症局限；观察患者生命体征，高热者及时采取物理降温措施；遵医嘱给予有效的抗生素，纠正水电解质、酸碱平衡紊乱；尽量避免不必要的妇科检查，以免炎症扩散。发现感染性休克征象及时报告医生并协助抢救。

（2）手术患者的护理：遵循手术常规做好手术前、后护理。

（3）做好床边消毒隔离：保持会阴部清洁干燥，患者的会阴垫、便盆、被褥等用物应及时消毒，出院者做好终末消毒。

2.治疗配合

积极控制感染，并辅以支持治疗。选择抗生素时注意足量、联合用药，还可使用清热利湿的中药。对于药物治疗无效的输卵管卵巢脓肿或盆腔脓肿患者可切开引流或行病灶切除术。

3.心理护理

了解患者的病痛和需求，并提供必要的护理，减轻患者的心理负担，缓解焦虑。

4.健康指导

（1）加强卫生宣教，注意妊娠期、产褥期卫生及性生活卫生，避免经期性生活和使用不洁卫生巾。增加营养，增强体质，提高机体抵抗力。

（2）急性盆腔炎应及时治疗，彻底治愈，防止其转为慢性盆腔炎。

四、慢性盆腔炎

慢性盆腔炎常因急性盆腔炎治疗不彻底或患者体质虚弱、病程迁延所致，也可无急性盆腔炎病史。慢性盆腔炎病程较长,病情较顽固,机体抵抗力下降时可有反复急性发作。

(一)护理评估

1.健康史

了解有无急性盆腔炎、结核病、阑尾炎、腹膜炎病史及原发性不孕史,并了解发病情况及治疗经过。

2.身体状况

(1)症状:慢性盆腔炎主要表现为下腹部及腰骶部坠胀、疼痛,于劳累、性生活时或月经期加剧,常伴有白带增多。全身症状多不明显,可有低热、易疲劳及神经衰弱症状等,部分患者可出现月经量增多、经期延长或痛经。输卵管炎若导致管腔粘连阻塞,可造成不孕或异位妊娠。

(2)妇科检查:子宫常呈后位,活动受限;子宫旁结缔组织或附件增厚、有压痛,有时可触及囊性包块。

(3)心理、社会状况:病程迁延、反复发作,甚至不孕,使患者出现焦虑、情绪低落,思想负担重,缺乏治疗信心。

3.辅助检查

本病主要采用 B 超检查或腹腔镜检查。

(二)护理诊断

1.慢性疼痛与盆腔组织粘连有关。

2.焦虑与病程长及疗效不佳有关。

(三)护理措施

1.减轻疼痛

解释引起疼痛的病因及缓解方法,嘱咐患者注意休息,防止劳累及受凉。

2.治疗配合

(1)综合治疗:治疗方法以综合治疗为原则,采用物理疗法、中药及其他促进炎症吸收的药物治疗,必要时采用抗生素治疗及手术治疗。遵医嘱指导患者采用中药桂枝茯苓汤口服或用红藤汤保留灌肠,配合微波、离子透入等物理疗法进行综合治疗,也可用 α-糜蛋白酶或透明质酸酶促进炎症吸收。急性发作者遵医嘱使用抗生素。

(2)手术治疗:对输卵管积液或输卵管卵巢脓肿需要手术治疗者,遵医嘱做好围手术期护理。

3.心理护理

向患者讲解疾病相关知识,使患者解除顾虑,增强信心,增强患者的参与意识,使其积极配合治疗。

4.健康指导

遵医嘱坚持治疗和定期随访,选择最佳治疗方案,增强患者自信心。指导患者保持良好的卫生习惯,特别注意经期卫生和性生活卫生。推荐锻炼身体的方法,避免过度劳累,增强体质和免疫力。

第六节　女性生殖系统肿瘤

一、子宫肌瘤

（一）概述

子宫肌瘤是女性生殖器最常见的良性肿瘤，由平滑肌及结缔组织组成。常见于30～50岁妇女，20岁以下少见。因肌瘤多无或很少有症状，临床报道发病率远低于肌瘤真实发病率。

子宫肌瘤确切病因尚未明了，可能与女性性激素有关。

按肌瘤生长部位：宫体肌瘤（90%）及宫颈肌瘤（10%）。

按肌瘤与子宫肌壁的关系：①肌壁间肌瘤：约占60%～70%。②浆膜下肌瘤：约占20%，肌瘤向子宫浆膜面生长，并突出于子宫表面。若肌瘤位于宫体侧壁向宫旁生长突出于阔韧带两叶之间，称为阔韧带肌瘤。③黏膜下肌瘤：占10%～15%，肌瘤向宫腔方向生长，突出于宫腔，表面仅为黏膜层覆盖。

根据FIGO子宫肌瘤的分类系统的定义，肌瘤的类型从0～8，越低的数字表示越接近子宫内膜（表3-2）。

表3-2　FIGO子宫肌瘤分类系统肌瘤的类型

0型	有蒂黏膜下肌瘤，未向肌层扩展
Ⅰ型	无蒂黏膜下肌瘤，向肌层扩展≤50%
Ⅱ型	无蒂黏膜下肌瘤，向肌层扩展>50%
Ⅲ型	肌壁间肌瘤，位置近宫腔，瘤体外缘距子宫浆膜≥5mm
Ⅳ型	肌壁间肌瘤，位置近子宫浆膜，瘤体外缘距子宫浆膜<5mm
Ⅴ型	肌瘤贯穿子宫全部肌层
Ⅵ型	肌瘤突向浆膜
Ⅶ型	肌瘤完全位于浆膜下
Ⅷ型	其他特殊类型

子宫肌瘤变性：

1.玻璃样变

玻璃样变又称透明变性，最常见，肌瘤剖面漩涡状结构消失，由均匀透明样物质取代。

2.囊性变

玻璃样变继续发展，肌细胞坏死液化即可发生囊性变。数个囊腔也可融合成大囊腔，腔内含清亮无色液体，也可凝固成胶冻状。

3.红色样变

红色样变多见于妊娠期或产褥期，为肌瘤的一种特殊类型坏死。肌瘤剖面为暗红色，如半熟的牛肉，有腥臭味，质软，漩涡状结构消失。

4.肉瘤样变

肌瘤恶变为肉瘤少见,仅为 0.4%~0.8%,多见于绝经后伴疼痛和出血的患者。

5.钙化

多见于蒂部细小、血供不足的浆膜下肌瘤及绝经后妇女的肌瘤。常在脂肪变性后进一步分解成甘油三酯,再与钙盐结合,沉积在肌瘤内。

(二)症状

1.经量增多及经期延长

最常见症状。多见于大的肌壁间肌瘤及黏膜下肌瘤,肌瘤使宫腔增大,子宫内膜面积增加并影响子宫收缩,此外肌瘤可能使肿瘤附近的静脉受挤压,导致子宫内膜静脉丛充血扩张,从而引起经量增多,经期延长。黏膜下肌瘤伴有坏死感染时,可有不规则阴道流血或血样脓性排液。长期经量增多可继发贫血,出现乏力、心悸等症状。

2.下腹包块

当肌瘤逐渐增大使子宫超过 3 个月妊娠大时可从腹部触及。巨大的黏膜下肌瘤可脱出于阴道外,患者可因外阴脱出肿物就医。

3.白带增多

肌壁间肌瘤使宫腔面积增大,内膜腺体分泌增多,并伴有盆腔充血致使白带增多。子宫黏膜下肌瘤一旦感染,可有大量脓样白带。若有溃烂、坏死、出血时,可有血性或脓血性、有恶臭的阴道溢液。

4.压迫症状

压迫膀胱可导致尿频尿急、排尿困难、尿潴留等;压迫直肠可出现下腹部坠胀不适、便秘等症状;压迫输尿管可出现输尿管扩张甚至发生肾盂积水。

5.其他

腹痛腹胀、腰酸背痛,经期加重。

(三)体征

1.与肌瘤大小、位置、数目及有无变性相关。大肌瘤可在下腹部扪及实质性不规则肿块。

2.妇科查体扪及子宫增大,表面不规则单个或多个结节状突起。浆膜下肌瘤可扪及单个实质性球状肿块与子宫相连等。

(四)诊断要点

1.对于出现子宫增大、盆腔肿块或月经量增多的患者可首选超声检查,并进行血常规和甲状腺功能的检查。

2.磁共振成像可以向子宫内膜和浆膜表面提供退化肌瘤、肌瘤与子宫内膜和浆膜表面的信息,并决定是否应该保留子宫。

3.在月经量多的女性中,生理盐水输入子宫内膜腔后的超声检查可识别出腔内肌瘤的范围。

4.如果患者出现不规则阴道流血或有子宫内膜增生的危险因素(肥胖、持续性无排卵或长期使用无孕激素的雌激素治疗),可选择性进行凝血功能的检查和子宫内膜活检。必要时行宫腔镜检查明确子宫内膜情况。

（五）治疗要点

治疗应根据患者的症状、年龄和生育要求，以及肌瘤的类型、大小、数目全面考虑。

1.观察

无症状肌瘤一般不需要治疗，特别是近绝经期女性。绝经后肌瘤多可萎缩和症状消失。每3～6个月随访一次，若出现症状可考虑进一步治疗。

2.药物治疗

适应于症状轻、近绝经年龄或全身情况不宜手术者。

(1)促性腺激素释放激素类似物(GnRH-a)：目前主要是择期手术前或绝经早期的短期应用(3～6个月)。适应证：①缩小肌瘤以利于妊娠；②术前控制症状、纠正贫血；③术前应用缩小肌瘤，降低手术难度或使经阴道或腹腔镜手术成为可能；④对近绝经妇女，提前过渡到自然绝经，避免手术。

(2)米非司酮：可作为术前用药或提前绝经使用，10mg qd 口服，连用3～6个月。不宜长期使用，因其拮抗孕激素后，子宫内膜长期受雌激素刺激，增加子宫内膜增生的风险。

3.手术治疗

适应证：①月经过多致继发贫血，药物治疗无效；②严重腹痛、性交痛、慢性腹痛、有蒂肌瘤扭转引起的急性腹痛；③体积大，压迫膀胱直肠输尿管等并引起相关症状；④能确定肌瘤是不孕或反复流产的唯一原因者；⑤疑有肉瘤变。

手术方式：

(1)肌瘤切除术：适用于希望保留生育功能的患者。注意事项：0 型和 I 型子宫肌瘤可宫腔镜切除，突入阴道的 0 型子宫肌瘤可经阴道摘除。术后有 50％复发机会，约 1/3 患者需再次手术。

(2)子宫切除术：无生育要求或疑有恶性变的，可行子宫切除术。注意事项：术前应排除宫颈及子宫内膜恶性病变。

4.其他治疗

(1)子宫动脉栓塞术(UAE)：可阻断子宫动脉及其分支，减少肌瘤的血供，延缓肌瘤生长，缓解症状。注意事项：该方法可能引起卵巢功能减退并增加潜在妊娠并发症的风险，对有生育要求的妇女一般不建议适用。

(2)子宫内膜去除术：适用于月经量多，没生育要求但希望保留子宫或不能耐受子宫切除术的患者。注意事项：术前应排除宫颈及子宫内膜恶性病变。

(3)射频消融术(RFA)：是采用超声热消融治疗子宫肌瘤。优点：副作用较小，出血少、恢复快。缺点：有一部分患者效果不理想，且无病理支持、可能出现皮肤灼伤和可逆的骨盆神经病。

（六）护理评估

1.病史评估

(1)询问患者月经史、生育史，是否有不孕、流产史。

(2)详细询问有无经期延长、月经量增多，白带异常。

(3)询问患者有无使用雌激素史，及所用雌激素药物名称、剂量、用法，用药后有何身体变化。

(4)询问有无肌瘤压迫伴随症状。

(5)排除因内分泌失调、妊娠、生殖器官恶性肿瘤所致的异常子宫出血。

2.症状评估

(1)评估患者营养状况,长期出血者有无贫血、乏力、心悸等症状。

(2)评估可触及下腹部包块大小。

(3)评估患者白带增多情况,有无异味。

(4)评估患者有无因子宫肌瘤压迫出现排尿异常症状、排便异常症状以及其他子宫压迫性症状(下腹坠胀、腰背酸痛等)。

3.风险评估

患者入院2小时内进行各项风险评估,包括患者压疮危险因素评估、患者跌倒/坠床危险因素评估、日常生活能力评定、入院护理评估。

4.心理状态评估

评估患者有无焦虑、抑郁情绪及对疾病的认知程度等。

(七)护理措施

1.术前护理

(1)一般护理

①保持病室整洁、舒适、安全,保持适宜的温度和湿度,定时开窗通风。

②每日记录大便次数,3日无大便者遵医嘱给予缓泻剂。

③做好晨、晚间护理,保持床单位整洁。协助患者做好个人卫生,定期洗澡、洗发、剪指甲。

④按患者护理级别要求定时巡视病房,细致观察患者病情变化及治疗反应等。

⑤做好生活护理,提供必要帮助。

(2)病情观察

①密切观察阴道流血情况:记录阴道流血量,严密观察阴道流血的颜色、性质,警惕失血性休克的发生。

②腹痛患者应注意观察患者腹痛的部位、程度、性质、缓解方式。

③观察阴道分泌物的颜色、性质、量及气味,是否伴有瘙痒。

④观察患者排尿、排便情况,警惕尿潴留、便秘的发生。

(3)用药护理

①补血治疗用药:a.琥珀酸亚铁片:用于缺铁性贫血的预防和治疗,口服,每日3次,每次1片。建议同时口服维生素C片,以促进吸收。b.生血丸:用于失血血亏,放化疗后全血细胞减少及再生障碍性贫血,口服,每日3次,每次5g。c.蔗糖铁注射液:用于正在补充促红细胞生成素的长期血液透析患者缺铁性贫血的治疗。

②止血治疗用药:a.云南白药:用于女性月经量多,出血不止,口服,每日3次,每次2粒。b.血凝酶(立止血):用于需减少流血或止血的各种医疗情况,每次1～2U静脉输入或小壶给药。

③便秘治疗用药:a.乳果糖口服溶液:用于缓解慢性便秘,每日30mL,每次10mL,随

3 餐口服。b.开塞露:用于成人及小儿体弱便秘者,每次 10mL,缓慢插入肛门,然后将药液挤入直肠内。

④手术前 30 分钟预防性应用抗生素,用药前询问患者是否有药物过敏史,给药期间注意观察患者有无药物不良反应。

(4)专科指导:若阴道流血量较多,应嘱患者卧床休息,尽量避免因体位突然改变而发生直立性低血压;帮助患者更换卫生巾及床单上铺垫的一次性检查单,保持会阴部清洁,避免逆行感染;大量阴道出血患者会出现精神紧张,应安慰患者,解除患者思想顾虑;严重贫血患者,应注意保护患者安全,防止跌倒的发生。

(5)化验及检查护理指导

①B 型超声检查:经阴道或直肠彩超,检查前告知患者排空膀胱;无同房史的患者避免行经阴道彩超检查。经腹部彩超,检查前告知患者多饮水,充盈膀胱。

②心电图:检查时告知患者放松心情。避免检查前进行剧烈活动。

③X 线检查:检查前告知患者将金属饰物摘下、脱去内衣,着无装饰的衣服进行检查。

(6)心理护理:使患者了解手术方式、治疗效果以及有可能产生的不适和疼痛,努力消除患者的顾虑,帮助其树立信心,以最佳状态接受治疗。对于子宫肌瘤导致不孕或流产的患者,应对其讲解疾病的相关知识,进行有针对性的心理护理。

(7)健康教育

①饮食:根据患者病情,指导患者饮食。告知患者术前应进食高维生素、高蛋白、易消化饮食。如患者伴有合并症时,根据病情指导特殊饮食。需肠道准备的患者,术前 3 天给予少渣饮食。

②用药指导:a.嘱患者口服补血药(琥珀酸亚铁片)时不能与浓茶同服,且在饭后或进餐时服用,以减轻胃部刺激。告知患者口服补血药物时,可引起便秘、排黑粪,以避免紧张情绪。b.外用开塞露者,指导其缓慢插入肛门,以免损伤肛门及直肠。

③宣讲疾病相关知识:a.向患者讲解所患疾病的健康教育知识,介绍子宫肌瘤的分类及临床表现。b.帮助患者了解手术、麻醉相关知识,利用图片资料、宣教手册、录像等形式介绍手术过程、方法和术后恢复情况。

④向患者详细讲解术前检查的目的及注意事项,协助完成各项辅助检查。

2.术后护理

(1)病情观察

①严密心电监护,观察血压、脉搏、呼吸及伤口渗血情况。

②观察阴道流血的颜色、性质、量,发现异常及时通知医生。

(2)并发症的护理观察

①腹胀:为妇科腹部手术术后常见的并发症之一。评估患者腹胀的程度、持续时间、伴随症状、腹胀的原因,评估排便、排气情况。根据病情鼓励患者进行活动,以缓解腹胀。必要时可采取协助患者取舒适体位行肛管排气、补充电解质等方法来减轻腹胀。遵医嘱用药或给予相应治疗措施时,注意观察疗效和不良反应。

②感染:a.泌尿系感染:保留尿管期间,观察尿量、尿色等情况,观察患者有无尿频、尿急等

症状。嘱患者多饮水,预防泌尿系感染的发生。b.伤口感染:观察患者伤口有无红肿、愈合不良等,如有渗血、渗液等情况应及时通知医生予以处理。c.全身感染:术后 2～3 天,由于组织的分解产物及局部渗液、渗血吸收后,术后患者的体温可略升高,一般不超过 38.5℃,不需要特殊处理,体温可自行恢复正常。如患者体温持续升高,则应及时通知医生给予处理。

(3)心理护理:手术后及时了解患者的心理变化,进行针对性的个性化的心理护理。对于子宫切除患者,向患者讲解子宫切除术后相关知识,帮助患者顺利度过更年期。

(4)健康教育

①饮食:饮食上无特别禁忌,但刺激性及易产气食物应尽量少吃,多摄取含蛋白质、维生素及铁质的食物,如鱼汤、葡萄、樱桃、蔬菜等。便秘易使阴道残端缝合处破裂出血,故应多吃蔬菜水果,以保持大便通畅。

②活动:鼓励患者早期活动,有利于增加肺活量、减少肺部并发症,改善血液循环、促进伤口愈合、预防深静脉血栓,预防肠粘连、缓解腹胀,减少尿潴留的发生。若患者贫血较重,活动时应有陪伴,以预防跌倒的发生。

③疾病相关知识:a.子宫肌瘤剔除术后、有迫切生育愿望的年轻患者,需告知要根据手术范围、手术方式,遵医嘱合理、科学选择备孕时间。b.全子宫切除患者,需向其讲解子宫并非女性唯一的性器官,子宫切除术后患者不会失去女性特征,不会影响夫妻生活。c.向患者讲解顺利度过更年期的方法。可以采用雌激素替代疗法,缓解激素水平下降造成的不适症状;规律生活,保持合理的作息时间,避免劳累;培养多方面兴趣,保持积极向上、乐观的心。

④出院指导:a.术后 1～2 个月恢复期注意调养,避免重体力劳动。b.注意经期卫生,每日要清洗会阴部 1～2 次,并勤换会阴垫及纯棉内裤。c.术后 1～2 个月禁止性生活,禁止盆浴,可根据术后复查情况遵医嘱恢复性生活。d.调整心态,保持积极乐观的心态,提高机体抵抗力,促进恢复健康。

二、卵巢肿瘤

卵巢肿瘤是女性生殖系统三大恶性肿瘤之一,可发生于任何年龄,上皮性肿瘤好发于 50～60 岁女性,生殖细胞肿瘤多见于 30 岁以下女性。由于卵巢位于盆腔深部,恶性肿瘤一旦发现,病变已属晚期,预后较差,5 年存活率只有 20％～30％,死亡率居妇科恶性肿瘤之首。

(一)病因

卵巢肿瘤的发病可能与家族史、高胆固醇饮食、内分泌等因素有关。未产、不孕、初潮早、绝经迟等是卵巢肿瘤的危险因素,多次妊娠、哺乳和口服避孕药是其保护因素。

(二)组织学分类

卵巢组织成分非常复杂,是全身各器官原发肿瘤类型最多的部位。不同类型卵巢肿瘤的组织学结构和生物学行为,均存在很大差异。按组织来源,卵巢肿瘤可分为卵巢上皮性肿瘤、卵巢生殖细胞肿瘤、卵巢性索间质肿瘤、卵巢转移性肿瘤及卵巢瘤样病变。

(三)病理

常见的几种卵巢肿瘤病理特征。

1.卵巢上皮性肿瘤

卵巢上皮性肿瘤是最多见的卵巢肿瘤,约占卵巢肿瘤的 2/3,有良性、恶性、交界性之分。

(1)浆液性囊腺瘤:常见,约占卵巢良性肿瘤的 25%,多为单侧、球形、大小不等、表面光滑、囊性、壁薄,囊内充满淡黄清亮液体。

(2)浆液性囊腺瘤:最常见的卵巢恶性肿瘤,多为双侧、体积较大、半实质性、囊液呈血性。肿瘤生长速度快,预后差,5 年存活率仅 20%~30%。

(3)黏液性囊腺瘤:人体中生长最大的一种肿瘤,多为单侧多房,表面光滑,囊液呈胶冻样,偶可自行穿破,黏液性上皮种植在腹膜上继续生长并分泌黏液,极似卵巢肿瘤转移,多限于腹膜表面生长,一般不浸润脏器实质。

(4)黏液性囊性癌:多为单侧,瘤体较大,切面为囊实性,囊液呈浑浊或血性。5 年存活率为 40%~50%。

2.卵巢生殖细胞肿瘤

卵巢生殖细胞肿瘤是来源于原始生殖细胞的一组卵巢肿瘤,好发于年轻妇女及幼女。

(1)畸胎瘤:由多胚层组织构成,分为成熟畸胎瘤和未成熟畸胎瘤。成熟畸胎瘤为良性肿瘤,可发生于任何年龄,以 20~40 岁女性居多。多为单侧,中等大小,壁光滑,囊内充满油脂毛发,有时见牙齿或骨骼,恶变率为 2%~4%;未成熟畸胎瘤为恶性肿瘤,多见于年轻患者,复发及转移率均高,多实性。

(2)无性细胞瘤:中等恶性的实性肿瘤,好发于青春期及生育期妇女。多为单侧,中等大小,表面光滑,切面呈淡黄色。对放疗敏感。

(3)内胚窦瘤:又名卵黄囊瘤,较罕见,恶性程度高,多见于幼女及年轻妇女,多为单侧,体积较大,易破裂,并产生甲胎蛋白(AFP),血清中的甲胎蛋白浓度可作为诊断和治疗监护的重要指标。生长迅速,易早期转移,预后差。

3.卵巢性索间质肿瘤

(1)颗粒细胞瘤:为常见的功能性肿瘤,44~45 岁为多发期,低度恶性,肿瘤能分泌雌激素,青春期前患者出现性早熟,生育年龄患者出现月经紊乱,绝经后期患者则有不规则阴道流血,常合并子宫内膜增生,甚至癌变。多为单侧、光滑、圆形、实性或部分囊性。预后较好,5 年存活率为 80%以上,但有远期复发倾向。

(2)卵泡膜细胞瘤:良性,多为单侧,表面被覆薄纤维包膜,常与颗粒细胞瘤合并存在,常合并子宫内膜增生甚至子宫内膜癌,恶性较少见。

(3)纤维瘤:良性,多见于中年妇女,多为单侧,中等大小,表面光滑,切面呈灰白色,常伴胸腔积液、腹腔积液者,称为梅格斯综合征。行手术切除肿瘤后,胸腔积液、腹腔积液自行消失。

4.卵巢转移性肿瘤

体内任何部位的原发癌均可能转移到卵巢,常见的库肯勃瘤是一种特殊的转移性癌,其原发部位是胃肠道。恶性程度高,预后极差。

(四)卵巢恶性肿瘤的转移途径与临床分期

1.转移途径

卵巢恶性肿瘤主要通过直接蔓延和腹腔种植方式转移,淋巴道也是重要的转移途径,横膈为转移的好发部位,血行转移者少见。

2.临床分期

Ⅰ期:肿瘤限于卵巢。

Ⅱ期:一侧或双侧卵巢肿瘤,伴盆腔内扩散。

Ⅲ期:一侧或双侧卵巢肿瘤,并有显微镜证实的盆腔外腹膜转移和(或)局部淋巴结转移。

Ⅳ期:一侧或双侧卵巢肿瘤,有超出腹腔外远处转移。

(五)临床表现

1.良性肿瘤

发展缓慢,肿瘤较小,多无症状,常在妇科检查时偶然发现。肿瘤增大时,常感腹胀或腹部扪及肿块。双合诊检查可在子宫一侧或双侧触及圆形或类圆形肿块,包块边界清楚,活动度好,表面光滑,与周围组织无粘连。

2.恶性肿瘤

早期多无自觉症状,出现症状时已属晚期。由于肿瘤生长迅速,短期内会出现腹胀、腹部肿块及腹腔积液等症状;功能性肿瘤可出现不规则阴道流血或绝经后阴道流血表现,可有消瘦、贫血、低热等恶病质表现。三合诊检查可在直肠子宫陷凹处触及质硬结节或肿块,肿块多为双侧性、实性或囊实性,表面凹凸不平,活动度差,与周围组织分界不清,有粘连。

(六)并发症

1.蒂扭转

蒂扭转最常见,属妇科急腹症。好发于蒂长、活动度大、中等大小、重心偏向一侧的肿瘤,可造成肿瘤蒂扭转。肿瘤蒂扭转的典型症状为患者突然出现一侧下腹部剧烈疼痛,伴有恶心、呕吐,甚至休克。盆腔检查可扪及压痛的肿块,以肿瘤蒂处最明显。

2.破裂

腹部压痛、反跳痛、肌紧张,盆腔原存在的肿块消失或缩小。

3.感染

感染较少见,多因肿瘤蒂扭转或破裂后引起。主要表现为腹腔炎征象,同时有白细胞计数增高。

4.恶变

肿瘤生长迅速,尤其呈双侧性,应怀疑为恶变。

(七)治疗要点

怀疑卵巢瘤样病变者,囊肿直径小于 5cm,可进行随访观察。确诊为卵巢肿瘤者,原则上应立即手术。恶性肿瘤以手术为主,辅以放疗、化疗等综合治疗。

(八)护理评估

1.健康史

护士要全面收集病史,要特别关注有无相关内分泌、饮食高危因素及家族史,了解月经初潮、首次妊娠年龄、避孕方法、绝经年龄等情况。了解肿块发生的时间、生长速度。要根据患者的年龄、病程长短和局部特征初步判断是否为卵巢肿瘤,并对良性和恶性肿瘤做出评估。

2.身体评估

(1)临床表现:评估患者的症状和体征,了解其出现症状时间。卵巢良性肿瘤早期无症状,常由妇科检查发现。而恶性肿瘤发现时往往伴有腹腔积液、压迫症状等,应评估妇科检查结果,注意卵巢肿瘤的部位、大小及性质。

(2)心理、社会评估:根据患者及其家属的年龄、文化程度、职业等评估其对疾病的心理反应;参考家庭经济状况,评估可提供的社会支持系统。

3.辅助检查

(1)B超检查:临床诊断符合率大于90%,但不易测出直径小于1cm的肿瘤。

(2)肿瘤标志物检测

①血清CA125:敏感性较高,80%的卵巢上皮性肿瘤患者血清CA125水平升高;90%以上的患者血清CA125水平与病情缓解或恶化相关,故可用于病情监测。

②血清甲型胎儿蛋白:对内胚窦瘤有特异性诊断价值。

③人绒毛膜促性腺激素:对原发性卵巢绒毛膜癌有特异性诊断价值。

④性激素:颗粒细胞瘤、卵泡膜细胞瘤可产生较高水平雌激素。

(3)腹腔镜检测:可直接观察肿块外观和盆腔、腹腔、横膈等部位,在可疑部位进行多点活检,抽取腹腔积液进行细胞学检查。

(九)护理诊断

(1)焦虑与发现肿瘤担心经济状况、家庭困难有关。

(2)预感性悲哀与切除子宫、卵巢有关。

(3)营养失调与手术前准备、术后恢复、化疗有关。

(十)护理措施

1.一般护理

鼓励患者进食营养全面、丰富的饮食,避免高胆固醇饮食,以保证化疗能顺利进行。如患者口服不能补充,应经静脉补充。卵巢实性肿瘤或肿瘤直径大于5cm者,应及时行手术切除,诊断不清或治疗无效者,宜早行腹腔镜检查或剖腹探查。

2.治疗配合

(1)手术患者:按腹部手术护理常规进行护理。

(2)需放腹腔积液者:准备好腹腔穿刺物,并协助医生完成操作,要密切观察、记录患者在放腹腔积液过程中的生命体征变化、腹腔积液性质和出现的不良反应;一次放腹腔积液3000mL左右,不宜过多,速度宜缓,以免腹压骤降造成虚脱;放腹腔积液后应用腹带包扎腹部,发现不良反应,及时报告医生进行处理。

(3)化疗者:恶性肿瘤术后往往需要进行腹腔化疗,化疗前一般先抽腹腔积液,然后将化疗药物稀释后注入腹腔。注入后,协助患者更换体位,让药物接触腹腔全部。化疗结束后,留置化疗药管者注意保持药管的固定及局部敷料的干燥,单穿者保持穿刺点处敷料的干燥。同时,观察并记录患者有何反应,如有异常,及时报告医生进行处理。

3.心理护理

需为患者提供表达情感的机会和环境,经常巡视,用一定时间(至少10分钟以上)陪伴患者,详细了解患者的疑虑和需求,评估患者的身心状况,鼓励患者以适当的方式表达自身的压力,传授患者应对压力的技巧,鼓励患者多参与护理活动,以维持其独立性和生活自控的能力,鼓励家属参与照顾患者。

4.健康教育

(1)卵巢非赘生性肿瘤:卵巢非赘生性肿瘤直径小于 5cm 者,应督促其定期(3～6 个月)接受复查,并详细记录。良性肿瘤患者术后 1 个月进行常规检查,恶性肿瘤患者术后常需辅以化疗,但尚无统一化疗方案,应督促并协助患者克服困难,努力完成化疗计划,以提高疗效。

(2)良性肿瘤:术后 1 个月复查,如未切除子宫者,1 个月后可恢复性生活;卵巢肿瘤术后 3 个月阴道残端愈合后,可恢复性生活。

(3)卵巢肿瘤:卵巢肿瘤术后随访时间:术后 1 年内,每月 1 次;术后 2 年内,每 3 个月 1 次;术后 3 年内,每半年 1 次;术后 3 年以上,每年 1 次。随访内容包括:症状、体征、全身及盆腔检查、B 超检查,必要时应做 CT 或 MRI 检查、肿瘤标志物检测等。

三、宫颈癌

宫颈癌可以发生在任何年龄的女性,但普查发现宫颈癌发病年龄多为 40～55 岁,20 岁以前罕见,30 岁以后,随年龄增长而发病率上升,高峰分布在 50 岁年龄组,但 60～69 岁又有一高峰出现。宫颈癌是发病率仅次于乳腺癌的女性癌症,排第 2 位。据统计,全世界每年有 46 万新发病例,每年约有 25 万人死于宫颈癌。在我国,每年宫颈癌的新发病例数超过 13 万。每年死于宫颈癌约有 2 万人。近 10 年来,宫颈癌的发病率呈稳步上升和年轻化趋势。医学上把宫颈癌分为宫颈癌的癌前病变和宫颈浸润癌两大类。CIN 是宫颈上皮内瘤样病变的英文缩写,它是指发生在宫颈癌前的病变,包括宫颈非典型增生和宫颈原位癌,反映了宫颈癌发生的连续发展的过程,也是宫颈癌防治的重要阶段。

(一)诊断

1.临床表现

(1)早期无症状:早期宫颈癌的外表可以是正常的,但在细胞学和组织学上已有了异常增生的改变。临床上可以无明显症状,部分患者仅表现为白带增多或血性白带,偶有接触性出血或性生活出血。

(2)阴道出血:当癌肿侵及间质内血管时开始出现流血。最早表现为任何年龄的妇女,在性交后或双合诊后有少量出血或阴道排液增多。在绝经前后出血可以是少量断续不规则,在晚期则流血增多,甚至因较大血管被侵蚀而引起致命的大出血。一般外生型癌出血较早,血量也多;内生型癌出血较晚。

(3)阴道排液:多发生在阴道出血之后,最初量不多,无臭。随着癌组织破溃,可产生大量浆液性分泌物,晚期癌组织坏死感染,则出现大量脓性或米泔水样恶臭白带。

(4)晚期症状明显:疼痛为晚期症状,当宫颈旁组织受侵,累及神经,则出现严重持续的腰骶部疼痛,盆腔病变广泛时,可因静脉、淋巴回流受阻,出现下肢肿胀和疼痛。

(5)全身症状:在晚期宫颈癌时,由于病灶侵犯的范围扩大而出现继发性症状。患者可以诉尿频、尿急、肛门坠胀、大便秘结、里急后重等,到末期甚至表现为消瘦、发热、全身衰竭等。

2.诊断要点

宫颈癌的早期诊断依赖于病理检查。一般的初步筛选通过宫颈刮片进行,如有异常则进行阴道镜下宫颈活检来最后确诊,在活检前可以进行碘试验或醋酸白试验以确定病变部位。

3.鉴别诊断

晚期宫颈癌诊断不困难,早期需与下列疾病相鉴别。

(1)宫颈柱状上皮异位:宫颈外口周围有鲜红色小颗粒,质地软,不脆,可做宫颈刮片或活体组织检查以鉴别。

(2)宫颈息肉:常来自宫颈口内,突出宫口外,有蒂,表面光滑、红润、质软,单发或多发,极少癌变。但宫颈恶性肿瘤有时呈息肉状,故凡有息肉均需摘除,并同时送病理检查以资鉴别。

(3)宫腔或宫颈黏膜下肌瘤:若肿瘤表面感染坏死,极似宫颈癌,但阴道指检可触及瘤蒂,境界清楚。

(4)宫颈湿疣:是人乳头瘤病毒感染的性传播疾病,于宫颈口可见团块型及丘疹型 2 类,常与宫颈癌难以区别。病检有空泡细胞、角化不良细胞及湿疣外底层细胞为主要特征。

(二)治疗

目前,宫颈癌的治疗强调三个原则,即适度治疗原则、个体化治疗原则和综合治疗原则。也就是说,对宫颈癌患者来说,不能采用以往"一刀切"的办法,而是应根据每例患者的病情、年龄、生育要求等具体情况,制订出一个最适合患者本身的治疗方案。以下所介绍的是宫颈癌的一些基本治疗原则,子宫颈癌的处理分不典型增生、原位癌、镜下早期浸润癌、浸润癌的处理等方法。

1.治疗原则

(1)不典型增生:活检如为轻度不典型增生者,暂按炎症处理,半年随访刮片和必要时再做活检。病变持续不变者可继续观察。诊断为中度不典型增生者,应使用激光、冷冻、电熨治疗。对重度不典型增生,一般多主张行全子宫切除术。如迫切要求生育,也可在锥形切除后定期密切随访。

(2)原位癌:一般多主张行全子宫切除术,保留双侧卵巢;也有主张同时切除阴道 1~2cm 者。近年来国内外有用激光治疗,但治疗后必须密切随访。

(3)镜下早期浸润癌:一般多主张做扩大全子宫切除术,即切除全子宫及 1~2cm 的阴道组织。因镜下早期浸润癌淋巴转移的可能性极小,不需消除盆腔淋巴组织。

(4)浸润癌:治疗方法应根据患者的临床期别、年龄和全身情况以及设备条件决定。常用的治疗方法有放射、手术及化学药物治疗。一般而言,放疗可适用于各期患者;Ⅰb～Ⅱa 期的手术疗效与放疗相近;宫颈腺癌对放疗敏感度稍差,应采取手术切除加放疗综合治疗。

2.手术治疗

对Ⅰb～Ⅱa 期宫颈癌,可以采用广泛性子宫切除术和盆腔淋巴结切除。切除范围包括全子宫、双侧附件、阴道上段和阴道旁组织以及盆腔内各组淋巴结(子宫颈旁、闭孔、髂内、髂外、髂总下段淋巴结)。手术要求彻底、安全,严格掌握适应证,防止并发症。这类手术的并发症有术中出血、术后盆腔感染、淋巴囊肿、尿潴留、泌尿系统感染及输尿管阴道瘘等。近年来,随着手术方法和麻醉技术的改进、预防性抗生素的应用以及术后采用腹膜外负压引流等,上述并发症的发生率已显著减少。

3.放射治疗

为宫颈癌的首选疗法,可应用于各期宫颈癌,放射范围包括子宫颈及受累的阴道、子宫体、宫旁组织及盆腔淋巴结。照射方法一般都采用内外照射结合,内照射主要针对宫颈原发灶及其邻近部位,包括子宫体、阴道上部及其邻近的宫旁组织("A"点)。外照射则主要针对盆腔淋巴结分布的区域("B"点)。内放射源采用腔内镭(Ra)或^{137}铯(^{137}Cs),主要针对宫颈原发病灶。外放射源采用^{60}Co,主要针对原发病灶以外的转移灶,包括盆腔淋巴结引流区。剂量一般为^{60}Gy。目前对早期宫颈癌多主张先行内照射,而对晚期癌,特别是局部瘤体巨大、出血活跃或伴感染者则以先行外照射为宜。

4.化疗

到目前为止,子宫颈癌对大多数抗癌药物不敏感,化疗的有效率不超过15%,晚期患者可采用化疗、放疗等综合治疗。化疗药物可采用氟尿嘧啶、阿奇霉素等进行静脉或局部注射。

(三)评估和观察要点

1.评估要点

①健康史:评估患者年龄、婚育史,是否有早婚、早育、多次妊娠等。询问患者初次性生活发生时间、是否有多个性伴侣、性生活情况等。评估患者既往是否有单纯疱疹病毒2型(HSV-2)、人乳头状瘤病毒(HPV)、人类巨细胞病毒(HCMV)等病毒感染史。②身体评估:评估患者月经、阴道出血、阴道排液及疼痛程度;是否出现晚期恶病质症状,如消瘦、活动无耐力等。③心理-社会状况:评估患者和家属对疾病和治疗方法的认识、接受情况,以及患者家属对此支持的态度。

2.观察要点

观察患者阴道出血和阴道排液的量及性状、疼痛的程度、并发症情况及是否有恶病质。

(四)护理措施

1.心理护理

为患者和家属提供疾病相关知识,给予情感支持,多与患者沟通,了解其心理活动,与患者共同讨论疾病相关问题,解除其疑虑,缓解不安情绪,帮助患者增强治疗疾病的信心。

2.饮食护理

患者阴道出血多时,应服用具有补血、止血功能的食物。晚期患者应进食高蛋白、高热量的食物,以保证充足的营养摄入。遵医嘱予以肠外营养。

3.个人卫生

保持会阴清洁,会阴擦洗,每日2次,做好尿管的护理。减少人员探视,保持病室环境整洁、安静。

4.留置引流管护理

保持引流管通畅,记录引流液及尿液的色、性状、量。妥善固定引流管,防止脱出。

5.阴道操作注意事项

外生型宫颈癌患者术前行阴道操作时,动作轻柔,避免肿瘤破溃发生大出血。出血时,要进行阴道填塞纱布止血。

6.术后指导

根据手术范围,术后需留置尿管 7～14 天。尿管留置 2 周及以上的患者在拔除尿管后嘱其多饮水,每小时自行排尿 1 次,6 小时以后遵医嘱行 B 型超声检查测残余尿量,如果尿量≥150mL,则重新留置导尿管。

(五)健康教育

1.术后复查

告知患者术后复查的内容,具体的时间、地点、联系人等。

2.个人卫生指导

告知患者出院后每天用流动温水清洗会阴,勤换会阴垫及内裤,保持外阴清洁。

3.随访指导

向患者讲解治疗后 2 年内应每 3～6 个月复查 1 次;3～5 年每 6 个月复查 1 次;第 6 年开始每年复查 1 次。

4.性生活指导

接受根治性子宫全切除的患者,部分阴道被切除,性生活时避免过于剧烈。阴道干燥者,可使用润滑剂;性交困难者,建议使用适宜的扩阴器或阴道成形器进行生理性扩张,防止阴道挛缩和阴道粘连。

5.放疗或化疗患者治疗指导

告知患者后续治疗时间及注意事项。

四、子宫内膜癌

子宫内膜癌又称子宫体癌,是女性生殖道最常见的恶性肿瘤之一。占女性生殖道恶性肿瘤的 20%～30%,近年来国内外报道其发病率有增高趋势。

(一)诊断

1.临床表现

(1)子宫出血:绝经期前后的不规则阴道出血是子宫内膜癌的主要症状,常为少量至中等量出血,很少为大量出血。不仅较年轻或近绝经期患者易误认为月经不调,不及时就诊,即使医生亦往往疏忽。个别也有月经周期延迟者,但表现不规律。在绝经后患者多表现为持续或间断性阴道出血。子宫内膜癌患者一般无接触性出血。晚期出血中可杂有烂肉样组织。

(2)阴道排液:因腺癌生长于宫腔内,感染机会较宫颈癌少,故在初期可能仅有少量血性白带,但后期发生感染、坏死,则有大量恶臭的脓血样液体排出。有时排液可夹杂癌组织的小碎片。倘若宫腔积脓,可引起发热、腹痛、白细胞增多。一般情况也迅速恶化。

(3)疼痛:由于癌肿及其出血与排液的淤积,刺激子宫不规则收缩而引起阵发性疼痛,占10%～46%。这种症状多半发生在晚期。如癌组织穿透浆膜或侵蚀宫旁结缔组织、膀胱、直接压迫其他组织也可引起疼痛,往往呈难治性和进行性加重,且多从腰骶部、下腹向大腿及膝部放射。

（4）其他：晚期患者自己可触及下腹部增大的子宫和（或）邻近组织器官，肿瘤可致该侧下肢肿痛或压迫输尿管引起该侧肾盂输尿管积水或致肾脏萎缩；或出现贫血、消瘦、发热、恶病质等全身衰竭表现。

2.诊断要点

（1）绝经前后有不规则阴道出血或排臭液。

（2）绝经后妇女子宫不萎缩反而饱满、变硬。

（3）诊断性刮宫进行病理检查可以发现不同类型的癌细胞。

3.鉴别诊断

（1）围绝经期功能失调性子宫出血：主要表现为月经紊乱，如经量增多、经期延长、经间期出血或不规则流血等。妇科检查无异常发现，与内膜癌的症状、体征相似，临床上难以鉴别。

（2）老年性阴道炎：主要表现为血性白带，需与内膜癌相鉴别。前者见阴道壁充血或黏膜下散在出血点，后者见阴道壁正常，排液来自宫颈管内。老年妇女还需注意两种情况并存的可能。

（3）子宫黏膜下肌瘤或内膜息肉：多表现为月经过多及经期延长，应及时行分段刮宫、宫腔镜检查及 B 超检查等，有助于鉴别诊断。

（4）原发性输卵管癌：主要表现为阴道排液、阴道出血和下腹疼痛。与内膜癌的鉴别是前者诊刮阴性，宫旁扪及块状物，而后者诊刮阳性，宫旁一般无块状物扪及。B 超检查有助于鉴别。

（5）老年性子宫内膜炎合并宫腔积脓：常表现阴道排液增多，浆液性、脓性或脓血性。子宫正常大小或增大变软，扩张宫颈管及诊断刮宫即可明确诊断。扩张宫颈管后即见脓液流出，刮出物见炎性浸润，无癌细胞。内膜癌合并宫腔积脓时，除有脓液流出外，还能刮出癌组织，病理检查即能证实。但要注意两者并存的可能。

（6）子宫颈管癌、子宫肉瘤：均表现有不规则阴道出血及排液增多。子宫颈管癌病灶多位于宫颈管内，宫颈管扩大形成桶状宫颈。子宫肉瘤一般多在宫腔内以致子宫增大，分段刮宫及宫颈活检即能鉴别。

（二）治疗

子宫内膜癌以手术治疗为主。还可配合放疗、化疗及激素治疗。

1.手术治疗

0 期癌宜行全子宫切除术；Ⅰ期癌应行全子宫及双附件切除术，并切除阴道黏膜 1～2cm；Ⅱ期癌应行广泛子宫切除术及盆腔淋巴结清除术。

2.放射治疗

适用于有手术禁忌证或病情已不适宜手术者或作为术前、术后的辅助治疗手段。

3.化疗

晚期不能手术或治疗后复发者可应用化疗，常用的药有氟尿嘧啶（5-Fu）、环磷酰胺（CTX）等。

4.孕激素治疗

对晚期或复发癌或年轻患者、早期癌或要求保留生育功能者，可用孕激素治疗。用药注意两点,一是剂量要大,二是用药时间要长。可用己酸孕酮 500~1000mg 肌内注射,每周 1 次或甲羟孕酮 200~300mg 口服,每天 1 次,持续 3~6 个月。

5.抗雌激素制剂治疗

他莫昔芬也可用以治疗子宫内膜癌。一般剂量为 10~20mg,每天 2 次口服,持续 3~6 个月。

(三)护理要点

1.评估要点

①健康史:评估患者年龄、婚育史、月经史情况;是否合并有其他疾病,如肥胖、高血压、糖尿病等患子宫内膜癌的危险因素。②心理-社会状况:评估患者心理反应,对疾病及治疗的了解程度等。患者家属对患者的关心程度。

2.观察要点

①观察患者阴道出血量、颜色及持续时间;有无腹部胀痛。②观察患者血压、血糖变化。

(四)护理措施

1.术后遵医嘱给予患者心电监护,监测患者生命体征。回室当即测量体温、呼吸、心率、血氧饱和度、血压;之后 30 分钟、1 小时、2 小时、3 小时再次测量呼吸、心率、血氧饱和度、血压。停心电监护后,小夜班、大夜班、次日白班各测量体温、呼吸、脉搏、血压 1 次。观察切口敷料有无渗血、渗液等。

2.术后留置尿管 5~7 天,使用碘伏溶液擦洗会阴及尿管,每日 2 次,预防感染。

3.保持引流管和尿管通畅,记录引流液和尿液的性状及量。

4.术后鼓励患者主动或被动活动肢体,穿弹力袜,预防下肢深静脉血栓。观察患者下肢有无肿胀、疼痛等症状,遵医嘱使用抗凝药等。

(五)健康教育

1.个人卫生:指导患者保持会阴清洁,勤更换内衣裤,术后 1 个月内禁止性生活及盆浴。

2.根据患者术后采取放疗或化疗方法,告知后续治疗时间及注意事项。

3.向患者讲解随访的重要性:术后 2~3 年每 3 个月随访 1 次,3 年后每 6 个月 1 次,5 年后每年 1 次。

第七节　子宫内膜异位症

子宫内膜异位症(内异症)是指子宫内膜组织(腺体和间质)在子宫腔被覆内膜及子宫以外的部位出现、生长、浸润,反复出血,继而引发疼痛、不孕及结节或包块等。

内异症具有性激素依赖的特点,多见于生育年龄妇女,76%发生于 25~45 岁。在慢性盆腔痛及痛经患者中发病率为 20%~90%,不孕症患者中 25%~35%与内异症有关。

Sampson 经血逆流种植是内异症发病的主导理论,而在位内膜的特质对疾病起决定作用,即"在位内膜决定论"。

一、临床分类

1.腹膜型子宫内膜异位症。

2.卵巢型子宫内膜异位症。

3.深部浸润型子宫内膜异位症,指病灶浸润深度≥5mm 的病灶。

二、临床表现

(一)盆腔疼痛

包括继发痛经进行加重、慢性盆腔痛、深部性交痛、肛门坠痛等。

(二)侵犯特殊器官

1.肠道

腹痛、腹泻、便频、便秘、便血、排便痛或肠痉挛,重者伴肠梗阻。

2.膀胱

尿频、尿急、尿痛甚至血尿。

3.输尿管

腰痛、血尿、输尿管扩张、肾积水、无功能肾及肾性高血压等。

4.剖宫产手术瘢痕或会阴

可于瘢痕深部扪及包块,与月经期密切相关的疼痛,随时间延长,包块增大。

5.肺和胸膜

经期咳血和气胸,少见。

三、诊断要点

(一)症状＋体征

可初步诊断。除双合诊外,还应进行三合诊检查。典型盆腔内异症妇科检查时发现子宫后位,活动度差或固定,特征性体征为子宫后壁、Douglas 窝或骶韧带触痛结节。卵巢内膜异位囊肿患者可在一侧或双侧附件区扪及囊实性包块,活动度差,有压痛,直径一般不超过10cm。累及直肠阴道隔的病灶可在后穹窿扪及小结节。腹壁或会阴切口的内异症病灶可在切口处扪及痛性结节。

(二)影像学检查

1.超声

超声用于卵巢内膜异位囊肿的诊断,敏感度和特异度可达 96％以上。典型超声图像为圆形或椭圆形无回声区,囊壁厚,囊内为密集光点。

2.CT 及 MRI

对浸润直肠或阴道直肠隔的深部病变的诊断和评估有一定意义。

(三)腹腔镜检查

最佳方法。对于合并不孕症或慢性盆腔痛的可疑内异症患者尤为重要。

（四）病理检查

病理检查用于确诊,病灶中见子宫内膜腺体和间质,伴有炎症反应及纤维化。

（五）血清 CA125

血清 CA125 可用于重度内异症或深部结节型内异症诊断,但缺乏特异性。盆腔炎性疾病、恶性卵巢上皮性肿瘤、盆腔结核等都可增高。

（六）其他

可疑膀胱内异症或肠道内异症,术前应行膀胱镜或肠镜检查并行活检,以除外器官本身的病变特别是恶性肿瘤。

四、治疗

可采用药物和(或)手术治疗(保守性或根治性手术)。除根治性手术外,尚无一种理想的根治方法。无论是药物治疗,还是保守性手术治疗,均有相当高的复发率。

（一）期待治疗

包括定期随访及对症处理,如病变引起轻微经期腹痛,给予非甾体类抗炎药(吲哚美辛、奈普生、布洛芬等)。

（二）药物治疗

1.假孕治疗

应用口服避孕药、孕激素类药。

2.假绝经治疗

应用促性腺激素释放激素激动剂(GnRH-a)、孕三烯酮、达那唑。

3.其他疗法

应用孕激素受体水平拮抗剂。

（三）手术治疗

腹腔镜是本病的首选治疗方法。

1.保留生育功能的手术

保留生育功能的手术适用于年轻患者和有生育要求的患者。术后复发率约 40%。术后尽早妊娠或加用药物治疗有助于降低复发率。

2.保留卵巢功能的手术

保留卵巢功能的手术指去除盆腔内病灶,切除子宫,保留至少一侧或部分卵巢的手术,又称为半根治手术。适用于Ⅲ、Ⅳ期,症状明显且无生育要求的 45 岁以下患者。手术后复发率约 5%。

3.根治性手术

根治性手术包括去势手术及全子宫、双附件切除术。

(1)去势手术:适用于近绝经期、症状明显而子宫和宫颈正常的患者。

(2)全子宫、双附件及子宫内膜异位病灶切除术:适用于重症患者,特别是盆腔粘连严重和 45 岁以上的患者。

4.缓解疼痛的手术。

(四)联合治疗

即手术＋药物或药物＋手术＋药物治疗。手术前给予3～6个月的药物治疗,使异位病灶缩小、软化,有利于缩小手术范围和简化手术操作。对手术不彻底或术后疼痛不缓解者,术后给予6个月的药物治疗,推迟复发。

五、护理评估

1.病史评估

评估月经史、孕育史、家族史及手术史,特别是疼痛或痛经的发展与月经、剖宫产、人工流产术等的关系。

2.全身症状评估

评估周期性出血、疼痛、肿块及任何部位内异症出现的症状。

3.风险评估

患者入院2小时内进行各项风险评估,包括患者压疮危险因素评估、患者跌倒/坠床危险因素评估、日常生活能力评定、入院护理评估。

4.心理状态评估

评估患者焦虑、抑郁程度,疾病的认知程度,有无生育要求,对手术治疗的接受程度等。

六、护理措施

(一)术前护理

1.一般护理

(1)按妇科手术护理常规进行护理。

(2)开腹手术的患者,术前为患者准备沙袋、腹带。

2.病情观察

观察患者疼痛的部位及程度,必要时遵医嘱给予镇痛药缓解症状。

3.用药护理

部分患者手术涉及肠道时,遵医嘱指导患者服用肠道抗生素。

4.心理护理

耐心倾听并解答患者的疑问,向患者讲解手术目的、注意事项等,使患者消除紧张、焦虑情绪,能积极配合治疗,以良好的心态接受手术,提高患者术后适应心理。

5.健康教育

(1)饮食:手术前可进食高蛋白、高维生素、富含铁的食物。如手术需涉及肠道时,应于术前3日给予少渣饮食。

(2)活动:指导患者注意休息,适当活动,保持情绪稳定,以减轻不适。

(二)术后护理

1.一般护理

按妇科手术护理常规进行护理。

2.病情观察

(1)严密心电监护监测,观察血压、脉搏、呼吸及伤口渗血情况。

(2)观察阴道流血的颜色、性质、量,发现异常及时通知医生。

3.用药护理

(1)假孕治疗

①口服避孕药:常用孕激素和炔雌醇复合制剂,每日1片,连续应用至少6个月。可使异位内膜萎缩,不良反应相对较轻,常见的有恶心、乳房胀痛、体重增加、情绪改变和点滴样出血等。

②孕激素类:常用醋酸甲孕酮,30mg/d,连续6个月。最初引起子宫内膜组织的蜕膜化,继而导致内膜萎缩和闭经。不良反应有阴道不规则出血、恶心、乳房胀痛、液体潴留、体重增加等。停药后月经可恢复。

(2)假绝经治疗

①促性腺激素释放激素激动剂(GnRH-a):亮丙瑞林(抑那通),3.75mg,于月经第1日行皮下注射,以后每隔28日注射1次,共3~6次。戈舍瑞林(诺雷德),3.6mg,用法同前。曲普瑞林(达菲林),3.75mg,肌内注射,用法同前。这类药物的不良反应主要是有绝经症状和骨质疏松。停药后大部分症状可以在短期内消失,并恢复排卵,但骨质丢失需要1年甚至更长时间才能恢复。

②孕三烯酮:每周口服2次,每次2.5mg,于月经第1日开始服药,6个月为1疗程。对肝功能影响较小且可逆。孕妇忌服。

③达那唑:适用于轻度及中度子宫内膜异位症痛经明显的患者。于月经第1日开始口服200mg,每日2~3次,持续服药6个月。不良反应有多毛、痤疮、声音变粗(不可逆)、头痛、潮热、体重增加、性欲减退、皮脂增加、肝功能损害等。

(3)其他疗法:应用孕激素受体水平拮抗剂-米非司酮,每日口服25~100mg,造成闭经使病灶萎缩。不良反应轻,无雌激素样影响,亦无骨质丢失危险。

4.健康教育

(1)饮食:术后在排气前须禁食,根据排气情况逐渐进食流食、半流食、普食。注意在卧床期间不能饮牛奶、豆浆、萝卜汤及含糖的饮料,不能进食产气食物,以防止胀气的发生。

(2)活动:腰麻术后6小时可以取侧卧位休息,双下肢做主动的屈伸活动。全麻术后患者,返回病房2小时后若无不适可翻身垫枕。术后鼓励患者早期活动,有利于增加肺活量、减少肺部并发症、改善血液循环、促进伤口愈合、预防深静脉血栓、预防肠粘连、减少尿潴留发生。

(3)用药指导:手术治疗后,部分患者仍需使用药物治疗,以达到良好的治疗效果。告知患者在用药期间需严格按照医嘱的剂量、时间进行用药,不得自行减量或停药。部分治疗子宫内膜异位症药物对肝功能有损害,因此,用药前及用药期间应定期检查肝功能。必要时遵医嘱酌情减量或停药。

(4)疾病相关知识宣教:由于该病的病因尚不完全清楚,预防困难,但应注意以下几点可以起到一定的预防作用。①防止经血逆流:及时发现并治疗引起经血逆流的疾病,如先天性生殖道畸形、狭窄、闭锁和继发性宫颈粘连、阴道狭窄等。②药物避孕:口服药物避孕者其子宫内膜异位症发病风险降低,因此对有高发家族史者、容易带器妊娠者可口服药物避孕。③月经期避免性交及妇科检查;尽量避免多次宫腔手术操作;宫颈部手术应在月经干净后的 3～7 天内进行。④由于妊娠可以延缓此病的发生和发展,应鼓励育龄妇女及时婚育。

(5)出院指导:①注意调整自己的情绪,保持乐观开朗的心态,使机体免疫系统的功能正常。②注意保暖,避免感冒着凉。③做好计划生育,尽量少做、不做人工流产术和刮宫术。④月经期避免性生活,禁止激烈的体育运动及重体力劳动。⑤行全子宫切除术者,术后 3 个月内禁止性生活、盆浴,术后 6 周复查;行单纯卵巢或附件切除术者,术后 1 个月内禁止性生活、盆浴,术后 4 周复查。复查时应避开月经期。

5.延续护理

(1)做好电话及门诊的随访,以便全面评估患者的治疗效果。

(2)采用药物治疗的患者,需在门诊定期随访。监测内容包括患者症状的变化、月经的改变、有无身体改变等情况,如有异常及时处理。

第四章 儿科常见疾病的护理策略

第一节 新生儿窒息

新生儿窒息是指由于产前、产时或产后的各种病因,使胎儿缺氧而发生宫内窘迫或娩出过程中引起的呼吸、循环及中枢神经等系统的抑制,导致出生后1分钟内无自主呼吸或未能建立规律呼吸,以低氧血症、高碳酸血症和酸中毒为主要病理生理改变的疾病。它是新生儿最常见的疾病,也是引起伤残和死亡的主要原因之一。需争分夺秒抢救、护理。

一、病因

造成胎儿或新生儿血氧浓度降低的任何因素都可引起窒息。病因包括妊娠期、分娩期和胎儿本身的因素。尤以产程开始后为多见。

(一)孕母因素

1.母亲全身疾病:产妇糖尿病,感染心、肺、肾疾病等。

2.产科疾病:妊高症、前置胎盘等。

3.孕母吸毒、吸烟等。

4.母亲年龄>35岁或<16岁,多胎妊娠等。

(二)分娩因素

1.脐带受压、打结、绕颈。

2.手术产如高位产钳、臀牵引术等。

3.产程中药物使用不当(如麻醉、镇痛剂、催产药)等。

(三)胎儿因素

1.早产儿、小于胎龄儿、巨大儿等。

2.畸形:呼吸道畸形、先天性心脏病等。

3.羊水或胎粪吸入致使呼吸道阻塞。

4.宫内感染所致神经系统受损等。

二、临床表现

Apgar评分是一种简易的、临床上评价新生儿状况和复苏是否有效的可靠指标。通过对出生后1分钟内婴儿的呼吸、心率、皮肤颜色、肌张力及对刺激的反应等五项指标评分,以区别新生儿窒息程度,五项指标每项 2 分,共 10 分,评分越高,表明窒息程度越轻。8~10 分无窒息,4~7 分为轻度窒息,0~3 分为重度窒息,新生儿 Apgar 评分标准,见表 4-1。5 分钟评分仍低于 6 分者,神经系统受损可能性较大。应当指出,近年来,国内外学者认为,单独的 Apgar 评分不应作为评估低氧或产时窒息以及神经系统预后的唯一指标,尤其是早产儿或有其他严重疾病时(表 4-1)。

表 4-1　新生儿窒息 Apgar 评分标准

体征	0 分	1 分	2 分
心率	0	<100 次/分	>100 次/分
呼吸	无	微弱,不规则	良好,哭
肌张力	松软	有些弯曲	活动灵活
对刺激反应	无反应	反应及哭声弱	哭声响,反应灵活
肤色	青紫或苍白	四肢青紫	全身红润

(一)心血管系统

轻症时有心脏传导系统及心肌损害;严重者出现心源性休克、心力衰竭等。

(二)呼吸系统

易发生羊水或胎粪吸入综合征,肺出血和持续肺动脉高压。低体重儿常见肺透明膜病及呼吸暂停等。

(三)泌尿系统

较多见,急性肾衰竭时有少尿、蛋白尿、血尿素氮增高;肾静脉栓塞时可见血尿。

(四)中枢神经系统

缺氧缺血性脑病、颅内出血。

(五)代谢方面

酸中毒、低血糖或高血糖、低钠血症、低钙血症。

(六)消化系统

应激性溃疡、坏死性小肠结肠炎、高胆红素血症等。

三、辅助检查

实验室检查:动脉血气分析,根据病情需要可选择性监测血糖,电解质,血尿素氮及肌酐。血气分析可显示呼吸性酸中毒或代谢性酸中毒。当血气 pH<7.2 时提示胎儿有严重缺氧,需要立即实施抢救措施。

四、诊断

1.有导致窒息的高危因素。

2.出生时有严重的呼吸抑制,出生后 1 分钟仍不能建立有效自主呼吸且 Apgar 评分≤7 分;包括持续至出生后 5 分钟仍未建立有效自主呼吸且 Apgar 评分≤7 分或出生时 Apgar 评分不低,但出生后 5 分钟降至≤7 分者。

3.脐动脉血气分析 pH<7.15。

4.除外其他引起 Apgar 评分降低的原因,如呼吸、循环、中枢神经系统先天性畸形,神经肌肉病,胎儿水肿、失血性休克,产妇产程中使用大剂量麻醉镇痛剂等引起胎儿被动药物中毒。

以上第 2~4 条为必备指标,第 1 条为参考指标。

五、分度标准

(一)轻度窒息

无缺氧缺血性脏器损伤。

(二)重度窒息

有缺氧缺血性脏器损伤。

六、治疗要点

ABCDE 复苏原则下,分 4 步:①快速评估和初步复苏;②正压通气和血氧饱和度检测;③气管插管正压通气和胸外按压;④药物和(或)扩容。

(一)最初复苏步骤

1.保暖

婴儿娩出后即置于远红外或其他方法预热的保暖台上。

2.减少散热

温热干毛巾揩干头部及全身,减少散热。

3.摆好体位

肩部以布卷垫高 2~2.5cm,使头部轻微伸仰(鼻吸气位)。

4.吸引

在娩出后立即吸净口、咽、鼻黏液,先吸口腔,再吸鼻腔黏液,吸引时间不超过 10 秒,吸引器压力控制在 13.3kPa 以内,过度用力可导致喉痉挛和迷走神经性心动过缓并使自主呼吸出现延迟。

5.触觉刺激

婴儿经上述处理后仍无呼吸,可采用拍打足底 2 次和摩擦婴儿背部来促使呼吸出现。以上五个步骤要求在出生后 20 秒内完成。

(二)通气复苏步骤

婴儿经触觉刺激后,如出现正常呼吸,心率>100 次/分,肤色红润或仅手足青紫者可予观察。如无自主呼吸、喘息和(或)心率<100 次/分,应立即用复苏器加压给氧;15~30 秒后心率如>100 次/分,出现自主呼吸者可予以观察;心率在<100 次/分,有增快趋势者宜继续复苏器加压给氧;如心率不增快或<60 次/分者,气管插管正压通气同时加胸外按压心脏,并给予1∶10000肾上腺素静脉或气管内给药;如心率仍<100 次/分,可根据病情酌情纠酸、扩容,有休克症状者可给多巴胺或多巴酚丁胺。

（三）复苏后观察监护

监护主要内容为体温、呼吸、心率、血压、尿量、肤色和窒息所导致的神经系统症状；注意酸碱失衡、电解质紊乱、大小便异常、感染和喂养困难等早期并发症问题。

七、护理诊断

（一）新生儿

1.气体交换障碍与呼吸道内存在羊水、黏液有关。

2.清理呼吸道无效与呼吸道肌张力低下有关。

3.有受伤的危险与抢救操作、窒息缺氧有关。

4.有感染的危险与抢救操作、受凉、全身免疫力低下有关。

（二）母亲

1.恐惧与新生儿的生命受到威胁有关。

2.功能障碍性悲哀与可能丧失新生儿及新生儿可能留有后遗症有关。

八、护理措施

（一）心理护理

选择合适的时间向母亲介绍有关新生儿的情况及可能的预后，取得家长的配合。抢救时避免大声喧哗，以免加重母亲的心理负担。

（二）积极做好新生儿复苏准备

WHO 强调每位胎儿分娩前都应做好复苏准备，应由产科、儿科医护人员共同协作执行。

（三）配合医生进行 ABCDE 程序复苏

1.快速评估

出生后立即用数秒钟时间快速评估 4 项指标：①足月吗？ ②羊水清吗？ ③有呼吸或哭声吗？ ④肌张力好吗？ 若以上任何一项为"否"则进行初步复苏。

2.初步复苏

(1)保暖：新生儿娩出后立即置于 30～32℃ 的远红外线辐射台保暖，维持腹壁温度为36.5℃。减少散热及氧耗，利于复苏。

(2)体位：最佳的体位是抢救窒息成功的关键。具体做法是：置新生儿仰卧位，头略后仰，颈部适度仰伸，肩下垫 2～3cm 厚软垫，以呈轻微仰伸位即鼻吸位为宜。

(3)清理呼吸道，保持呼吸道通畅：胎儿娩出后立即用挤压法及吸引管清除口鼻部羊水、黏液。

(4)擦干：用温热干毛巾快速擦干全身羊水，拿掉湿毛巾。

(5)触觉刺激：擦干和吸痰（刺激）足以引起自主呼吸，若无效可进一步刺激。有效的方法有两种：一是拍打或轻弹足底；二是摩擦腹背部皮肤，经 2 次刺激，可诱发自主呼吸。

以上步骤应在 30 秒内完成。

3.气囊面罩正压人工呼吸

若新生儿仍呼吸暂停或抽泣样呼吸、心率<100 次/分，应立即正压通气，通气压力维持在

$20\sim25cmH_2O$，通气频率每分钟 $40\sim60$ 次（胸外按压时为 30 次/分），以心率增加接近正常、胸廓起伏、听诊呼吸音正常为宜。足月儿开始用空气复苏，早产儿开始给 $21\%\sim40\%$ 的氧，根据血氧饱和度调整。经 30 秒充分正压人工呼吸后，如有自主呼吸，再评估心率，如心率＞100 次/分，可逐步减少并停止正压人工呼吸。如自主呼吸不充分或心率＜100 次/分，需继续用气囊面罩或气管插管正压通气。

4.胸外心脏按压

如无心率或气管插管正压通气 30 秒后，心率＜60 次/分，应同时进行胸外心脏按压。常用双拇指法或中示指法。①部位及深度：胸骨体下 1/3（两乳头连线中点下 1cm 处），深度为胸廓下陷 $1.5\sim2cm$。②频率：每分钟 90 次（按压 3 次，正压通气 1 次）。胸外心脏按压给氧浓度要提高到 100%。

5.药物治疗

经胸外心脏按压和气管插管人工呼吸 $40\sim60$ 秒，心率＜60 次/分或出生时无心跳者，需在建立有效的静脉通路基础上，行气管插管人工呼吸加胸外心脏按压的同时给药。①心率减慢或刺激心跳用 1：10000 肾上腺素 $0.1\sim0.3mL/kg$，静脉给药。②若心率正常，脉搏细弱，给氧、保暖复苏效果不佳应考虑补充血容量，予以扩容（0.9% 氯化钠溶液等）。

6.评价

复苏过程中注意评估患儿的呼吸、心率、血氧饱和度，以确定进一步的抢救措施。

（四）复苏后监护

密切监测患儿神志、体温、呼吸、心率、血压、尿量、肤色、血氧饱和度和窒息引起的各系统症状，并做好相关记录。

（五）预防感染

严格执行无菌操作技术，加强环境管理；医护人员接触患儿前应洗手，以防交叉感染；凡气管插管、疑有感染可能者，应用抗生素预防感染。

（六）心理护理

帮助家长树立信心，给予心理上的安慰，减轻他们的焦虑和恐惧。

（七）健康教育

向家长耐心讲解本病的严重性、预后及可能出现的后遗症；通过培训使家长掌握早期康复干预的方法，指导家长对有后遗症的患儿及早进行功能训练和智力开发，促进脑功能的恢复，并坚持对其定期随访。

第二节　新生儿缺氧缺血性脑病

由于各种围生期因素引起的缺氧和脑血流减少或暂停而导致胎儿和新生儿的脑损伤，称为缺氧缺血性脑病。足月儿多见，是导致儿童神经系统后遗症的常见病之一。

一、病因及发病机制

所有引起新生儿窒息的原因都可导致本病。缺氧缺血性脑病的发病机制与下列因素有关：不完全性窒息缺氧时，体内出现器官间血流分流以保证脑组织血流量；如缺氧继续存在，就会失去这种代偿机制，脑血流灌注减少，且脑内血流又重新分布，供应大脑半球的血流减少，以保证丘脑、脑干和小脑的血液灌注量，此时大脑皮层矢状旁区和其下面的白质最易受损。如窒息缺氧为急性完全性，上述代偿机制均无效，脑损伤发生在代谢最旺盛部位即丘脑及脑干核，而大脑皮层不受影响。缺氧及酸中毒可导致脑血管自主调节功能障碍，形成压力被动性脑血流，当血压升高过大时，可造成脑室周围毛细血管破裂出血，低血压时脑血流量减少，又可引起缺血性损伤。

脑所需的能量来源于葡萄糖的氧化过程，缺氧时导致低血糖和代谢性酸中毒，ATP 产生减少，细胞膜钠泵、钙泵功能不足，并在其他因素参与下，造成细胞内水肿，组织缺氧，最终导致脑组织死亡；脑缺氧缺血后再灌注，引起脑代谢发生变化，导致再灌注损伤。如产生氧自由基；一些兴奋性氨基酸（EAA），如谷氨酸、天冬氨酸在脑脊液中浓度增高；造成钠、钙离子内流；阻断线粒体的磷酸化氧化作用，引起细胞自我破坏（凋亡）等。因此，缺氧缺血性脑病可见到皮质梗死，丘脑、基底节和间脑等部位深部灰质核坏死，脑干坏死，脑室周围或脑室内出血和白质病变等病理变化。

二、临床表现

（一）轻度

出生 24 小时内症状最明显，常无明显意识障碍，仅表现为过度兴奋，有自发或刺激引起的肌阵挛，颅神经检查正常，肌张力正常或增加，Moro 反射增强，其他反射正常，瞳孔扩大，心率增快，无惊厥，脑电图正常，3～5 天后症状减轻或消失，很少留有神经系统后遗症。

（二）中度

24～72 小时症状最明显，意识淡漠，嗜睡，出现惊厥、肌阵挛、下颏抖动、肌张力减退、瞳孔缩小、周期性呼吸伴心动过缓等，脑电图呈低电压或癫痫样放电等，1～2 周后可逐渐恢复，但意识模糊、昏迷持续 5 天以上者预后差。

（三）重度

初生至 72 小时症状最明显，昏迷，深浅反射及新生儿反射均消失，肌张力低下，瞳孔固定无反应，有心动过缓、低血压、呼吸不规则或暂停，常呈现去大脑状态，脑电图呈现爆发抑制波形，死亡率高，存活者常留有神经系统后遗症。

三、实验室检查

本症围产期窒息病史和临床表现常无特异性。近年运用影像学技术，提高了临床诊断的准确率。彩色多普勒超声还可检测脑血流速率及阻力指数，对诊断和判断预后有一定帮助。头颅 CT 检查对脑水肿、梗死、颅内出血类型及病灶部位等有确诊价值。可分为四级：①脑实质所有区域密度正常;②斑点状,区域性局部密度减低;③弥漫性,两个以上区域性密度减低;④全部大脑半球普遍密度减低,灰白质差别消失,侧脑室变窄。磁共振成像有助于对某些超声和 CT 不能检测出的部位如大脑皮层矢状旁区、丘脑、基底节等处病变的诊断。脑电图有助于临床确定脑病变的严重程度、判断预后和对惊厥的鉴别。血生化检测血清磷酸肌酸激酶脑型同工酶(CPK-BB)升高,可帮助确定脑组织损伤的严重度和判断预后。

四、治疗

(一)一般治疗

密切监测血气、血压、血糖、电解质、颅内压以及心电图的变化,维持血气、血压、血糖及电解质等在正常范围内。

(二)控制液量

每日液量控制在 60～80mL/kg。

(三)控制惊厥

首选苯巴比妥钠,负荷量为 20mg/kg,于 15～30 分钟静脉滴入,若不能控制惊厥,1 小时后可加用 10mg/kg,以后每日维持量为 5mg/kg。安定的作用时间短,疗效快,在上药疗效不显时可加用,剂量为0.1～0.3mg/kg,静脉推注,两药合用时应注意抑制呼吸的可能性。高胆红素血症患儿尤须慎用安定。

(四)治疗脑水肿

出现颅内高压症状可用甘露醇,首剂 0.50～0.75g/kg 静脉推注,以后可用 0.25～0.5g/kg,每 4～6 小时 1 次。是否使用地塞米松意见不一,剂量为每次 0.5～1.0mg/kg,每日 2 次静脉滴注,48 小时后减量,一般仅用 3～5 天。

(五)脑代谢激活剂

细胞色素 C、三磷酸腺苷和辅酶 A 静脉点滴,每日一次,亦可用胞二磷胆碱 100～125mg/d 静脉点滴。也可用脑多肽或脑活素等。

五、护理

(一)护理评估

1.评估患儿意识及精神状况,为患儿进行生命体征、体重的测量,了解患儿家属对疾病的认知情况。

2.询问患儿的既往史:了解其母孕期健康状况,家族史、过敏史、分娩方式、患儿生后有无窒息史、胎龄及出生体重等。

3.评估患儿的营养状况、大小便情况、睡眠情况及皮肤完整性等。

4.评估患儿的病情:观察患儿有无意识障碍、肌张力异常、是否抽搐、原始反射以及自发活动等。

5.了解患儿的相关检查及结果,主要用于诊断的实验室检查,包括:血常规、血生化、头颅CT、B 超、脑电图等。

6.心理-社会状况:了解患儿家属对患儿疾病拟采取的治疗方法、对治疗及可能导致并发症的认知程度、家庭经济承受能力,以提供相应的心理支持。若患儿致残,家属可能会出现悲观、失望、焦虑的情绪。

(二)护理措施

1.一般护理

(1)休息:保持病房安静、减少噪声,一切必要的治疗、护理操作集中进行,动作要轻、稳、准,尽量减少对患儿移动和刺激,静脉穿刺最好采用留置针,减少反复穿刺。

(2)给氧:及时清除呼吸道分泌物,选择适当的给氧方法。

(3)合理喂养:根据病情选择合理的喂养方式,必要时鼻饲喂养或静脉营养,保证热量供给。静脉营养者,匀速输液,预防低血糖。

(4)保持静脉通路通畅,保证药物及时、正确的应用。加强巡视,备齐抢救物品,及时抢救。

(5)预防感染:患儿免疫力低下,易受其他细菌感染。工作人员在接触患儿前后要洗手,有上呼吸道感染者尽量不要接触患儿,必须接触者需戴好口罩。做好患儿臀部、脐部护理,防止皮肤破损后细菌侵入引起感染。

2.密切观察病情变化

监测患儿的意识状态、肌张力、呼吸、心率等情况,以及惊厥有无发生,发生的时间、表现等,做好记录并及时与医师取得联系。

3.用药护理

(1)首选苯巴比妥负荷量,12小时后给维持量。用药后注意患儿有无反常的兴奋、镇静、昏睡、错位兴奋,胃肠道不适,共济失调和皮疹。

(2)减轻脑水肿:首选呋塞米和白蛋白,严重者可用20%甘露醇静脉推注。使用后注意观察患儿尿量,记录24小时出入量,监测体重。甘露醇会导致患儿水、电解质紊乱,尤其是大剂量或长期应用时,导致如体位性低血压、休克、低钾血症、低氯血症、低氯性碱中毒、低钠血症、低钙血症致心律失常等。定时监测血生化值,与医师做好沟通。

(3)纠正酸中毒:酌情使用5%碳酸氢钠。每次2～3mL/kg,以纠正酸中毒。

4.心理护理

注重对患儿父母的人文关怀,缓解家属焦虑及紧张情绪,指导其配合治疗,促进患儿康复。

5.头部亚低温治疗的护理

①亚低温治疗时采用循环水冷却法进行选择性头部降温,起始水温为10～15℃,直至体温降至35.5℃时开启体温保暖。②维持:亚低温治疗是使头颅温度维持在34～35.5℃,由于头部的降温体温亦会相应下降,可引起新生儿硬肿症等并发症。因此,在亚低温治疗的同时必须注意保暖。可给患儿置于远红外辐射台保暖。皮肤温度控制在35～35.5℃,皮肤温度探头放置于腹部。给予患儿监测肛温,以了解患儿体温波动情况。一般维持肛温为36～37℃。③复温:亚低温治疗结束后,必须予以复温。复温宜缓慢,一般选择自然复温的方法,每4小时复温1℃,至体温升至35℃,可维持2～3小时再继续复温。需在12小时以上使患儿体温恢复至37℃左右。④病情观察:监测生命体征,尤其是心率变化,监测肛温、血压每小时测一次。同时观察患儿的面色、反应、末梢循环。并总结24小时出入液量,做好护理记录。护理过程中如出

现心率过缓或心律失常及时与医师联系是否停止亚低温治疗。观察患儿是否有诸如新生儿硬肿症、呼吸暂停、少尿、新生儿坏死性小肠结肠炎、肺部感染等并发症的症状。⑤根据患儿情况,给予患儿吸氧,若缺氧严重,可考虑气管插管及机械辅助通气。及时清理呼吸道分泌物,保持呼吸道通畅。⑥保持静脉通畅。亚低温治疗的同时,会使用多巴胺加多巴酚丁胺,少数患儿使用静脉营养治疗。因此需观察血管情况,如有外渗及时处理。⑦喂养:亚低温治疗中一般不提倡喂奶,需保持患儿安静及热量供给。⑧亚低温治疗后护理:治疗后仍需观察患儿生命体征及神经系统的症状。

六、健康教育

1.新生儿由于身体功能尚未发育完善,因此出院后随时观察患儿的精神反应、面色、呼吸,如有异常及时就诊。

2.注意大小便和睡眠情况,减少人员探望,避免交叉感染。

3.告知家属早期给予患儿动作训练和感知刺激,母亲多怀抱患儿,多看五颜六色的玩具,多听轻音乐。向家属耐心细致的解答病情以取得理解,恢复期指导家属掌握康复干预措施。

4.早期干预及评估。

5.新生儿期的干预内容:

(1)视觉刺激看红球、人脸。

(2)听觉刺激听音乐、说话声。

(3)触觉刺激抚触、按摩、前庭运动。

6.婴儿期再加上的干预内容:

(1)运动训练扒、抬头、爬、转头。

(2)语言训练。

(3)感知能力和社交能力训练。

第三节　新生儿颅内出血

新生儿颅内出血是新生儿期常见的一种严重脑损伤性疾病,主要由缺氧或产伤引起,临床上以神经系统兴奋与抑制症状相继出现为特征。早产儿多见,病死率高,存活者后遗症较多。

一、病因及发病机制

(一)缺氧

凡能引起缺氧的因素均可导致颅内出血发生,以早产儿多见。例如,宫内窘迫、产时及产后窒息缺氧可导致脑血管壁通透性增加,血液外渗,出现脑室管膜下、蛛网膜下隙、脑实质出血。

(二)产伤

以足月儿、巨大儿多见。如胎头过大、头盆不称、急产、臀位产、高位产钳、负压吸引助产等,使胎儿头部受挤压、牵引导致大脑镰、小脑幕撕裂,引起硬脑膜下出血;脑表面静脉撕裂常伴有蛛网膜下隙出血。

(三)其他

快速输入高渗液体、机械通气不当、血压波动过大、颅内先天性血管畸形或全身出血性疾病等也可引起。

二、临床表现

主要与出血部位和出血量有关,多于生后1～2天内出现,一般先出现神经系统兴奋症状,然后转为抑制,严重者直接进入抑制状态。

(一)意识改变

易激惹、过度兴奋或表情淡漠、嗜睡、昏迷等。

(二)颅内压增高表现

脑性尖叫、惊厥、前囟隆起、颅缝增宽等。

(三)眼部症状

凝视、斜视、眼球固定、眼震颤,并发脑疝时可出现两侧瞳孔大小不等、对光反射迟钝或消失。

(四)呼吸改变

增快或减慢、不规则或暂停等。

(五)肌张力及原始反射改变

肌张力早期增高以后减低,原始反射减弱或消失。

(六)其他表现

黄疸和贫血。

本病预后较差,尤其是早产儿后遗症发生率高,主要有脑积水、智力低下、癫痫、脑瘫等。

三、辅助检查

头颅B超、CT检查可提供出血部位和范围,有助于确诊和判断预后;腰穿脑脊液检查为均匀血性和皱缩红细胞,有助于脑室内及蛛网膜下隙出血的诊断,但病情重者不宜采用。

四、治疗原则

(一)对症治疗

用地西泮、苯巴比妥等镇静止惊;维生素K_1、止血敏等止血,必要时输新鲜血、血浆;呼吸困难、发绀者给氧。

(二)降低颅内压

选用呋塞米静注,每次0.5～1mg/kg,每日2～3次;并发脑疝时应用20%甘露醇静注,每次0.25～0.5g/kg,每6～8小时一次。

（三）支持疗法

维持水、电解质和酸碱平衡，维持体温和代谢正常等。

五、护理

（一）护理评估

1.评估患儿意识及精神状况，为患儿进行生命体征、体重的测量，了解患儿家属对疾病的认知情况。

2.询问患儿的既往史：了解其母孕期健康状况，家族史、过敏史、分娩方式、患儿出生后有无窒息史、胎龄及出生体重等。

3.评估患儿的营养状况、大小便情况、睡眠情况及皮肤完整性等。

4.评估患儿的病情：观察患儿有无烦躁不安，易激惹，脑性尖叫、惊厥，拥抱反射亢进，双眼凝视前囟紧张、饱满，眼球震颤或斜视、凝视、瞳孔大小不等，呼吸不规则，拒奶或喷射性呕吐等表现。

5.了解患儿的相关检查及结果，主要用于诊断的实验室检查，包括：脑脊液检查、影像学检查 MRI、CT 和 B 超等。

6.心理-社会状况：了解患儿家属对患儿疾病拟采取的治疗方法、对治疗及可能导致并发症的认知程度、家庭经济承受能力，以提供相应的心理支持。

（二）护理措施

1.一般护理

（1）休息：保持病房安静、减少噪声，一切必要的治疗、护理操作集中进行，动作要轻、稳、准，尽量减少对患儿移动和刺激，静脉穿刺最好采用留置针，减少反复穿刺，避免头皮穿刺，以防止加重颅内出血。

（2）合理用氧：根据缺氧程度给予用氧，注意用氧的方式和浓度。病情好转及时停用。

（3）保持呼吸道通畅，改善呼吸功能：及时清除呼吸道分泌物，避免物品压迫胸部，影响呼吸。

（4）合理喂养：惊厥发作时应给予禁食，避免呕吐引起误吸。惊厥控制后：如母乳喂养不足或有医学指征禁忌者，进行非母乳喂养需遵医嘱进行喂养。保证患儿液量摄入为 150～180mL/（kg·d）。保证患儿体重增长量为 15～20g/（kg·d）。

（5）预防感染：患儿免疫力低下，易受其他细菌感染。①工作人员在接触患儿前后要洗手，有上呼吸道感染者尽量不要接触患儿，必须接触者需戴好口罩。②做好患儿臀部、脐部护理，防止皮肤破损后细菌侵入引起感染。

2.严密观察病情

（1）生命体征的变化体温过高时应予物理降温，体温过低时用远红外辐射床、暖箱保暖。避免操作后包被松开。

（2）严密观察神经系统的症状

①密切观察双侧瞳孔的大小及对光反应：如双侧瞳孔大小不等，边缘不规则常提示颅内压

增高；双侧瞳孔扩大，对光反应消失提示病情危重。

②中枢神经系统症状的观察：中枢神经系统症状常以兴奋和抑制状态相继出现为特征。常见的兴奋症状有：患儿烦躁不安，易激惹，脑性尖叫、惊厥，拥抱反射亢进，双眼凝视等。抑制症状常表现为患儿嗜睡、昏迷、肌张力下降、全身肌肉呈松弛性瘫痪、各种反射减弱或消失等。

③颅内压增高的观察：患儿颅内压增高时，前囟紧张、饱满，眼球震颤或斜视、凝视、瞳孔大小不等，呼吸不规则，拒奶或喷射性呕吐等表现。

（3）用药护理

①苯巴比妥：某些患儿使用后可出现反常的兴奋，镇静、昏睡、错位兴奋，胃肠道不适，共济失调和皮疹。

②呋塞米：会导致患儿水、电解质紊乱、尤其是大剂量或长期应用时，如体位性低血压、休克、低钾血症、低氯血症、低氯性碱中毒、低钠血症、低钙血症及心律失常等。定时监测血生化值，与医师做好沟通。

（4）心理护理：对于患儿家属恐惧、无助、失望等不良情绪，一定要做好和家属的解释和知情同意工作，取得患儿家属的理解与信任。耐心解答患儿家属关于患儿病情的疑问，减轻家属的恐惧和焦虑心理。

（5）健康教育

①耐心细致地解答病情，介绍有关的医学知识，减轻家属的恐惧心理，取得家属理解和配合。

②鼓励坚持治疗和随访，有后遗症时，教会家属对患儿进行功能训练，增强战胜疾病的自信心。

③加强围生期保健工作，减少异常分娩所致的产伤和窒息。

第四节　新生儿黄疸

新生儿黄疸是指新生儿时期由于胆红素代谢异常，引起血中胆红素水平升高，而出现的皮肤、黏膜及巩膜黄染为特征的病症，本病有生理性和病理性之分。

一、病因

（一）胆红素生成过多
由于过多的红细胞破坏和肠肝循环增加，使血清未结合胆红素升高。如红细胞增多症、血管外溶血、感染、红细胞酶缺陷、红细胞形态异常、血红蛋白病等。

（二）肝脏胆红素代谢障碍
因肝细胞摄取和结合胆红素等功能低下，使血清未结合胆红素升高。如缺氧和感染、药物影响等。

（三）胆汁排泄障碍
肝细胞排泄结合胆红素障碍或胆管受阻，可致高结合胆红素血症，但如同时伴有肝细胞功能受损,也可有未结合胆红素的增高。如新生儿肝炎、先天性代谢性缺陷病、胆管阻塞等。

二、临床表现

新生儿黄疸分为生理性黄疸和病理性黄疸。

(一)生理性黄疸

由于新生儿的胆红素代谢特点,即出生后胆红素的生成过多而代谢和排泄能力低下,致使血液中的胆红素水平升高,50％～60％的足月儿和80％的早产儿出现暂时性的、轻度的黄疸过程,称为生理性黄疸。其特点为:足月儿生理性黄疸多于出生后2～3日出现,4～5日达高峰,黄疸程度轻重不一,轻者仅限于面颈部,重者可延及躯干、四肢,粪便色黄,尿色不黄,一般无不适症状,也可有轻度嗜睡或纳差,黄疸持续7～10日消退;早产儿多于生后3～5日出现黄疸,5～7日达高峰。早产儿由于血浆白蛋白偏低,肝脏代谢功能更不成熟,黄疸程度较重,消退也较慢,可延长到2～4周。

(二)病理性黄疸

新生儿黄疸出现下列情况之一时需考虑为病理性黄疸:①黄疸出现早:生后24小时内出现;②程度重:足月儿血清胆红素浓度＞220.6μmol/L(12.9mg/dL),早产儿＞256.5μmol/L(15mg/dL);③血清结合胆红素增高＞26μmol/L(1.5mg/dL);④进展快:血清胆红素每天上升＞85μmol/L(5mg/dL);⑤黄疸持续时间较长,超过2～4周或进行性加重或退而复现。

三、辅助检查

胆红素检测:可采取静脉血或微量血方法测定血清胆红素浓度,胆红素检测是新生儿黄疸诊断的重要指标。

四、诊断

生理性黄疸诊断标准:足月儿不超过220.6μmol/L(12.9mg/dL),早产儿不超过256.5μmol/L(15mg/dL),平均峰值分别为102.6μmol/L(6mg/dL)和171μmol/L(10mg/dL)。

患儿出现病理性黄疸临床表现情况之一,均可诊断为病理性黄疸。

五、治疗要点

新生儿黄疸的治疗目的是防止胆红素继续升高,降低胆红素脑病发生的危险性。治疗方法主要有光疗、换血及药物治疗。①光照疗法为首选干预方法,需严格掌握换血疗法指征,药物疗法起效慢,起辅助作用。常用药物有白蛋白、苯巴比妥和维生素B$_2$(核黄素)。②白蛋白可促进游离胆红素转化为结合胆红素,减少胆红素脑病的发生;③苯巴比妥为酶诱导作用,可以促使肝葡萄糖醛酸转移酶活性增高。④蓝光可分解体内核黄素,光疗超过24小时可引起核黄素减少,因此,光疗时应补充核黄素。

六、护理诊断及合作性问题

1.潜在并发症：胆红素脑病。

2.有体液不足的危险：与光照疗法导致的不显性失水增多有关。

七、护理措施

（一）密切观察病情，预防胆红素脑病

1.密切观察病情

注意皮肤、巩膜、大小便的色泽，根据患儿皮肤黄染的部位和范围，估计血清胆红素增高的程度，判断其转归。注意生命体征和神经系统的表现，如患儿出现拒食、嗜睡、肌张力减退等胆红素脑病的早期表现，立即通知医生，做好抢救准备。

2.保暖

体温维持在 36℃～37℃，低体温影响胆红素与清蛋白的结合，使黄疸加重。

3.尽早喂养

刺激肠道蠕动，促进胎便排出。同时，有利于肠道建立正常菌群，减少胆红素的肝肠循环，从而减轻黄疸程度。应耐心喂养，按需调整喂养方式如少量多次、间歇喂养等，保证奶量摄入。

4.针对病因的护理，预防胆红素脑病的发生

①遵医嘱实施光照疗法和换血疗法，并做好相应护理；②遵医嘱给予清蛋白和酶诱导剂。纠正酸中毒，以利于胆红素和清蛋白的结合，减少胆红素脑病的发生。控制感染、纠正低血糖；避免使用维生素 K_3 等。

（二）供给充足水分

光疗期间在两次喂奶间加喂 5％葡萄糖水 10mL/kg，以保证水分供给。按医嘱补充液体。

（三）心理护理

护理人员应经常与家长沟通，耐心解答家长的询问，主动介绍患儿病情及治疗护理方案，减轻家长的焦虑和恐惧，积极配合治疗，促进患儿早日康复。

八、健康教育

1.讲解黄疸病因及临床表现，介绍蓝光疗法及换血疗法的治疗作用，以及说明本症病因的复杂性，病因不同其预后也不同，使家长在心理上有充分的准备从而消除家长的担忧，并积极配合医疗护理工作。

2.既往有新生儿溶血症流产或死胎的孕妇，应讲解产前检查和胎儿宫内治疗的重要性，防止新生儿出生时溶血症的发生。

3.母乳性黄疸的患儿，母乳喂养可暂停 1～4 天或改为隔次母乳喂养，黄疸消退后再恢复母乳喂养。

第五节　急性上呼吸道感染

急性上呼吸道感染简称上感(俗称"感冒"),是由各种病原引起的,病变部位在鼻、鼻咽和咽部的急性炎症。根据主要感染部位不同可分别诊断为急性鼻炎、急性咽炎、急性扁桃体炎等。感染部位不确切时统称为急性上呼吸道感染。该病一年四季均可发生,以冬春季节及气候骤变时多见。

一、病因

(一)内因及诱因

①婴幼儿时期由于上呼吸道的解剖生理特点和免疫特点,易患上呼吸道感染;②若患有营养不良、维生素 D 缺乏性佝偻病、贫血、先天性心脏病等疾病或环境不良、气候改变及护理不当等均可使机体抵抗力下降,易反复发生上呼吸道感染或使病程迁延。

(二)病原体

①90%以上由病毒引起,如呼吸道合胞病毒、流感病毒、副流感病毒、腺病毒、鼻病毒、冠状病毒等;②少数原发或继发细菌感染,常见有溶血性链球菌、肺炎链球菌、流感嗜血杆菌等,近年来肺炎支原体感染有所增加。

二、临床表现

病情轻重不一,与年龄、体质、病原体及病变部位不同有关。

(一)一般类型的急性上呼吸道感染

1.症状

一般年长儿病情较轻,以呼吸道局部症状为主,婴幼儿病情较重,常有明显的全身症状。

(1)局部症状:鼻塞、流涕、打喷嚏、咳嗽、咽部不适和咽痛等。

(2)全身症状:发热、畏寒、头痛、烦躁不安、全身不适、乏力,可伴有食欲缺乏、呕吐、腹泻、腹痛甚至高热惊厥。腹痛多为脐周阵发性疼痛,无压痛,为肠痉挛或急性肠系膜淋巴结炎所致。

2.体征

可见咽部充血,扁桃体肿大,颌下淋巴结肿大且有触痛。肺部听诊一般正常。肠道病毒感染者可见不同形态的皮疹。

(二)两种特殊类型的上呼吸道感染

1.疱疹性咽峡炎

由柯萨奇 A 组病毒引起,好发于夏秋季节。主要表现为起病急骤,高热、咽痛、流涎、拒食等。体检可见咽充血,在咽腭弓、软腭、悬雍垂等处有 2～4mm 大小的灰白色疱疹,周围有红晕,疱疹破溃后形成小溃疡。病程达 1 周左右。

2.咽结合膜热

由腺病毒 3、7 型引起。好发于春夏季节,可散发或小流行。以发热、咽炎、结膜炎为特征,主要表现为高热、咽痛、眼部刺痛、畏光、流泪等,有时伴消化道症状。体检可见咽充血,一侧或双侧滤泡性咽结合膜炎,可伴有球结合膜充血;颈部或耳后淋巴结肿大。病程达 1～2 周。

(三)并发症

上呼吸道感染可并发中耳炎、鼻窦炎、咽后壁脓肿、扁桃体周围脓肿、颈淋巴结炎、喉炎、气管炎、支气管炎及肺炎等,以婴幼儿多见。年长儿感染溶血性链球菌易引起急性肾小球肾炎及风湿热。

三、实验室及其他检查

(一)血常规检查

病毒感染者外周血白细胞计数正常或偏低,淋巴细胞计数相对增高。细菌感染者外周血白细胞可增高,中性粒细胞增高,咽拭子培养可有细菌生长。

(二)病原学检查

可做病毒分离和血清学检查或细菌培养以明确病原体。近年来免疫荧光、免疫酶及分子生物学技术可做出早期诊断。

四、治疗要点

(一)病因治疗

①病毒性上呼吸道感染为自限性疾病,可试用抗病毒药物如利巴韦林或用银翘散、板蓝根、大青叶等中药治疗;②细菌感染者可选用抗生素,常用青霉素类、头孢菌素类及大环内酯类。如为链球菌感染者或既往有肾炎或风湿热病史者可用青霉素,疗程 10～14 天。

(二)支持对症治疗

①注意休息,多饮水,给予易消化的食物;②注意呼吸道隔离,预防并发症;③高热者给予物理降温或药物降温;④惊厥者给予镇静止惊。

五、护理诊断

1.体温过高与上呼吸道炎症有关。
2.舒适的改变与咽痛、鼻塞等有关。
3.潜在并发症:高热惊厥、中耳炎等。

六、预期目标

1.患儿不适感减轻。
2.患儿体温维持正常。

七、护理措施

(一)维持体温正常

1.居室环境

每日定时通风,保证室内温湿度适宜、空气新鲜,注意避免对流风。

2.保证入量

鼓励患儿多饮水,给予富含维生素、易消化的清淡饮食,注意少量多餐。必要时静脉补充营养和水分。

3.密切监测体温变化

发热患儿每 4 小时测量体温一次并准确记录,如为超高热或有高热惊厥史者,每 1～2 小时测量一次;及时给予物理降温,如头部冷敷,腋下、腹股沟处置冰袋,温水擦浴,冷盐水灌肠等或遵医嘱给予退热剂,防止高热惊厥的发生。及时更换汗湿的衣被并适度保暖。

4.遵医嘱应用抗感染药物。

(二)促进舒适

1.注意休息

患儿应减少活动,高热者应卧床休息,勤换体位;各种治疗和护理操作集中进行。

2.保持呼吸道通畅

及时清理呼吸道分泌物。①鼻咽部护理:及时清除鼻腔及咽喉部分泌物,保持鼻孔周围清洁,用凡士林、液状石蜡等涂抹鼻翼部黏膜及鼻下皮肤,减轻分泌物刺激;②鼻塞严重者,于清除鼻腔分泌物后用 0.5%麻黄碱液滴鼻,每次 1～2 滴,每天 2～3 次;如因鼻塞而妨碍吸吮,可在哺乳前 10～15 分钟滴鼻,使鼻腔通畅,保证吸吮;③预防并发症:嘱患儿及家长勿用力擤鼻,以免炎症经咽鼓管蔓延引起中耳炎。

3.保持口腔清洁

婴幼儿饭后喂少量温开水以清洗口腔,年长儿可用温盐水漱口,咽部不适时给予润喉含片或行雾化吸入。

(三)密切观察病情变化

注意体温变化,警惕高热惊厥的发生。备好急救物品和药品,如高热患儿出现烦躁不安等惊厥先兆,应立即通知医生,遵医嘱给予镇静剂并同时采取降温措施。注意患儿出现与疾病严重程度不相符的剧烈哭闹、抓耳等表现,应考虑并发中耳炎的可能。注意咳嗽的性质,皮肤有无皮疹及口腔黏膜变化,以便早期发现麻疹、猩红热、百日咳、流行性脑脊髓膜炎等急性传染病。注意观察咽部充血、水肿、化脓等情况,若疑有咽后壁脓肿时,应及时报告医生,防止脓肿破溃,脓液流入气管而引起窒息。

(四)健康教育

指导家长学习预防上感的知识。居室环境经常通风,保持室内空气新鲜,避免室内吸烟;科学喂养,及时引入转换食物,保证营养均衡;加强体育锻炼,多进行户外活动,多晒太阳;呼吸道感染高发季节,避免到人群拥挤的公共场所。季节交替,气温骤变,注意及时增减衣物。积极防治佝偻病、营养不良、贫血等慢性疾病。

八、护理评价

经过治疗及护理,患儿不适感能否减轻;患儿是否能维持体温正常。

第六节　急性感染性喉炎

急性感染性喉炎是由各种病原菌引起的喉部黏膜的急性弥漫性炎症,临床上以犬吠样咳嗽、声音嘶哑、喉鸣、吸气性呼吸困难为特征,常继发于急性鼻炎、鼻窦炎、急性咽炎,也可并发麻疹、百日咳等急性传染病。以冬春季节发病较多,婴幼儿发病率较高,新生儿罕见。

一、病因

凡能引起上呼吸道感染的病毒和细菌均可引起喉炎。常见的病毒有副流感病毒、流感病毒、腺病毒,常见的细菌为金黄色葡萄球菌、链球菌和肺炎球菌。

由于小儿喉腔狭小,软骨柔软,黏膜血管丰富,炎症时较易充血、水肿而出现不同程度的喉梗阻,如诊断及处理不及时,可因窒息而死亡。

二、临床表现

(一)全身症状

起病急,症状重。大多先有上呼吸道感染症状,如鼻塞、流涕、打喷嚏、发热等。

(二)主要表现

1.症状

声音嘶哑、犬吠样咳嗽、吸气性喉鸣、三凹征等。一般白天症状轻,夜间入睡后由于喉部肌肉松弛,分泌物阻塞,症状加重,甚至出现烦躁不安、吸气性呼吸困难、发绀、心率加快等缺氧症状,可因窒息而死亡。

2.体检

咽部充血,间接喉镜检查可见喉部黏膜弥漫性充血、肿胀。声带呈淡红色或鲜红色,声带肿胀,游离缘变钝,发声时两侧声带不能闭紧。

(三)鉴别

需与白喉、喉痉挛、急性气管支气管炎、支气管异物等所致的喉梗阻鉴别。

(四)分度

按吸气性呼吸困难的轻重,可将喉梗阻分为四度,见表4-2。

表 4-2　喉梗阻的分度

分度	症状	体征
Ⅰ度	仅于活动后出现吸气性喉鸣和呼吸困难	肺部呼吸音和心率无改变
Ⅱ度	安静时出现吸气性喉鸣和呼吸困难	肺部可闻及喉传导音或管状呼吸音,心率加快
Ⅲ度	除上述症状外,可因缺氧出现烦躁不安、口唇及指(趾)端发绀、双目圆睁、惊恐状、头面部出汗	肺部呼吸音明显减低,心率加快,心音低钝

分度	症状	体征
Ⅳ度	衰竭、昏睡状态,面色苍白发灰	三凹征可不明显,肺部呼吸音几乎消失,仅有气管传导音,心律不齐、心音低钝

三、治疗要点

(一)治疗原则

以及时解除呼吸困难、防止喉梗阻为主。

(二)主要措施

1.用抗生素液加激素液或加少许肾上腺素、1%麻黄素雾化吸入,以消除黏膜水肿,保持呼吸道通畅。

2.选择敏感抗生素,如青霉素类、头孢菌素类及大环内酯类等控制感染。

3.可用肾上腺皮质激素,减轻喉头水肿症状。如轻者口服泼尼松(强的松),重症可静脉滴注地塞米松或氢化可的松。

4.对症处理,缺氧者予以吸氧,烦躁不安者可用镇静剂,痰多者应选用祛痰剂。有条件者可行超短波理疗以消炎止痛。经上述治疗后缺氧仍严重或Ⅲ度以上喉梗阻者,应立即进行气管切开术。

四、护理诊断

1.低效性呼吸型态与喉头水肿有关。

2.体温过高与喉部感染有关。

3.恐惧与呼吸困难和窒息有关。

4.知识缺乏:家长缺乏护理患儿的知识。

五、预期目标

1.患儿不适感减轻。

2.患儿体温维持正常。

3.患儿气道保持通畅;年长儿能顺利排痰,婴幼儿可有效咳嗽。

六、护理措施

(一)维持有效呼吸

室内空气宜清新,注意通风,温湿度适宜,以减少对喉部的刺激,减轻呼吸困难。置患儿于舒适体位,保持安静,合理安排各项操作,减少对患儿刺激。予雾化吸入以迅速消除喉头水肿,恢复气道通畅。有缺氧症状者给予氧气吸入。遵医嘱给予抗生素、糖皮质激素及镇静剂。若出现急性喉梗阻症状,立即通知医生,给予喉头喷雾或雾化吸入糖皮质激素,必要时协助医生行气管切开术。

（二）维持体温正常

保持安静,注意休息,尽量减少活动以减低氧的消耗。监测体温变化,高热时给予温水擦浴等物理降温或遵医嘱用降温药物。补充水分和营养,给予流质或半流质易消化饮食。耐心喂养,避免呛咳。

（三）心理护理

护士可通过暗示、诱导等方法使患儿情绪逐渐趋于稳定;允许家长陪护;病情稳定后,通过讲故事、做游戏等活动转移其注意力。

（四）健康教育

护士应告知家长由于空气干燥,患儿夜间或睡眠中病情突然加重时,可使患儿立即吸入温暖、湿润的空气,减轻喉部水肿;建议家长在患儿喉炎急性发作缓解后,在室内使用加湿器。

七、护理评价

经过治疗及护理,患儿不适感能否缓解;患儿体温是否能维持正常;患儿能否保持气道通畅;年长儿是否能顺利排痰,婴幼儿能否有效咳嗽。

第七节　肺炎

肺炎是指由不同病原体或其他因素,如吸入羊水、乳汁、植物油类或过敏反应等引起的肺部炎症。临床以发热、咳嗽、气促、呼吸困难和肺部固定中细湿啰音为主要表现。严重者可累及循环、神经及消化系统,是婴幼儿时期的常见病,其发病率高,是我国住院患儿死亡的第一位原因,被列为小儿重点防治的"四病"（肺炎、腹泻、佝偻病、贫血）之一。一年四季均可发生,以冬春季节及气候骤变时多见,多由急性上呼吸道感染或急性支气管炎向下蔓延所致。

一、分类

肺炎目前尚无统一的分类方法,常用的有以下几种。

（一）按病理分类

分为大叶性肺炎、小叶性肺炎（支气管肺炎）、间质性肺炎等。

（二）按病因分类

1.感染性肺炎

病毒性肺炎、细菌性肺炎、支原体肺炎、衣原体肺炎、原虫性肺炎、真菌性肺炎等。

2.非感染性肺炎

吸入性肺炎、坠积性肺炎、过敏性肺炎等。

（三）按病程分类

1.急性肺炎

病程<1个月。

2.迁延性肺炎

病程 1~3 个月。

3.慢性肺炎

病程＞3 个月。

（四）按病情分类

1.轻症肺炎

主要为呼吸系统表现，其他系统轻微受累，无全身中毒症状。

2.重症肺炎

除呼吸系统受累外，其他系统也受累，全身中毒症状明显。

（五）按临床表现典型与否分类

1.典型性肺炎

典型性肺炎指由肺炎链球菌、金黄色葡萄球菌、肺炎杆菌、流感嗜血杆菌、大肠杆菌等引起的肺炎。

2.非典型性肺炎

非典型性肺炎指由肺炎支原体、衣原体、军团菌、病毒等引起的肺炎。

（六）按发生肺炎的地区进行分类

1.社区获得性肺炎

社区获得性肺炎指无明显免疫抑制的患儿在院外或住院 48 小时内发生的肺炎。

2.院内获得性肺炎

院内获得性肺炎指住院 48 小时后发生的肺炎。

临床上如果病原体明确，则按病因分类，以便于指导治疗，否则按病理或其他方法分类。

二、病因与病理生理

（一）病因

1.致病菌

①常见病原体为细菌和病毒，也可为细菌与病毒的混合感染。②发达国家发病以病毒感染为主，如呼吸道合胞病毒最多见，其次为腺病毒、流感病毒等。发展中国家以细菌感染为主，如肺炎链球菌最多见，其次为葡萄球菌、链球菌等。③近年来肺炎支原体、衣原体和流感嗜血杆菌肺炎有增加趋势。

2.其他因素

①内因：婴幼儿上呼吸道的解剖生理特点和免疫特点。②环境、气候因素：居住拥挤、空气污浊、气候改变、护理不当。③疾病影响：低出生体重儿、免疫缺陷者，患营养不良、佝偻病、贫血、先天性心脏病等基础疾病者均可导致本病发生。

（二）病理生理

病原体常由呼吸道入侵，少数经血行入肺，侵犯支气管、细支气管和肺泡等组织，发生充血、水肿、炎性细胞浸润。由于支气管、肺泡炎症引起通气和换气功能障碍，导致缺氧及二氧化碳潴留,从而造成一系列病理生理改变。

1.呼吸系统

由于通气和换气障碍,出现低氧血症和高碳酸血症。为代偿缺氧,患儿呼吸与心率加快,出现鼻翼扇动和三凹征,严重时可发生呼吸衰竭。

2.循环系统

①病原体和毒素作用于心肌可引起中毒性心肌炎;②缺氧可致肺小动脉反射性收缩,肺循环阻力增高,肺动脉高压,右心负荷加重,肺动脉高压和心肌炎是诱发心力衰竭的主要因素;③重症患儿可出现微循环障碍、休克甚至DIC。

3.神经系统

①缺氧和二氧化碳潴留使脑血管扩张,血管通透性增加,导致颅内压增高;②缺氧使脑细胞无氧代谢增加,致ATP生成减少和Na^+-K^+离子泵转运功能障碍,引起脑细胞内水钠潴留,形成脑细胞水肿。病原体毒素直接损害脑组织也可引起脑水肿。

4.消化系统

低氧血症和病原体毒素可引起胃肠黏膜糜烂、出血、上皮细胞坏死脱落等应激反应,导致黏膜屏障功能破坏,胃肠功能紊乱,严重者可引起中毒性肠麻痹和消化道出血。

5.酸碱平衡失调及电解质紊乱

①严重缺氧时体内无氧酵解增加,酸性代谢产物增多,可引起代谢性酸中毒;②二氧化碳潴留导致呼吸性酸中毒,故重症肺炎常出现混合性酸中毒;③缺氧和二氧化碳潴留可使肾小动脉痉挛而引起水钠潴留,重症者可造成稀释性低钠血症。

三、临床表现

多见于2岁以下婴幼儿,多数起病较急,发病前数日多有上呼吸道感染。

(一)轻症肺炎

主要表现为呼吸系统症状和相应的肺部体征。

1.症状

①发热:热型不定,多为不规则热,也可为弛张热和稽留热。新生儿、重度营养不良儿可不发热,甚至体温不升。②咳嗽:早期为刺激性干咳,较频繁,极期咳嗽略有减轻,恢复期咳嗽有痰,新生儿、早产儿则表现为口吐白沫。③气促:多在发热、咳嗽后出现,呼吸频率加快。④全身症状:精神不振、食欲减退、烦躁不安、轻度腹泻或呕吐等。

2.体征

①呼吸增快,可达40~80次/分,重者可有鼻翼扇动和三凹征。②口唇、鼻唇沟、指(趾)端发绀。③肺部啰音:早期不明显,仅呼吸音粗糙和减低,以后可闻及固定的中、细湿啰音,以背部两肺下方脊柱两旁较多,深吸气末更为明显。④新生儿、小婴儿不易闻及湿啰音。

(二)重症肺炎

除呼吸系统症状和全身中毒症状加重外,可有循环、神经和消化等系统受累的表现。

1.循环系统

常见心肌炎、心力衰竭。

(1)合并心肌炎的表现:面色苍白,心动过速、心音低钝、心律不齐,心电图示ST段下移和

T波低平或倒置。

（2）合并心力衰竭的表现：①呼吸困难加重，呼吸频率加快（>60次/分）；②心率加快（婴儿>180次/分，幼儿>160次/分），心音低钝，出现奔马律；③颈静脉怒张，烦躁不安，面色苍白或发绀，肝脏迅速增大等；④严重者还可发生微循环障碍、休克甚至DIC。

2.神经系统

常表现为精神萎靡、烦躁或嗜睡；发生脑水肿时可出现意识障碍、惊厥、前囟膨隆、脑膜刺激征、呼吸不规则、瞳孔对光反射迟钝或消失等。

3.消化系统

常表现为食欲减退、呕吐或腹泻等。发生中毒性肠麻痹时可出现严重腹胀，呼吸困难加重，肠鸣音消失；发生消化道出血时可出现呕吐咖啡样物，大便潜血试验阳性或柏油样便。

（三）并发症

如能早期诊断、合理治疗，则并发症较少发生。若延误诊断或病原体致病力较强可引起并发症，以金黄色葡萄球菌肺炎为多见，其次是某些革兰阴性杆菌肺炎。常见的并发症有脓胸、脓气胸、肺大泡等。

四、实验室及其他检查

（一）血常规检查

病毒性肺炎白细胞总数大多正常或偏低，淋巴细胞增高；细菌性肺炎白细胞总数及中性粒细胞增高，并有核左移现象，胞质中可有中毒颗粒。

（二）病原学检查

可进行病毒分离或细菌培养，以明确病原体；病毒特异性抗原抗体检测有助于早期诊断；可进行血清冷凝集试验、补体结合抗体检测明确有无肺炎支原体感染。

（三）胸部X线检查

早期肺纹理增粗，以后出现大小不等的斑片状阴影或融合成片，可伴有肺气肿或肺不张，以双肺下野中内带居多。

五、治疗要点

主要是控制感染、改善通气功能、对症治疗、防治并发症。

（一）抗感染治疗

对细菌感染或混合感染者，应根据不同病原体选择敏感抗生素。

1.用药原则

早期、联合、足量、足疗程，重症患儿宜静脉给药。

2.药物选择

如肺炎链球菌感染首选青霉素如阿莫西林；支原体或衣原体感染选用红霉素或阿奇霉素；病毒感染者可选用利巴韦林、干扰素、双黄连等。

3.用药疗程

用药时间应持续至体温正常后5~7天，临床症状消失后3天停药，支原体肺炎用药2~3

周,以免复发。金黄色葡萄球菌肺炎,疗程宜长,在体温正常后 2～3 周可停药,一般总疗程大于 6 周。

(二)对症治疗

给予止咳、祛痰、平喘、雾化吸入,保持呼吸道通畅;有缺氧者给予吸氧;高热者给予物理降温或药物降温;烦躁不安者给予镇静剂;腹胀者应禁食和给予胃肠减压,注射新斯的明等;伴有低钾血症者补钾。

(三)其他

纠正水、电解质紊乱与酸碱平衡失调;中毒症状明显或严重喘憋、脑水肿、感染性休克、呼吸衰竭者可用糖皮质激素,常用地塞米松 3～5 天,以防治心力衰竭、中毒性脑病、消化道出血等,脓胸和脓气胸者应进行穿刺引流。

六、护理评估

(一)健康史

询问患儿的发病情况,有无上呼吸道感染和急性气管、支气管炎病史,既往有无反复呼吸道感染及先天性心脏病史,是否患营养不良、维生素 D 缺乏性佝偻病、贫血等疾病。了解治疗经过和用药情况。

(二)身体状况

评估患儿的发热、咳嗽、气促、呼吸困难、肺部啰音等情况,评估有无缺氧及缺氧的程度,注意痰液的情况。观察有无循环、神经、消化系统受累的临床表现,有无脓胸、脓气胸等并发症发生。及时了解血常规、X 线、病原学检查的结果及意义。

(三)心理-社会状况

评估患儿及家长对疾病的心理反应,家长是否因担心疾病预后而会出现紧张、焦虑等心理,患儿是否因住院治疗而产生分离性焦虑和恐惧心理;了解家长对疾病的病因和防护知识的了解程度,患儿家庭的经济状况及家长对患儿的照顾能力。

七、护理诊断

1.气体交换受损与肺部炎症致通气、换气功能障碍有关。

2.清理呼吸道无效与呼吸道分泌物过多、痰液粘稠、咳嗽无力有关。

3.体温过高与肺部感染有关。

4.潜在并发症:心力衰竭、中毒性脑病、中毒性肠麻痹等。

八、预期目标

1.患儿能顺利有效的咳嗽、呼吸道通畅。

2.患儿呼吸困难、发绀消失,呼吸平稳。

3.患儿体温恢复正常。

4.患儿住院期间不出现并发症。

九、护理措施

(一)保持呼吸道通畅

1.保持室内空气新鲜,定时开窗通风,避免直吹或对流风。保持适宜的温湿度,室温维持在18℃~22℃,湿度以60%为宜。

2.给予易消化、营养丰富的流质、半流质饮食,少食多餐,避免过饱影响呼吸;喂食时应耐心,防止呛咳引起窒息。重症患儿不能进食时,采取静脉营养,保证水分摄入量,避免呼吸道黏膜干燥,痰液粘稠。

3.经常更换体位,翻身拍背,促使痰液排出,拍背方法为:五指并拢、稍向内合掌成空心状,由下向上、由外向内地轻叩背部,以利分泌物排出;痰液粘稠不易咳出者给予雾化吸入,以稀释痰液;指导和鼓励患儿进行有效的咳嗽;必要时予以吸痰,也可进行体位引流。

4.按医嘱给予祛痰剂,严重喘憋者给予支气管解痉剂。

(二)改善呼吸功能

1.有缺氧症状者,如出现呼吸困难、口唇发绀、烦躁不安、面色发灰等情况应立即吸氧。一般采用鼻前庭给氧,氧流量为0.5~1L/min,氧浓度不超过40%,氧气应湿化,以免损伤呼吸道黏膜。缺氧明显者可用面罩给氧,氧流量2~4L/min,氧浓度为50%~60%。若出现呼吸衰竭则应使用机械通气正压给氧。

2.病室环境要安静,护理操作应集中完成,尽量保持患儿安静,避免哭闹,以减少氧的消耗。

3.呼吸困难者可采取半卧位,并常更换体位,以减少肺部淤血和防止肺不张。

4.按医嘱使用抗生素或抗病毒药物治疗,促进肺部炎症消散,改善呼吸功能。

(三)维持体温正常

密切观察体温变化,警惕高热惊厥的发生,并采取相应的降温措施。

(四)密切观察病情

1.如患儿出现烦躁不安、面色苍白、呼吸加快(>60次/分)、心加速(>160~180次/分)、肝脏在短时间急剧增大等心力衰竭的表现,及时报告医生,给予氧气吸入并减慢输液速度,按医嘱给予强心、利尿药物,以增强心肌收缩力,减轻心脏负荷。若患儿突然口吐粉红色泡沫痰,应考虑肺水肿,可给予20%~30%乙醇湿化的氧气间歇吸入,每次吸入不超过20分钟。

2.若患儿出现烦躁、嗜睡、惊厥、昏迷、呼吸不规则等,提示脑水肿或中毒性脑病,立即报告医生并配合抢救。

3.若患儿体温不降或退而复升,咳嗽或呼吸困难加重,面色青紫,应考虑脓胸或脓气胸的可能,应立即报告医生,配合进行胸穿或胸腔闭式引流,并做好术后护理。

(五)健康教育

向患儿家长讲解疾病的有关知识和防护知识,指导家长合理喂养,加强体格锻炼,增强体质;注意气候变化,及时增减衣物,避免着凉;及时治疗上感和急性气管、支气管炎等呼吸道感染性疾病,积极防治维生素D缺乏性佝偻病、营养不良、贫血等疾病;注意室内空气流通,肺炎高发季节避免去人多拥挤的公共场所,按时预防接种。让家长参与患儿的护理工作,了解所用药物的名称、用法、用量及副作用,了解病情的进展情况,对家长护理和照顾儿童的内容和方法进行讲解和示范,提高家长的应对能力。

十、护理评价

患儿呼吸困难、缺氧症状是否消失;能否进行有效咳嗽、咳痰,呼吸道是否通畅;体温是否恢复到正常;住院期间是否发生各种并发症。

第八节 先天性心脏病

先天性心脏病是指胎儿在心脏发育阶段,遭受某些因素的影响,使心脏某一部分发育发生停顿或异常所致的一种先天性心血管畸形,居小儿心脏病的首位。

一、室间隔缺损

室间隔缺损,是先天性心脏病中最常见的类型,在我国几乎占小儿先天性心脏病的1/2。根据缺损位置不同,可分为以下四种类型:①位于室上嵴上方,肺动脉瓣或主动脉瓣下,又称干下型;②位于室上嵴下方;③位于三尖瓣的后方;④位于室间隔肌部,可以同时存在几个缺损。②③两型又称室间隔膜部缺损。

(一)病理生理

室间隔缺损所引起的分流为自左向右,一般无青紫。其血流动力学改变取决于缺损的大小和两侧心室的压力差。

缺损小则分流小,一般不会引起明显的血流动力学的紊乱,缺损大而分流量大者,肺循环血流量可达体循环的3～5倍。右心室除了接受正常从右心房流入的血液外,同时又接受了大量从左心室分流过来的血液,使右心室舒张期负荷过重,排血量增多,流经肺循环的血量增多。随着病程进展,由于肺循环量持续增加,并以相当高的压力冲向肺循环,致使肺小动脉发生痉挛,产生动力型肺动脉高压。日久肺小动脉发生病理变化,中层和内膜层增厚,使肺循环阻力增加,形成梗阻型肺动脉高压。此时左向右分流量显著减少,最后出现双向分流或反向分流而呈现青紫。当肺动脉高压显著,产生右向左分流时,即称为艾森曼格综合征。

(二)临床表现

临床表现取决于缺损的大小和肺循环的阻力。小型缺损,可无明显症状,仅活动后稍感疲乏,生长发育一般不受影响。体检于胸骨左缘第3～4肋间听到响亮粗糙的全收缩期杂音,传导广泛,肺动脉第二心音稍增强。缺损较大时左向右分流多,可出现:①体循环缺血表现:患儿生长发育落后、消瘦、乏力、多汗、喂养困难等;②肺循环充血表现:易患肺部感染,易导致心力衰竭;③潜在青紫:当屏气或剧哭时,肺循环阻力增加,出现左向右分流时可发生暂时性青紫。有时因扩张的肺动脉压迫喉返神经,引起声音嘶哑。

体检可见心界增大,心尖搏动弥散,胸骨左缘第3、4肋间可闻及Ⅲ、Ⅳ级粗糙的全收缩期杂音,向四周广泛传导,可于杂音最响部位触及收缩期震颤。干下型合并主动脉瓣关闭不全时,于第二主动脉瓣区听到高音调舒张期杂音。

室间隔缺损易并发支气管肺炎、充血性心力衰竭、肺水肿及亚急性细菌性心内膜炎;膜部和肌部的室间隔缺损均有自然闭合的可能(占20%~50%),一般发生于5岁以下,尤其是1岁以内。

(三)辅助检查

1.X线检查

小型室间隔缺损心肺X线检查无明显改变或只有轻度左心室增大或肺充血;大型室间隔缺损心影增大,肺动脉段明显突出,肺血管影增粗,搏动增强,可见肺门"舞蹈",左、右心室增大,左心房也增大,主动脉弓影较小。

2.心电图

小型缺损心电图可正常或表现为轻度左心室肥大;大型缺损常为左、右心室合并肥大。症状严重出现心力衰竭者,多伴有心肌劳损。

3.超声心动图

M型超声可见左心房、左心室、右心室内径增宽,室间隔活动正常,主动脉内径缩小。缺损大时,二维超声可探到缺损处。扇形切面显像在心脏长轴和四腔切面常可直接显示缺损。多普勒彩色血流显像可直接见到分流的位置、方向和区别分流的大小,还能确诊多个缺损的存在。

4.心导管检查

右心室血氧含量较右心房为高,右心室和肺动脉压力往往有所增高。导管自右心室经缺损插入左心室的机会极少。

二、房间隔缺损

房间隔缺损,也是先天性心脏病较常见的类型之一,约占先天性心脏病发病总数的20%~30%,女性较多见。

房间隔缺损根据解剖病变的不同而分三型:①卵圆孔未闭型:一般不引起两心房间的分流;②第一孔(原发孔)未闭型:缺损位于心房间隔的下部,呈半月形,缺损往往较大,常伴有二尖瓣或三尖瓣的裂孔而形成关闭不全,多见于二尖瓣;③第二孔(继发孔)未闭型:缺损位于心房间隔的中部卵圆窝处或靠近上、下腔静脉,直径多半为1~3cm,约占房间隔缺损的70%。

房间隔缺损可合并其他心血管畸形,较常见的有肺静脉畸形引流入右心房及肺动脉狭窄等。原发孔房间隔缺损伴有二尖瓣狭窄称Lutembacher综合征。

(一)病理生理

房间隔缺损的分流为自左向右。血流动力学改变取决于分流量大小,分流量大小随缺损大小及两侧心室顺应性而不同。由于右心房不但接受由上、下腔静脉回流的血液,而且还同时接受由左心房流入的血液,导致右心室舒张期负荷过重,因而右心房、右心室增大,肺循环血流量增多,则肺动脉压力可增高(动力型),少数患者晚期出现肺血管硬化而致梗阻型肺动脉高压,而左心室、主动脉及体循环血流量减少。当右心房压力高于左心房时,便出现右向左分流而引起持久的青紫。第一孔未闭伴有二尖瓣关闭不全时,左心室亦有增大。

(二)临床表现

1.症状

随缺损大小而有区别。轻者可以无症状,仅在体格检查时发现胸骨左缘第2、3肋间有收缩期杂音。分流量大的可以出现:①体循环血量不足,影响生长发育,患儿体格较小、消瘦、乏力、多汗和活动后气促;②肺循环充血,易患支气管肺炎;③潜在青紫,当剧哭、患肺炎或心力衰竭时,右心房压力可超过左心房,出现暂时性右向左分流而呈现青紫。

2.体征

可见心前区隆起,心脏搏动弥散,心界扩大,大多数病例于胸骨左缘第2、3肋间可听到Ⅱ、Ⅲ级收缩期杂音,呈喷射性。此杂音是由于右心室排血量增多,引起右心室流出道相对性狭窄所致,并非因房间隔缺损(两房压力差很小,血流缓慢不产生涡流)所致,肺动脉瓣区第二音亢进和固定分裂(分裂不受呼吸影响)。左向右分流量较大时,可在胸骨左缘下方听到舒张期杂音,此乃舒张期大量血液从右心房流入右心室,三尖瓣相对狭窄所致。

(三)辅助检查

1.X线检查

缺损小者心影可以正常,缺损大者心脏外形轻至中度扩大,以右心房及右心室为主,肺动脉段明显凸出,肺门血管影增粗,可有肺门"舞蹈",肺野充血,主动脉影缩小。第一孔未闭而伴有二尖瓣关闭不全者,则左心室亦增大。

2.心电图

典型心电图表现为电轴右偏和不完全性右束支传导阻滞,部分病例尚有右心房和右心室肥大。第一孔未闭的病例常见电轴左偏及左心室肥大。

3.超声心动图

左房增大,右室流出道增宽,室间隔与左室后壁呈矛盾运动。主动脉内径较小。扇形切面可显示房间隔缺损的位置及大小。彩色多普勒超声可观察到分流的位置、方向,且能估测分流的大小。

4.心导管检查

右心导管检查可发现右心房血氧含量高于上、下腔静脉平均血氧含量;导管可由右心房进入左心房。

三、动脉导管未闭

动脉导管未闭,也是小儿先天性心脏病常见的类型之一,占先天性心脏病发病总数的15%~20%,女性较多见。一般分为三型:①管型:导管长度多在1cm左右,直径粗细不等;②漏斗型:长度与管型相似,但其近主动脉端粗大,向肺动脉端逐渐变窄;③窗型:肺动脉与主动脉紧贴,两者之间为一孔道,直径往往较大。

（一）病理生理

一般情况下，由于主动脉压力较肺动脉为高，故不论在收缩或舒张期，血液均自主动脉向肺动脉分流。肺动脉接受来自右心室及主动脉两处的血流，故肺循环血液量增加，回流到左心房和左心室的血流量也增多，使左心室舒张期负荷加重，其排血量常达正常时的 2～3 倍，因而出现左心房、左心室扩大，室壁肥厚。由于主动脉血流入肺动脉，使周围动脉舒张压下降，导致动脉压增大，产生周围血管征。

由于主动脉血流经常流入肺动脉，肺循环血流量增加，使肺循环压力升高，日久引起肺小动脉管壁增厚，造成肺动脉高压，使右心室负荷过重，进而导致右心室肥大和衰竭。当肺动脉压力超过主动脉压力时，即产生右向左分流而造成下半身青紫，称为差异性发绀。

（二）临床表现

1.症状

导管口径较细者，临床可无症状，仅在体检时发现心脏杂音。导管粗大者分流量大，可出现发育落后、体形消瘦、乏力、气急、多汗、心悸等；易患肺部感染；合并肺动脉高压者，可出现下半身青紫。如扩大的肺动脉压迫喉返神经可出现声音嘶哑。

2.体征

患儿多消瘦，心前区隆起，心尖搏动增强，于胸骨左缘第二肋间闻及粗糙响亮的连续性机器样杂音，占据整个收缩期与舒张期，杂音向左锁骨下、颈部和背部传导，最响处可扪及震颤，以收缩期明显，肺动脉瓣区第二音增强，但多被杂音掩盖而不易识别。分流量大的患者，产生相对性二尖瓣狭窄而在心尖部出现舒张中期隆隆样杂音。由于脉压增大，可出现类似主动脉瓣关闭不全的周围血管体征，如毛细血管搏动征、水冲脉、股动脉枪击音等。

动脉导管未闭的常见并发症为支气管肺炎、亚急性细菌性心内膜炎，分流量大者早期即可并发充血性心力衰竭。

（三）辅助检查

1.X 线检查

导管细的患者可无异常发现。导管粗的显示左心室及左心房增大，肺动脉段凸出，肺野充血，肺门血管影增粗，可见肺门"舞蹈"。有肺动脉高压时，右心室亦增大，主动脉弓往往有所增宽，这一特征与室间隔缺损和房间隔缺损不同，有鉴别意义。

2.心电图

导管细的心电图正常。分流量大的可有不同程度的左心室肥大或左、右心室合并肥大，部分合并左心房肥大。

3.超声心动图

M 型超声可见左心房、左心室增大，主动脉内径增宽。扇形切面显像显示导管的位置和粗细。多普勒彩色血流显像可直接见到分流的方向和大小。

4.心导管检查

心导管检查可发现肺动脉血氧含量较右心室为高；肺动脉和右心室压力可正常、轻度升高或显著升高；部分患者导管可通过未闭的动脉导管，由肺动脉进入降主动脉。

5.心血管造影

逆行性主动脉造影可见主动脉、肺动脉和未闭的动脉导管同时显影。

四、肺动脉瓣狭窄

肺动脉瓣狭窄(PS)是一种常见的先天性心脏病,单纯性肺动脉瓣狭窄约占先心病的10%,约有20%的先心病合并肺动脉瓣狭窄。

(一)病理解剖

正常肺动脉瓣叶为三个半月瓣,瓣叶交界处完全分离,瓣环与右室漏斗部肌肉相连。肺动脉瓣狭窄根据病变累及的部位不同,分为两种类型。

1.典型肺动脉瓣狭窄

肺动脉瓣三个瓣叶交界处互相融合,使瓣膜开放受限,瓣口狭窄;只有两个瓣叶的交界处融合为肺动脉瓣二瓣化畸形;瓣叶无交界处仅中心部留一小孔,为单瓣化畸形。瓣叶结构完整,瓣环正常,肺动脉干呈狭窄后扩张,有时可延伸到左啼动脉,但扩张的程度与狭窄的严重性并不完全成比例。

2.发育不良型肺动脉瓣狭窄

肺动脉瓣叶形态不规则且明显增厚或呈结节状,瓣叶无粘连,瓣叶启闭不灵活,瓣环发育不良,肺动脉干不扩张或发育不良。此病常有家族史,Noonan综合征大多合并此病变。肺动脉瓣狭窄的继发性改变为右室向心性肥厚,狭窄严重者,心室腔小,心内膜下心肌可有缺血性改变。右房有继发性增大,心房壁增厚,卵圆孔开放或伴有房间隔缺损。

(二)病理生理

右室向肺动脉射血遇到瓣口狭窄的困阻,右室必须提高收缩压方能向肺动脉泵血,其收缩压提高的程度与狭窄的严重性成比例。因室间隔无缺损,所以严重狭窄时右室的压力高度可以超过左室。右室的血流进入肺脏虽有困难,但全身所有静脉血仍必须完全进入肺脏。但如狭窄严重,右室壁极度增厚使心肌供血不足,可导致右心衰竭。

在宫内,肺动脉瓣狭窄使右室的心肌肥厚,右室输出量仍可维持正常,对胎儿循环无多大影响;如狭窄很重,右室输出量大减,腔静脉血回右房后大多通过卵圆孔或房间隔缺损流入左房左室,而右室则偏小。临床上有一少见的肺动脉狭窄类型为右室先天发育不良,三尖瓣也偏小,往往伴有大型房缺,于是产生大量右向左分流,左室偏大,青紫明显。大多数患轻中度肺动脉瓣狭窄的婴儿与儿童生长发育正常,因此体循环血流量随年龄而增长。如狭窄的肺动脉瓣不能相应生长,右室收缩压必须明显增加以维持心输出量。此外,由于婴儿的正常静态心率高于年长儿,随着心率的下降,每搏量将相应增加,因而越过狭窄瓣膜的收缩期血流也将相应增加。

(三)临床表现

1.症状

轻度狭窄可完全无症状;中度狭窄在二三岁内无症状,但年长后劳动时即感易疲及气促;严重狭窄者中度体力劳动亦可呼吸困难和乏力,突有昏厥甚至猝死。亦有患者活动时感觉胸痛或上腹痛,可能由于心排血量不能相应提高,致使心肌供血不足或心律失常所致,提示预后不良,应着手准备手术。生长发育多正常,半数患儿面容顿困,大多无青紫,面颊和指端可能暗红;狭窄严重者可有青紫,大多由于卵圆孔的右向左分流所致,如伴有大型房间隔缺损可有严重青紫,伴有杵状指(趾)及红细胞增多,但有蹲踞者很少见。颈静脉有明显的搏动者提示狭窄严重,该收缩期前的搏动在肝区亦可扪及。

2.体征

心前区可较饱满,有严重狭窄伴有心衰时心脏扩大;左侧胸骨旁可摸得右室的抬举搏动,在心前区搏动弥散,甚至可延伸到腋前线。胸骨左缘第二、三肋间可及收缩期震颤并可向胸骨上窝及胸骨左缘下部传导;新生儿患者亦可无震颤。听诊时胸骨左缘上部有洪亮的Ⅳ/Ⅵ级以上喷射性收缩杂音,向左上胸、心前区、颈部、腋下及背面传导。第一心音正常,轻度和中度狭窄者可听到收缩早期喀喇音,狭窄越重,喀喇音出现越早,甚至与第一音相重,使第一音呈金属样的声音。喀喇音系由于增厚但仍具弹性的瓣膜在开始收缩时突然绷紧所致。第二心音分裂,分裂程度与狭窄严重程度成比例。多数病例肺动脉瓣区第二音不同程度减弱。

(四)辅助检查

1.X线检查

轻中度狭窄时心脏大小正常,重度狭窄时如心功能尚可,心脏仅轻度增大;如有心衰,心脏则明显增大,主要为右室和右房扩大。狭窄后的肺动脉扩张为本病特征性的改变,有时扩张延伸到左肺动脉,但在婴儿期扩张多不明显。

2.心电图

心电图将显示右房扩大、P波高耸。心电图还可显示右室肥大,电轴右偏,其程度依赖于狭窄的严重程度。右胸前导联将显示R波高耸,狭窄严重时出现T波倒置、ST段压低。

3.超声心动图

二维超声心动图可显示肺动脉瓣的厚度、收缩时的开启情况及狭窄后的扩张。多普勒超声可检查心房水平有无分流,更重要的是较可靠地估测肺动脉瓣狭窄的严重程度。

4.心导管检查

右心室压力明显增高,可与体循环压力相等,而肺动脉压力明显降低,心导管从肺动脉向右心室退出时的连续曲线显示明显的无过渡区的压力阶差。

5.心血管造影

右心室造影可见明显的"射流征",同时可显示肺动脉瓣叶增厚或/和发育不良及肺动脉总干的狭窄后扩张。

五、法洛四联症

法洛四联症,是存活婴儿中最常见的青紫型先天性心脏病,其发病率占各类先天性心脏病的10%～15%。

法洛四联症由以下4种畸形组成:①肺动脉狭窄:以漏斗部狭窄多见,其次为漏斗部和瓣膜合并狭窄,狭窄程度可随年龄增加而加重;②室间隔缺损:多属高位膜部缺损;③主动脉骑跨:主动脉骑跨于左、右两心室之上;④右心室肥厚:为肺动脉狭窄后右心室负荷增加的结果。以上4种畸形中以肺动脉狭窄最重要,对患儿的病理生理和临床表现有重要影响。

(一)病理生理

肺动脉狭窄是造成血流动力学改变的关键因素。由于肺动脉狭窄,血液进入肺循环受阻,引起右心室的代偿性肥厚,右心室压力相对增高,当右心室压力超过左心室时,血液则通过室间隔缺损从右心室分流到左心室。由于主动脉骑跨于两心室之上,主动脉除接受左心室的血液外,还接受一部分来自右心室的静脉血,输送到全身各部,因而出现全身持续性的青紫。同时因肺动脉狭窄,肺循环进行气体交换的血流减少,更加重了青紫的程度。此外,由于进入肺动脉的血流减少,增粗的支气管动脉与肺血管之间形成侧支循环。

(二)临床表现

1.症状

(1)青紫:其出现的程度和早晚与肺动脉狭窄程度有关。通常于出生后3～6个月出现发绀,重者在新生儿期就可以出现明显发绀。以唇、甲床、耳垂和鼻尖等毛细血管比较丰富的浅表部位最明显。

(2)蹲踞征:患儿多有蹲踞症状,每于行走、游戏时,常主动下蹲片刻,然后继续行走或者游戏。其产生的机制是:蹲踞时下肢弯曲,使静脉受压回心血量减少,减轻了心脏负荷,同时下肢动脉受压,体循环阻力增加,使右向左分流量减少,从而使缺氧症状暂时得以缓解。

(3)缺氧发作:因血氧含量下降,活动耐力差,稍一活动即可出现气急及青紫加重。有时在哭闹、吃奶后出现呼吸困难,严重者可引起突然昏厥或抽搐等,甚至猝死。大多见于婴儿期,2岁以后有自然改善的倾向。这是由于右心室流出道肌肉痉挛,引起一时性肺动脉梗阻,使脑缺氧加重所致。此外,可因缺氧使红细胞增加,血液黏稠度高,血流变慢,而引起脑血栓;若为细菌性血栓,则易形成脑脓肿。

2.体征

患儿体格发育多落后,心前区可稍隆起,心尖搏动常呈抬举性。胸骨左缘第2～4肋间常听到Ⅱ、Ⅲ级喷射性收缩期杂音,常向心尖部及锁骨下传导,多伴有震颤。杂音的响度取决于肺动脉狭窄的程度,狭窄重,流经肺动脉的血流少,杂音轻而短;漏斗部痉挛时,杂音暂时消失。肺动脉第二音均减弱或消失,主动脉第二音增强。由于患儿长期缺氧,致使指、趾端毛细血管扩张增生,局部软组织和骨组织也增生肥大而形成杵状指(趾)。

(三)辅助检查

1.血象

红细胞数量$>5×10^{12}$/L,血红蛋白>150g/L,血细胞比容$>60\%$。

2.X线检查

心脏大小正常或稍增大,心尖圆钝上翘,肺动脉段凹陷,构成"靴状"心影,肺门血管影缩小,两肺纹理减少,透亮度增加,主动脉影增宽。

3.心电图

电轴右偏,右心室肥大,亦可见右心房肥大。

4.超声心动图

M 型超声可见右室壁增厚,主动脉根部增宽。二维超声可见主动脉骑跨于室间隔之上,内径增宽,右心室内径增大,流出道狭窄。左心室内径缩小。多普勒彩色血流显像可见右心室直接将血液注入骑跨的主动脉。

5.心导管检查

导管较容易从右心室进入主动脉,说明主动脉骑跨。导管若从右室进入左室,说明有室间隔缺损。患者右心室压力增高,肺动脉压力下降,连续压力曲线可以帮助辨明狭窄的类型。股动脉血氧饱和度降低,证明有右向左分流存在。

6.心血管造影

造影剂注入右心室,可见主动脉与肺动脉几乎同时显影。主动脉阴影增粗,且位置偏前、稍偏右。并可显示肺动脉狭窄的部位和程度以及肺动脉分支的形态。

六、完全性大动脉转位

完全性大动脉转位(TGA)是新生儿期最常见的发绀型先天性心脏病,发病率为 0.2‰~0.3‰,占先天性心脏病总数的 5%~7%,居发绀型先心病的第二位,男女患病之比为(2~4):1。患有糖尿病母体的发病率较正常母体高 11.4 倍,妊娠初期使用过激素及抗惊厥药物的孕妇发病率较高。若不治疗,约 90% 的患者在 1 岁内死亡。

(一)病理解剖

正常情况下,肺动脉瓣下圆锥发育,肺动脉位于左前上方;主动脉瓣下圆锥萎缩,主动脉位于右后下方。大动脉转位时,主动脉瓣下圆锥发达,未被吸收,主动脉位于右前上方;肺主脉瓣下圆锥萎缩,肺动脉位于左后下方。这样使肺动脉向后连接左心室,主动脉向前连接右心室;主动脉瓣下因有圆锥存在,与三尖瓣间呈肌性连接;肺动脉瓣下无圆锥结构存在,与二尖瓣呈纤维连接。常见的合并畸形有:房间隔缺损或卵圆孔未闭、室间隔缺损、动脉导管未闭、肺动脉狭窄等。

(二)病理生理

完全性大动脉转位若不伴其他畸形,则形成两个并行循环。上、下腔静脉回流的静脉血通过右心射至转位的主动脉供应全身,而肺静脉回流的氧合血则通过左心射入转位的肺动脉到达肺部。患者必须依靠心内交通(卵圆孔未闭、房间隔缺损、室间隔缺损)或心外交通(动脉导管未闭、侧支血管)进行血流混合。本病血液动力学改变取决于是否伴同其他畸形,左右心血液沟通混合程度及肺动脉是否狭窄。根据是否合并室间隔缺损及肺动脉狭窄可将完全性大动脉转位分为三大类:

1.完全性大动脉转位并室间隔完整

右心室负荷增加而扩大肥厚,随正常的肺血管阻力下降,左心室压力降低,室间隔常偏向左心室。二者仅靠未闭卵圆孔及动脉导管沟通混合,故青紫、缺氧严重。

2.完全性大动脉转位合并室间隔缺损

完全性大动脉转位伴室间隔缺损可使左右心血沟通混合较多,使青紫减轻,但肺血流量增加可导致心力衰竭。

3.完全性大动脉转位合并室间隔缺损及肺动脉狭窄

血液动力学改变类似法洛四联症。

(三)临床表现

1.青紫

出现早,半数出生时即存在,绝大多数始于1个月内。随着年龄增长及活动增加,青紫逐渐加重。青紫为全身性,若同时合并动脉导管未闭,则出现差异性发绀,上肢青紫较下肢重。

2.充血性心力衰竭

生后3~4周婴儿出现喂养困难、多汗、气促、肝大和肺部细湿啰音等进行性充血性心力衰竭等症状。患儿常发育不良。

3.体检发现早期出现杵状指(趾)

生后心脏可无明显杂音,但有单一的响亮的第二心音,是出自靠近胸壁的主动脉瓣关闭音。若伴有大的室隔缺损或大的动脉导管或肺动脉狭窄等,则可听到相应畸形所产生的杂音。如合并动脉导管未闭,可在胸骨左缘第二肋间听到连续杂音。合并室间隔缺损,可在胸骨左缘第三四肋间听到全收缩期杂音。合并肺动脉狭窄,可胸骨左缘上缘听到收缩期喷射性杂音。杂音较响时,常伴有震颤。一般伴有大型室隔缺损者早期出现心力衰竭伴肺动脉高压,但伴有肺动脉狭窄者则发绀明显,而心力衰竭少见。

(四)辅助检查

1.X线检查

主要表现为:①由于主、肺动脉干常呈前后位排列,因此正位片见大动脉阴影狭小,肺动脉略凹陷,心蒂小而心影呈"蛋形"。②心影进行性增大。③大多数患者肺纹理增多,若合并肺动脉狭窄者肺纹理减少。

2.心电图

新生儿期可无特殊改变。婴儿期显示电轴右偏,右心室肥大,有时尚有右心房肥大。肺血流量明显增加时则可出现电轴正常或左偏,左、右心室肥大等。合并房室通道型室间隔缺损时电轴左偏,双室肥大。

3.超声心动图

是诊断完全性大动脉转位的常用方法。若二维超声显示房室连接正常,心室大动脉连接不一致,则可建立诊断。主动脉常位于右前,发自右心室;肺动脉位于左后,发自左心室。彩色及频谱多普勒超声检查有助于心内分流方向、大小的判定及合并畸形的检出。

4.心导管检查

导管可从右心室直接插入主动脉,右心室压力与主动脉相等。也有可能通过卵圆孔或房间隔缺损到左心腔再入肺动脉,肺动脉血氧饱和度高于主动脉。

5.心血管造影

选择性右心室造影时可见主动脉发自右心室,左心室造影可见肺动脉发自左心室。选择性升主动脉造影可显示大动脉的位置关系,判断是否合并冠状动脉畸形。

七、诊断

一般通过症状、体征、心电图、X 线和超声心动图即可做出诊断,并能估计其血流动力学改变、病变程度及范围,以制定治疗方案。对合并多种畸形、复杂疑难的先天性心脏病,专科医师会根据情况,有选择地采取三维 CT 检查、心导管检查或心血管造影等检查手段,了解其病变程度、类型及范围,综合分析做出明确的诊断,并指导制定治疗方案。

八、治疗

有手术治疗、介入治疗和药物治疗等多种。根据病情选择何种治疗方法以及选择正确的手术时机,主要取决于先天性心脏畸形的范围及程度。无分流类或者左到右分流类,经过及时通过手术,效果良好,预后较佳。右至左分流或复合畸形者,病情较重者,手术复杂困难,部分患儿由于某些心脏结构发育不完善而无法完全矫正,只能行姑息性手术减轻症状、改善生活质量。先心病的外科手术方法主要根据心脏畸形的种类和病理生理改变的程度等综合因素来确定,手术方法可分为:根治手术、姑息手术、心脏移植三类。

九、护理

(一)一般护理

1.护理评估

(1)评估患儿出生后各阶段的生长发育状况以及常见表现:喂养困难、哭声嘶哑、易气促、咳嗽、潜伏性青紫或持续性青紫,青紫的程度及与活动的关系。

(2)评估患儿身体状况,患儿的一般情况与心脏畸形的部位和严重程度有关。检查患儿是否有体格发育落后、皮肤发绀、苍白、杵状指(趾),脉搏增快,呼吸急促,鼻翼扇动和三凹征等。

(3)评估患儿心功能的情况。对≥3 岁的患儿进行 6 分钟步行试验(6MWT):要求患儿在平直的走廊里尽可能快地行走,测定其 6 分钟的步行距离。根据观察 6MWT 步行距离(6MWD)及做功(体重与 6MWD 乘积),以及 6MWT 前后呼吸频率(RR)、心率(HR)、收缩压(SBP)和舒张压(DBP)等指标变化;同时进行平板运动试验(TET),分析 6MWD、6MWT 做功与 TET 代谢当量(METs)之间的相关性。将心衰划分为轻、中、重 3 个等级。

(4)询问患儿目前服用药物的名称、剂量及用法,评估患儿有无药物不良反应,询问患儿有无明确药物过敏史。

(5)评估患儿当前实验室检查结果以及是否行心电图、24 小时动态心电图检查,超声心动及其结果等。

(6)心理-社会状况:评估患儿及家属的心理-社会状况及患儿对疾病的认知状况,经济情况、合作程度,有无焦虑、悲观情绪。

2.根据病情适当活动,集中操作,避免情绪激动过度哭闹,有心功能不全者应卧床休息,取半卧位。

3.给予高蛋白、高热量、多维生素、易消化饮食,少食多餐,水肿期控制钠的摄入。

4.病情观察

(1)持续心电监护,密切观察心律及心率变化,如发现心律失常、异位心律、室颤等,应立即报告医师。

(2)密切观察患儿的血压变化。先天性心脏病常因血容量不足、心肌缺血、心肌收缩无力和外周阻力改变而引起血压异常。血容量不足引起的低血压需及时补充血容量,心肌收缩无力引起的低血压可应用洋地黄、多巴胺等药物增强心肌收缩力,支持心功能。血压过高,易增加心脏负荷及心肌耗氧量,可酌情应用血管扩张。

(3)每24小时评估心电监护电极贴附部位皮肤情况,必要时予以更换电极部位,以免造成皮肤损伤。

(4)密切观察并记录周围循环情况,观察患儿周身皮肤的颜色、温度、湿度、动脉搏动情况以及口唇、甲床、毛细血管和静脉充盈情况。

(5)体温监测:体温对心血管影响较大,先天性心脏病术后需持续监测体温变化,术后体温<35℃应保暖复温,以免耗费体力,增加心率和加重心脏负担。待体温逐渐回升至正常体温时,及时撤除保暖措施。若体温高热达39℃,可使心肌耗氧量增加,常是术后心动过速的原因,故患儿体温>38℃,应立即采取预防性降温措施。

(6)记录出入量,维持每天出入量的均衡。术后患儿一般不严格限制水的摄入,但对于应用洋地黄类、利尿剂的患儿及心衰的患儿仍应限制水的摄入。室间隔缺损较大的患儿控制液体入量尤为重要,这对于减轻心脏前负荷,防止肺水肿有重要意义。具体的,液量应控制在80～100mL/(kg·d),儿童应控制在约1000～1200mL/(m²·d)。水肿者每日清晨空腹测体重。责任护士向患儿及家属详细讲解出入量的记录方法。责任护士用量杯校正患儿水杯及尿杯的刻度。尿量的记录,告知患儿要把每次尿量用校正后的尿杯准确测量后记录下来,如患儿使用纸尿裤,病房提供电子称,纸尿裤使用前后均要称重,相减后就是患儿的尿量。入量的记录,告知患儿每次用校正的水杯喝水并记录,经口的食物如米饭、菜、水果等要分开用电子称称重,责任护士在根据食物含水量表把患儿记录的食物克数核算成含水量并记录。

(二)专科护理

1.根据心功能,每2～4小时测量脉搏一次,每次1分钟,注意脉搏节律、节率、必要时听心率、心音。

2.呼吸困难时,给予氧气吸入。

3.注意保护性隔离,避免交叉感染。

4.保持大便通畅,排便时不宜过力。

5.用药护理指导

(1)服用强心苷类药物后,应注意观察药物的作用,如:呼吸平稳、心音有力、脉搏搏动增强。观察强心苷毒性反应,如胃肠道、神经、心血管反应。服用利尿剂,注意患儿的尿量的变化。

(2)退烧药:一般体温>38.5℃使用,发热及服用退烧药后注意适当增加饮水量。

(3)当患儿有痰时,除服用化痰药外,还应鼓励其自行咳嗽排痰。

(4)抗生素药物:出院后根据病情服用3～5天,若出现鹅口疮,可用2.5%碳酸氢钠涂口腔,制霉菌素片研磨调糊状涂口腔。

(5)利尿药:氢氯噻嗪、呋塞米、布美他尼、螺内酯(安体舒通)。按医嘱服用,注意尿量。根据心功能情况决定增减量。不能突然停药。停用利尿药后应定期请医师复查,避免出现心功能不全。长期服用利尿药,应注意定期复查血电解质。

(6)补钾药:10％枸橼酸钾。遵医嘱服用,不能多服。钾的用量一定要随时关注,如果出现特殊情况如肢体麻木、乏力、精神淡漠等一定要及时就医。

6.检查护理指导

(1)心电图:运动、饱餐、吸烟、浓茶等对心电图检查结果有影响应避免,检查前请安静休息10分钟以上;检查时请平躺在检查床上,露出手腕、脚踝、胸部,双手自然放在身体两侧,全身放松,心情平静,选择需要穿易于穿脱的宽松衣服,去除装饰物,有电极片患儿应将其摘除。检查中切勿讲话或改变体位。

(2)超声心动:患儿取左侧卧位或平卧位。危重患儿检查应在床旁进行。小儿哭闹或不配合时,需镇静,如患儿1～3岁,需药物镇静,如静脉推注地西泮(安定)或口服水合氯醛等。

(3)心导管检查:尽量消除患儿的顾虑和紧张不安的情绪。检查前6小时内不宜进食,以防在检查过程中发生呕吐。检查前半小时适当给予镇静药,青紫重的病儿还应吸氧、根据检查的需要备皮,一般为双侧锁骨上和或双侧腹股沟。全麻患儿术前当日晨禁食、水。术后卧床休息24小时,观察血压、脉搏,呼吸、体温、心率及心律变化。观察伤口有无疼痛、肿胀、渗血及感染等并发症发生。

7.心理护理:对患儿关心爱护、态度和蔼,建立良好的护患关系,消除患儿的紧张心理。对家属和患儿解释病情和检查、治疗经过,取得他们的理解和配合。

十、健康教育

1.指导家属给予高热量、清淡易消化的乳类、瘦肉、鱼虾等食品,饮食以普食、半流质、高蛋白、低盐、高纤维素饮食为主,少量多餐,勿暴饮暴食,避免食用刺激性食物。优质食物,如菜汤、蒸蛋、肉末、各种水果,进食量要控制,少食多餐。心功能低下及术后持续有充血性心力衰竭者,应少钠盐。

2.重症患儿不宜过度的运动,以免额外增加心脏负担。

3.要避免感染,避免孩子到人多拥挤的环境,家中经常开窗通风,空气消毒。

4.青紫型先心病孩子喜欢屈曲或下蹲体位,这是代偿缺氧的表现,不可强行改变,以免发生危险。

5.检查前准备及注意事项

(1)选择易于穿脱的宽松衣服。

(2)去除装饰物,有电极片患儿应将其摘除。

(3)年龄小患儿尽量选择饱餐及睡眠时行检查,避免哭闹,必要时给予药物镇静。

6.减少去人多场所,外出时戴口罩,并随天气变化及时增减衣服应及时就医。

7.遵医嘱服药,每次服用强心药前测量脉搏数,根据年龄若出现心率降低者应停服。

8.术后定期称体重,短期内体重增加明显者要加用利尿药。

9.疾病相关知识:如何预防先天性心脏病

(1)适龄婚育:医学已经证明,35岁以上的孕妇发生胎儿基因异常的风险明显增加。因此最好在35岁以前生育。如果无法做到这一点,那么建议高龄孕妇必须接受严格的围产期医学观察与保健。

(2)备孕前要做好心理、生理状态的调节。如果女性有吸烟、饮酒等习惯,至少在怀孕前半年就要戒烟酒。

(3)加强对孕妇的保健特别是在妊娠早期积极预防风疹、流感等风疹病毒性疾病。孕妇应尽量避免服用药物,如必须使用,必须在医师指导下进行。

(4)孕期尽量少接触射线、电磁辐射等不良环境因素。

(5)孕期避免去高海拔地区旅游。因为已经发现高海拔地区的先天性心脏病发生率明显高于平原地区,可能与缺氧有关。

10.出院指导

(1)饮食调养:一般的先天性心脏病患儿手术后回到家中,饮食除注意补充营养、合理搭配、易消化外,不必限制钠盐。复杂畸形、心功能低下及术后持续有充血性心力衰竭者,应控制盐的摄入,每天控制在2~4g。家属应给予患儿少食多餐,不可过饱,更不可暴饮暴食,尽量控制零食、饮料,以免加重心脏负担。

(2)生活调理

①患儿的住房应阳光充足,清洁干净,温暖舒适,定期开窗通风换气,床铺要保持清洁干净、舒适,患儿要勤更衣,防止皮肤感染。

②患儿切口结痂自行脱落后可擦澡或洗澡,但不要用刺激性的肥皂,不要用力摩擦切口处皮肤。若发现切口有红、肿、胀痛的感觉或有流水,出现发热时,应尽快去医院检查有无切口感染。

③半年内不能有剧烈活动,并注意保暖,防止感冒,减少到公共场所活动,防止感染疾病。

④父母要尽快纠正过于保护和溺爱的亲子行为,增加其自信心,鼓励其多与同龄人接触,通过玩耍,建立正常的人际关系,消除自卑、孤独心理,降低孩子对家人的过分依赖。

⑤患儿家属带患儿定期复查,有异常情况及时随诊或及时咨询我科医师,出院带药给患儿按时按量服用。

(3)用药护理:先天性心脏病手术后心功能恢复较好者一般不需要用强心利尿剂。复杂畸形及重度肺动脉高压或心功能差的患儿遵医嘱使用强心、利尿或扩血管药。出院前应问清楚所服药物的名称、剂量、服药时间、可能出现的不良反应及处理方法,不可随意乱服药,以免发生危险。服用地高辛的患儿,家属在给患儿服药前测脉搏、心率,遵医嘱,定期复查,不得擅自服药。

(4)特殊护理:出院1年内,尽量平卧位,不宜侧卧,以免影响胸骨的正常愈合。家属要注意纠正患儿不正确姿势。

(5)功能锻炼

①一般的先天性心脏病患儿手术后回到家中的活动应避免过度活动,家属根据具体病情

限制活动量,切不可放任不管,以免过度活动,加重心脏负担。

②术前心功能三级及以上、心脏重度扩大和重症动脉高压的患儿心脏恢复需较长时间,出院后不要急于活动,随病情恢复,适当增加活动量,要避免剧烈的体育活动,活动量以不出现疲劳为度。

③要练习扩胸运动,防止鸡胸。婴幼儿有时难以避免,但是不要慌张,因为胸骨愈合过程受到心脏跳动影响形成,随年龄增长和胸肌发育会明显改善。

(6)出院后也要定期到医院复查 X 线胸片、心电图等以了解其恢复情况。

参考文献

[1]夏海鸥.妇产科护理学(第4版)[M].北京:人民卫生出版社,2019.

[2]武君颖,王玉玲.儿科护理(第3版)[M].北京:科学出版社,2018.

[3]张玉兰,王玉香.儿科护理学(第4版)[M].北京:人民卫生出版社,2018.

[4]范玲,沙丽艳.儿科护理学(第3版)[M].北京:人民卫生出版社,2018.

[5]郝群英,魏晓英.实用儿科护理手册[M].北京:化学工业出版社,2018.

[6]王英.临床常见疾病护理技术与应用[M].长春:吉林科学技术出版社,2019.

[7]王慧,梁亚琴.现代临床疾病护理学[M].青岛:中国海洋大学出版社,2019.

[8]杨辉,张文光.临床疾病系统化全责整体护理[M].北京:人民卫生出版社,2016.

[9]伍淑文,廖培娇.外科常见疾病临床护理观察指引[M].北京:科学出版社,2017.

[10]杨辉.临床常见疾病并发症预防及护理要点[M].北京:人民卫生出版社,2015.

[11]周惠珍.妇产科护理(第2版)[M].北京:科学出版社,2015.

[12]黄人健,李秀华.妇产科护理学高级教程[M].北京:中华医学电子音像出版社,2016.

[13]王丽芹,刘怀霞,王晓茹.妇产科护理细节管理[M].北京:科学出版社,2017.

[14]姜梅.妇产科护理指南[M].北京:人民卫生出版社,2018.

[15]刘文娜,闫瑞霞.妇产科护理(第3版)[M].北京:人民卫生出版社,2015.

[16]陈娜,陆连生.内科疾病观察与护理技能[M].北京:中国医药科技出版社,2019.

[17]尤黎明.内科护理学(第6版)[M].北京:人民卫生出版社,2017.

[18]安利杰.内科护理查房案例分析[M].北京:中国医药科技出版社,2019.

[19]王莉慧,刘梅娟,王箭.消化内科护理健康教育[M].北京:科学出版社,2018.

[20]吴欣娟.外科护理学(第6版)[M].北京:人民卫生出版社,2017.

[21]谢萍.外科护理学[M].北京:科学出版社,2019.

[22]刘梦清,佘金文.外科护理(第2版)[M].北京:科学出版社,2019.

[23]陆静波,蔡恩丽.外科护理学[M].北京:中国中医药出版社,2016.

[24]梁桂仙,宫叶琴.外科护理学[M].北京:中国医药科技出版社,2016.

[25]安力彬,陆虹.妇产科护理学(第6版)[M].北京:人民卫生出版社,2017.

[26]陶红,张玲娟,张静.妇产科护理查房(第2版)[M].上海:上海科学技术出版社,2016.

[27]秦瑛,吴欣娟.妇产科护理工作指南[M].北京:人民卫生出版社,2016.